Fundamentos da Pesquisa Clínica em Pediatria e Neonatologia

Fundamentos da Pesquisa Clínica em Pediatria e Neonatologia
José Colleti Junior
Arnaldo Prata Barbosa
Cristian Tedesco Tonial
Orlei Ribeiro de Araujo
Ruth Guinsburg

Sarvier, 1ª edição, 2024

Capa
Ana Carolina Xavier

Impressão e Acabamento
Digitop Gráfica Editora

Direitos Reservados
Nenhuma parte pode ser duplicada ou reproduzida sem expressa autorização do Editor.

sarvier
Sarvier Editora de Livros Médicos Ltda.
Rua Rita Joana de Sousa, nº 138 – Campo Belo
CEP 04601-060 – São Paulo – Brasil
Telefone (11) 5093-6966
sarvier@sarvier.com.br
www.sarvier.com.br

Dados Internacionais de Catalogação na Publicação (CIP)
(Câmara Brasileira do Livro, SP, Brasil)

Fundamentos da pesquisa clínica em pediatria e neonatologia / José Colleti Junior...[et al.]. -- 1. ed. -- São Paulo : Sarvier Editora, 2024.
Outros autores: Arnaldo Prata Barbosa, Cristian Tedesco Tonial, Orlei Ribeiro de Araujo, Ruth Guinsburg.
ISBN 978-65-5686-045-9
1. Clínica médica – Pesquisa 2. Neonatologia 3. Pediatria I. Colleti Junior, José. II. Barbosa, Arnaldo Prata. III. Tonial, Cristian Tedesco. IV. Araujo, Orlei Ribeiro de. V. Guinsburg, Ruth.
CDD-618.9201
24-191640   NLM-WS-420

Índices para catálogo sistemático:
1. Neonatologia : Pediatria : Medicina   618.9201

Tábata Alves da Silva – Bibliotecária – CRB-8/9253

Fundamentos da Pesquisa Clínica em Pediatria e Neonatologia

- José Colleti Junior
- Arnaldo Prata Barbosa
- Cristian Tedesco Tonial
- Orlei Ribeiro de Araujo
- Ruth Guinsburg

sarvier

Prefácio

> *"The art and science of asking questions is the source of all knowledge."*
>
> **Thomas Berger**

A história da pesquisa clínica é apaixonante, repleta de grandes descobertas, mas também de desvios éticos conduzidos em nome da ciência. A história dos ensaios clínicos remonta às descrições bíblicas em 500 AC, onde descreve-se um experimento conduzido pelo rei Nabucodonosor comparando uma dieta vegetariana com uma dieta baseada em carnes e vinho (Livro de Daniel).

Mais recentemente, o famoso estudo do escorbuto de 1747, conduzido por James Lind, onde os pacientes que receberam frutas cítricas não desenvolveram escorbuto, continha a maioria dos elementos de um estudo controlado como conhecemos hoje. O ensaio com patulina, realizado no Reino Unido, para resfriado comum foi o primeiro ensaio duplo-cego controlado (1943). Isto abriu caminho para o primeiro ensaio clínico randomizado de estreptomicina na tuberculose pulmonar, realizado em 1946 também no Reino Unido.

Como não havia regulamentação ética para estudos, em 1932 o Instituto Tuskegee iniciou um estudo para registrar a história natural da sífilis. Foi originalmente chamado de "Estudo Tuskegee da Sífilis Não Tratada no Homem Negro". Em 1943, a penicilina era o tratamento de escolha para a sífilis e tornou-se amplamente disponível, mas o tratamento não foi oferecido aos participantes do estudo, que pereciam da doença. Em 16 de maio de 1997, o presidente Bill Clinton emitiu um pedido presidencial formal de desculpas pelo estudo.

Os avanços éticos na proteção humana incluem vários marcos - Código de Nuremberg, Declaração de Helsínque, Relatório Belmont e a orientação da Conferência Internacional sobre Harmonização de Boas Práticas Clínicas (1966).

Desde o ensaio sobre o escorbuto, os ensaios clínicos evoluíram para um procedimento padronizado, centrado na avaliação científica da eficácia e na salvaguarda da segurança do paciente. À medida que a disciplina de desenvolvimento de medicamentos é enriquecida por novas terapias e tecnologias, haverá sempre uma necessidade contínua de equilibrar o progresso médico e a segurança dos pacientes. À medida que os avanços científicos continuam a ocorrer, surgirão novos desafios éticos e regulamentares que exigirão atualizações dinâmicas no quadro ético e legal dos ensaios clínicos.

Notamos um crescente interesse no raciocínio científico e pesquisa clínica por parte de alunos de graduação, residentes, *fellows* e jovens profissionais na área da saúde. Um profissional de saúde completo deve dispensar algum tempo não apenas no estudo e assistência aos pacientes, mas também no entendimento e prática da pesquisa clínica.

Este livro resulta da ambição dos editores de prover ferramentas e base teórica para que o leitor possa se iniciar nos meandros da pesquisa clínica na área da pediatria e neonatologia. Esperamos despertar a curiosidade do leitor e instigá-lo a dar os primeiros passos no mundo da pesquisa clínica ou, tão somente, ler um artigo científico com um olhar mais atento e crítico.

Os Editores

Editores

JOSÉ COLLETI JUNIOR

- Graduação em Medicina pela Faculdade de Medicina de Ribeirão Preto da Universidade de São Paulo (FMRP-USP)
- Especialista em Pediatria pela Sociedade Brasileira de Pediatria (SBP) e em Medicina Intensiva Pediátrica pela SBP e Associação de Medicina Intensiva Brasileira (AMIB).
- Doutor em Ciências da Saúde pela Faculdade de Medicina da Universidade de São Paulo (FMUSP)
- Membro do Comitê Diretivo da Brazilian Research Network in Pediatric Intensive Care (BRnet-PIC)
- Professor do Departamento de Pediatria da Faculdade de Medicina de Jundiaí-SP
- Médico Coordenador da UTI Pediátrica do Hospital Luz Vila Mariana, São Paulo, SP
- Médico Assistente da UTI Pediátrica do Hospital Israelita Albert Einstein, São Paulo, SP.

ARNALDO PRATA BARBOSA

- Graduação em Medicina pela Universidade Federal do Rio de Janeiro (UFRJ)
- Especialista em Pediatria pela Sociedade Brasileira de Pediatria (SBP) e em Medicina Intensiva Pediátrica pela SBP e Associação de Medicina Intensiva Brasileira (AMIB).
- Mestre em Pediatria pela Faculdade de Medicina da UFRJ e Doutor em Clínica Médica (Saúde da Criança e do Adolescente) pela Faculdade de Medicina da UFRJ.
- Master in Business Administration (MBA) Executivo pelo COPPEAD, Instituto de Pós-Graduação e Pesquisa em Administração da UFRJ.

- Professor Adjunto (aposentado) da Faculdade de Medicina da UFRJ.
- Coordenador de Pesquisa em Pediatria do Instituto D'Or de Pesquisa e Ensino (IDOR), Docente Permanente e Coordenador do Programa de Pós-graduação *stricto sensu* em Ciências Médicas do IDOR.
- Editor associado da revista científica, *Critical Care Science*, órgão oficial da AMIB.
- Membro do Comitê Diretivo da Brazilian Research Network in Pediatric Intensive Care (BRnet-PIC).

CRISTIAN TEDESCO TONIAL

- Graduação em Medicina pela Universidade Federal de Ciências da Saúde de Porto Alegre (UFCSPA).
- Mestre e Doutor em Pediatria e Saúde da Criança pela Pontifícia Universidade Católica do Rio Grande do Sul (PUCRS).
- Membro do Comitê Diretivo da Brazilian Research Network in Pediatric Intensive Care (BRnet-PIC).
- Médico Plantonista da UTI-Pediátrica do Hospital de Clínicas de Porto Alegre (HCPA), da Universidade Federal do Rio Grande do Sul (UFRGS).

ORLEI RIBEIRO DE ARAUJO

- Graduação em Medicina pela Universidade Federal de Uberlândia (MG).
- Mestre e Doutor em Ciências pela Universidade Federal de São Paulo (UNIFESP).
- Coordenador da Unidade de Internação Pediátrica do Hospital Cruz Azul.
- Médico assistente da UTI Oncológica do GRAACC/Instituto de Oncologia Pediátrica/UNIFESP.

RUTH GUINSBURG

- Graduação em Medicina pela Universidade Federal de São Paulo (UNIFESP) – Escola Paulista de Medicina.
- Professora Titular de Pediatria Neonatal da UNIFESP.
- Coordenadora do programa de reanimação neonatal da Sociedade Brasileira de Pediatria (SBP).
- Coordenadora científica da Rede Brasileira de Pesquisas Neonatais.
- Editora da Revista Paulista de Pediatria de Pediatria, da Sociedade de Pediatria de São Paulo.

Autores

Albert Bousso
- Mestre e Doutor em Medicina (Pediatria) pela Universidade de São Paulo (USP).
- Professor da Faculdade Israelita de Ciências da Saúde Albert Einstein.
- Bacharel em Direito pela Universidade Paulista e *Master in Business Administration* (MBA) pelo Insper/Einstein.
- Gerente Médico, ex-coordenador da Pediatria e Neonatologia e ex-diretor do Hospital Municipal Vila Santa Catarina, do Hospital Israelita Albert Einstein; ex-coordenador da UTI-Pediátrica do Hospital Universitário da USP e da UTI-Pediátrica do Hospital Infantil Sabará.

Arnaldo Prata Barbosa
- Graduação em Medicina pela Universidade Federal do Rio de Janeiro (UFRJ).
- Especialista em Pediatria pela Sociedade Brasileira de Pediatria (SBP) e em Medicina Intensiva Pediátrica pela SBP e Associação de Medicina Intensiva Brasileira (AMIB).
- Mestre em Pediatria pela Faculdade de Medicina da Universidade Federal do Rio de Janeiro (UFRJ) e Doutor em Clínica Médica (Saúde da Criança e do Adolescente) pela Faculdade de Medicina da UFRJ.
- Master in Business Administration (MBA) Executivo pelo COPPEAD, Instituto de Pós-Graduação e Pesquisa em Administração da UFRJ.
- Professor Adjunto (aposentado) da Faculdade de Medicina da UFRJ.
- Coordenador de Pesquisa em Pediatria do Instituto D'Or de Pesquisa e Ensino (IDOR), Docente Permanente e Coordenador do Programa de Pós-graduação *stricto sensu* em Ciências Médicas do IDOR.
- Editor associado da revista científica, *Critical Care Science*, órgão oficial da AMIB.
- Membro do Comitê Diretivo da Brazilian Research Network in Pediatric Intensive Care (BRnet-PIC).

Atsushi Kawaguchi
- Director of Pediatric Intensive Care Unit, St. Marianna University, School of Medicine, Department of Pediatrics, Kawasaki, Japan.
- Department of Anesthesia and YCU Centre of Novel Exploratory Clinical Trials, Yokohama City University, Yokohama, Japan.
- CHU Sainte Justine Research Centre, University of Montreal, Montreal, Canada.

Carlos Augusto Cardim de Oliveira
- Especialista em Pediatria e Neonatologia, pela Sociedade Brasileira de Pediatria (SBP).
- Mestre e Doutor em Medicina pela Universidade de São Paulo (USP).
- Pós-graduado em Avaliação de Tecnologias em Saúde (ATS), pela Universidade Federal do Rio Grande do Sul (UFRGS).
- Professor das disciplinas de Conhecimento Médico (I, V e VI) e Metodologia da Pesquisa, Epidemiologia, Medicina Baseada em Evidências, da Faculdade Israelita de Ciências da Saúde Albert Einstein (FICSAE).
- Professor de Medicina Baseada em Evidências dos cursos de MBA e PG *lato* e *stricto sensu* do Hospital Israelita Albert Einstein.

Camila Motta Venchiarutti Moniz
- Especialista em Clínica Médica (Santa Casa de Misericórdia de São Paulo) e em Oncologia Clínica (Instituto do Câncer do Estado de São Paulo, ICESP).
- Doutora em Ciências pela Faculdade de Medicina da Universidade de São Paulo (USP).
- Especialização em Pesquisa Clínica pela Harvard T.H. Chan School of Public Health.
- Coordenadora Médica do Núcleo de Pesquisa clínica no ICESP e Gerente Médica de pesquisa clínica do Instituto D'Or de Pesquisa e Ensino (IDOR), São Paulo, SP.
- Docente Colaboradora do Programa de Pós-graduação em Oncologia do ICESP/FMUSP e do Programa de Pós-graduação em Ciências Médicas do IDOR.

Cecília Rotava Buratti
- Especialista em Pediatria e Medicina Intensiva Pediátrica (Hospital de Clínicas de Porto Alegre, Universidade Federal do Rio Grande do Sul – UFRGS).
- Mestranda em Ciências Médicas, na UFRGS.
- Professora de Pediatria da Universidade do Vale dos Sinos (Unisinos).
- Médica Intensivista Pediátrica no Hospital da Criança Santo Antônio – Irmandade Santa Casa de Misericórdia de Porto Alegre.

Cesar Gomes Victora
- Médico especialista em Saúde Comunitária pela Universidade Federal do Rio Grande do Sul (UFRGS).
- Doutor em Epidemiologia pela London School of Hygiene and Tropical Medicine e Doutor *Honoris Causa* pela UFRGS.
- Professor Emérito de Epidemiologia da Universidade Federal de Pelotas (UFPel) e Professor Visitante das Universidades de Harvard, Oxford, e Johns Hopkins.
- Pesquisador nível 1-A do Conselho Nacional de Desenvolvimento Científico e Tecnológico (CNPq), Comendador da Ordem Nacional do Mérito Científico e da Ordem Nacional do Mérito Médico, Membro da Academia Brasileira de Ciências e membro da *The World Academy of Sciences* (UNESCO).
- Prêmio Abraham Horwitz para Liderança em Saúde Interamericana (OPAS), Prêmio Global de Pesquisa Pediátrica (Denver, USA), *Wellcome Trust Senior Investigator Award*, *Canada Gairdner Global Health Award* e *Richard Doll Award* (International Epidemiological Association).

Christieny Chaipp Mochdece
- Especialista em Pediatria e Neonatologia, pela Sociedade Brasileira de Pediatria (SBP).
- Mestre em Saúde da Criança e da Mulher, pelo Instituto Nacional de Saúde da Mulher, da Criança e do Adolescente Fernandes Figueira (IFF), da Fundação Oswaldo Cruz (FIOCRUZ).
- Professora da Faculdade de Medicina de Petrópolis, RJ.
- Coordenadora do programa de Residência Médica em Pediatria, com área de atuação em Neonatologia, do Hospital de Ensino Alcides Carneiro, Petrópolis, RJ.

Cristian Tedesco Tonial
- Especialista em Pediatria pela Sociedade Brasileira de Pediatria (SBP) e em Medicina Intensiva Pediátrica pela SBP e Associação de Medicina Intensiva Brasileira (AMIB).
- Mestre e Doutor em Pediatria e Saúde da Criança pela Pontifícia Universidade Católica do Rio Grande do Sul (PUCRS).
- Membro do Comitê Diretivo da *Brazilian Research Network in Pediatric Intensive Care* (BRnet-PIC).
- Ex-professor de Medicina da Universidade de Santa Cruz do Sul (UNISC) e da Escola de Medicina da PUCRS.
- Médico Plantonista da UTI-Pediátrica do Hospital de Clínicas de Porto Alegre (HCPA), da Universidade Federal do Rio Grande do Sul (UFRGS).

Dafne Cardoso Bourguignon da Silva
- Especialista em Pediatria pela Sociedade Brasileira de Pediatria (SBP) e em Medicina Intensiva Pediátrica pela SBP e Associação de Medicina Intensiva Brasileira (AMIB).
- Mestre e Doutora em Ciências (Pediatria) pelo Instituto da Criança do Hospital de Clínicas da Faculdade de Medicina da Universidade de São Paulo (HC-FMUSP).
- Coordenadora médica da UTI do Instituto de Oncologia Pediátrica da Universidade Federal de São Paulo (UNIFESP), Grupo de Apoio ao Adolescente e Criança com Câncer (GRAACC).

Daniela Carla de Souza
- Especialista em Pediatria pela Sociedade Brasileira de Pediatria (SBP) e em Medicina Intensiva Pediátrica pela SBP e Associação de Medicina Intensiva Brasileira (AMIB).
- Mestre e Doutora em Ciências (Pediatria), pela Faculdade de Medicina da Universidade de São Paulo (FMUSP).
- Docente permanente do Programa de Pós-Graduação *stricto sensu* em Ciências da Saúde do Instituto Sírio Libanês de Ensino e Pesquisa.
- Médica da UTI-Pediátrica do Hospital Universitário da USP e do Hospital Sírio Libanês (SP).

Daniela Pires
- Graduação em Medicina pela Universidade Federal do Estado do Rio de Janeiro.
- Residência médica em Pediatria pelo Instituto Nacional de Saúde da Mulher, da Criança e do Adolescente Fernandes Figueira – FIOCRUZ.
- Residência médica em Infectologia pediátrica pelo Instituto de Puericultura e Pediatria Martagão Gesteira – UFRJ.
- Mestrado em Medicina (Doenças Infecciosas e Parasitárias) pela Universidade Federal do Rio de Janeiro.

Daniella Cordeiro
- Aluna de graduação em Medicina e do Programa de Iniciação Científica da Faculdade de Medicina de Petrópolis, Centro Universitário Nelson Sá Earp (UNIFASE).

Daniel Garros
- Professor de Pediatria, Divisão de Cuidados Intensivos da Faculdade de Medicina e Professor do Centro de Ética em Saúde John Dossetor, da Universidade de Alberta (UofA), Canadá.
- *Senior attending* na UTI-pediátrica do Stollery Childrens Hospital, Edmonton, Alberta, Canadá.

Eduardo Juan Troster
- Especialista em Pediatria pela Sociedade Brasileira de Pediatria (SBP) e em Medicina Intensiva Pediátrica pela SBP e Associação de Medicina Intensiva Brasileira (AMIB).
- Mestre, Doutor e Livre Docente em Medicina (Pediatria), pela Faculdade de Medicina da Universidade de São Paulo (FMUSP).
- Professor Pleno do eixo de Humanidades no Curso de Medicina da Faculdade Israelita de Ciências da Saúde Albert Einstein.
- Docente permanente do Programa de Pós-graduação *stricto sensu* em Ciências da Saúde, do Instituto Israelita de Ensino e Pesquisa.
- Médico Assistente do Instituto de Tratamento do Câncer Infantil (ITACI).

Fernanda Lima Setta
- Especialista em Pediatria pela Sociedade Brasileira de Pediatria (SBP) e em Medicina Intensiva Pediátrica pela SBP e Associação de Medicina Intensiva Brasileira (AMIB).
- Mestre em Saúde da Criança e da Mulher, pelo Instituto Nacional de Saúde da Mulher, da Criança e do Adolescente Fernandes Figueira (IFF), da Fundação Oswaldo Cruz (FIOCRUZ) e Doutora em Epidemiologia pelo Instituto de Medicina Social (IMS), da Universidade do Estado do Rio de Janeiro (UERJ).
- Pesquisadora do Departamento de Pediatria do Instituto D'Or de Pesquisa e Ensino (IDOR).
- Coordenadora da Unidade de Pacientes Graves do IFF/FIOCRUZ.

Hélio Santos de Queiroz Filho
- Mestre em Medicina e Saúde Pública pela UFBa.
- Intensivista Pediátrico (UofA, SBP e AMIB). Neonatologista (SBP e AMIB).

Ingrid Pereira Rodrigues Barbosa
- Biomédica, especialista em Pesquisa Clínica e *Medical Affairs* pela Faculdade de Ciências Médicas da Santa Casa de São Paulo e em Gerenciamento de Projetos pela Fundação Getúlio Vargas (FGV).
- Coordenadora do Regulatório Nacional da Pesquisa Clínica do Instituto D'Or de Pesquisa e Ensino (IDOR).

Jáder Pereira Almeida
- Especialista em Pediatria pela Sociedade Brasileira de Pediatria (SBP).
- Especialista em Medicina Intensiva Pediátrica pela Associação de Medicina Intensiva Brasileira (AMIB) e pelo Hospital Pequeno Príncipe.
- Mestrando em Saúde Pública/Epidemiologia pela Universidade Federal de Minas Gerais (UFMG).

Jacques Lacroix
- Professor emérito, Divisão de Cuidados Intensivos Pediátricos, Departamento de Pediatria, Université de Montréal, Montreal, Canadá.

Jessica Mary LaRosa
- Título de especialista pelo *American Board of Pediatrics* e *American Board of Pediatric Critical Care Medicine,* EUA.
- Assistant Professor of Anesthesiology and Critical Care Medicine, Johns Hopkins University School of Medicine, EUA.

José Colleti Junior
- Graduação em Medicina pela Faculdade de Medicina de Ribeirão Preto, da Universidade de São Paulo (FMRP-USP).
- Especialista em Pediatria pela Sociedade Brasileira de Pediatria (SBP) e em Medicina Intensiva Pediátrica pela SBP e Associação de Medicina Intensiva Brasileira (AMIB).
- Doutor em Ciências da Saúde, pela Faculdade de Medicina da Universidade de São Paulo (FMUSP).
- Membro do Comitê Diretivo da *Brazilian Research Network in Pediatric Intensive Care* (BRnet-PIC).
- Professor do Departamento de Pediatria da Faculdade de Medicina de Jundiaí, SP.
- Médico Coordenador da UTI-Pediátrica do Hospital Luz Vila Mariana, São Paulo, SP.
- Médico Assistente da UTI-Pediátrica do Hospital Israelita Albert Einstein, São Paulo, SP.

Kusum Menon
- Professora Titular, Divisão de Cuidados Intensivos Pediátricos, Departamento de Pediatria, University of Ottawa, Canadá.
- Mestre em Epidemiologia, pela University of Western Ontario, Canadá.
- Senior Investigator no Children's Hospital of Eastern Ontario (CHEO) Research Institute.

Luis Eduardo Santos Fontes
- Especialista em Clínica Médica pela Sociedade Brasileira de Clínica Médica (SBCM), em Medicina Intensiva pela Associação Medicina Intensiva Brasileira (AMIB), em Medicina Hiperbárica pela Universidade de São Paulo (USP) e em Educação Médica pela Faculdade de Medicina de Petrópolis.

- Mestre e Doutor em Saúde Baseada em Evidências pela Universidade Federal de São Paulo (UNIFESP).
- Professor Titular da Disciplina de Urgência e Emergência da Faculdade de Medicina de Petrópolis, RJ.
- Diretor da *Cochrane Brazil* no Rio de Janeiro, coordenador Médico das Unidades de Terapia Intensiva Adulto do Hospital de Ensino Alcides Carneiro e coordenador do programa de Residência Médica em Medicina Intensiva do Hospital Alcides Carneiro, Petrópolis, RJ.

Luis Felipe Batista Hiar
- Graduação e Residência Médica em Pediatria pela Universidade Federal de São Paulo (UNIFESP).
- Consultor em Healthcare Analytics, Real-world data, Engenharia e modelagem de dados no Hospital Albert Einstein, São Paulo, SP.

Magda Floriana Damiani
- Psicóloga pela Universidade Católica de Pelotas, RS.
- Mestre em Psicologia Educacional e Doutora em Educação, pelo *Institute of Education*, da Universidade de Londres, Inglaterra, e pós-doutorado na Universidade de Siegen, Alemanha.
- Professora Titular (aposentada) da Faculdade de Educação, Universidade Federal de Pelotas (UFPel).
- Ex-docente permanente do Programa de Pós-Graduação em Educação, da Faculdade de Educação da UFPel.
- Editora da revista Cadernos de Educação, editora-chefe da revista Acessibilidade e Inclusão no Ensino Superior e vice-presidente da Comissão de Apoio ao Núcleo de Acessibilidade e Inclusão (NAI), da UFPel.

Maria Clara de Magalhães Barbosa
- Especialista em Pediatria pela Sociedade Brasileira de Pediatria (SBP) e em Medicina Intensiva Pediátrica pela SBP e Associação de Medicina Intensiva Brasileira (AMIB).
- Mestre em Pediatria pela Universidade Federal Fluminense (UFF) e Doutora em Epidemiologia pelo Instituto de Medicina Social (IMS), da Universidade do Estado do Rio de Janeiro (UERJ).

- Pesquisadora do Departamento de Pediatria do Instituto D'Or de Pesquisa e Ensino (IDOR) e Docente Permanente do Programa de Pós-graduação *stricto sensu* em Ciências Médicas do IDOR.

Maria Elisabeth Lopes Moreira
- Especialista em Pediatria e Neonatologia, pela Sociedade Brasileira de Pediatria (SBP).
- Mestre em Saúde da Criança e da Mulher, pelo Instituto Nacional de Saúde da Mulher, da Criança e do Adolescente Fernandes Figueira (IFF), da Fundação Oswaldo Cruz (FIOCRUZ) e Doutora em Saúde da Criança e do Adolescente pela Universidade de São Paulo (USP).
- Docente Permanente do Programa de Pós-graduação em Saúde da Criança e da Mulher, da IFF/FIOCRUZ.
- Pesquisadora nível II, do Conselho Nacional de Desenvolvimento Científico e Tecnológico (CNPq).

Marina Carvalho de Moraes Barros
- Especialista em Pediatria e Neonatologia, pela Sociedade Brasileira de Pediatria (SBP).
- Mestre e Doutora em Pediatria e Ciências Aplicadas à Pediatria pela Universidade Federal de São Paulo (UNIFESP) e MBA pelo IBMEC.
- Professora Afiliada da Disciplina de Pediatria Neonatal da UNIFESP (2008).
- Professora Orientadora do Programa de Pós-Graduação em Pediatria e Ciências Aplicadas à Pediatria, da UNIFESP.

Marlos Melo Martins
- Especialista em Pediatria e em Neurologia Pediátrica pela Sociedade Brasileira de Pediatria (SBP).
- Mestre e Doutor em Clínica Médica (Saúde da Criança e do Adolescente) pela Faculdade de Medicina da Universidade Federal do Rio de Janeiro (UFRJ).
- Coordenador do serviço de Neurologia Infantil do Instituto de Puericultura e Pediatria Martagão Gesteira (IPPMG), da UFRJ.

Mayara Fraga Santos
- Pós-graduação em Farmacologia Clínica pelas Faculdades Oswaldo Cruz, *Master in Business Administration* (MBA) Executivo pela Fundação Getúlio Vargas (FGV).
- Coordenadora e Gerente Nacional de Pesquisa Clínica do Instituto D'Or de Pesquisa e Ensino (IDOR).

Nathalia Veiga Moliterno
- Especialista em Pediatria pela Sociedade Brasileira de Pediatria (SBP) e em Medicina Intensiva Pediátrica pela SBP e Associação de Medicina Intensiva Brasileira (AMIB).
- Mestre em Saúde Materno-Infantil pela Universidade Federal Fluminense (UFF) e Doutora em Ciências Médicas, pelo Instituto D'Or de Pesquisa e Ensino (IDOR).
- Professora Auxiliar de Pediatria da Faculdade de Medicina de Petrópolis.
- Coordenadora médica da UTI-Neonatal e Pediátrica do Hospital de Ensino Alcides Carneiro, Petrópolis, RJ.

Orlei Ribeiro de Araujo
- Especialista em Pediatria pela Sociedade Brasileira de Pediatria (SBP) e em Medicina Intensiva Pediátrica pela SBP e Associação de Medicina Intensiva Brasileira (AMIB).
- Mestre e Doutor em Ciências pela Universidade Federal de São Paulo (UNIFESP).
- Coordenador da Unidade de Internação Pediátrica do Hospital Cruz Azul e médico assistente da UTI-Oncológica do Grupo de Apoio ao Adolescente e Criança com Câncer (GRAACC), Instituto de Oncologia Pediátrica, Universidade Federal de São Paulo (UNIFESP).

Patrícia Fontela
- Mestre em Medicina pela Pontifícia Universidade Católica do Rio Grande do Sul (PUCRS) e Doutora em Ciências da Saúde, Epidemiologia, pela McGill University, Montreal, Canadá.
- Professora Associada, Department of Pediatrics, Division of Pediatric Critical Care, McGill University, Montreal, Canadá.

Paulo Ramos David João
- Especialista em Pediatria pela Sociedade Brasileira de Pediatria (SBP) e em Medicina Intensiva Pediátrica pela SBP e Associação de Medicina Intensiva Brasileira (AMIB).
- Professor Assistente da Universidade Positivo.
- Membro do Departamento de Medicina Intensiva da SBP, diarista da UTI-Pediátrica do Hospital Pequeno Príncipe e coordenador da Residência em Medicina Intensiva do Hospital Pequeno Príncipe.

Pedro Henrique Nunes Costa Silami
- Graduação em Medicina pela Universidade do Estado do Rio de Janeiro (UERJ).
- Especialista em Pediatria (Universidade do Estado do Rio de Janeiro/MEC) e em Medicina Intensiva Pediátrica (Instituto Fernandes Figueira/FIOCRUZ/MEC).
- Mestre em Saúde Materno-Infantil pelo Instituto de Puericultura e Pediatria Martagão Gesteira (IPPMG), da Universidade Federal do Rio de Janeiro (UFRJ).

Renato Soibelmann Procianoy
- Mestre e Doutor em Medicina (Pediatria) pela Universidade de São Paulo (USP) e Pós-doutorado em Neonatologia pela Baylor College of Medicine, Houston, USA.
- Professor Titular do Departamento de Pediatria da Universidade Federal do Rio Grande do Sul (UFRGS) e Docente Permanente do Programa de Pós-graduação em Saúde da Criança e do Adolescente da UFRGS.
- Pesquisador do Conselho Nacional de Desenvolvimento Científico e Tecnológico (CNPQ).
- Editor-chefe do Jornal de Pediatria, órgão oficial da Sociedade Brasileira de Pediatria (SBP).
- Membro Titular da Academia Brasileira de Pediatria, da SBP.

Rita de Cássia Silveira
- Especialista em Pediatria e Neonatologia, pela Sociedade Brasileira de Pediatria (SBP).

- Mestre e Doutora em Saúde da Criança e do Adolescente pela Universidade Federal do Rio Grande do Sul (UFRGS).
- Professora Titular do Departamento de Pediatria da UFRGS e Docente Permanente do Programa de Pós-graduação em Saúde da Criança e do Adolescente da UFRGS.
- Chefe do Serviço de Neonatologia e Coordenadora do ambulatório de Neonatologia do Hospital de Clínicas de Porto Alegre (HCPA), da UFRGS.

Roberta Esteves Vieira de Castro

- Mestre em Saúde Materno-Infantil (Univerdade Federal Fluminense) e Doutora em Medicina pela Universidade do Estado do Rio de Janeiro (UERJ).
- Docente permanente do Programa de Pós-Graduação em Ciências Médicas (PGCM) da UERJ.
- Médica da UTI-Pediátrica do Hospital Universitário Pedro Ernesto, UERJ.
- Editora associada de pediatria Pebmed/Whitebook.

Ronilson Gonçalves Rocha

- Mestre em Enfermagem pela Universidade Federal do Estado do Rio de Janeiro (UNIRIO) e Doutor em Enfermagem pela Universidade do Estado do Rio de Janeiro (UERJ).
- Professor Adjunto do Departamento de Fundamentos de Enfermagem da UERJ e Professor do Curso de Pós-graduação em Centro Cirúrgico e Central de Material de Esterilização na Fundação Técnico Educacional Souza Marques.
- Enfermeiro de pesquisa e Assistente de Pesquisa no Instituto D'Or de Pesquisa e Ensino (IDOR) e membro do Comitê de Ética em Pesquisa do IDOR e do Hospital Universitário Pedro Ernesto (UERJ).

Ruth Guinsburg

- Especialista em Pediatria e Neonatologia, pela Sociedade Brasileira de Pediatria (SBP).
- Mestre e Doutora em Pediatria e Ciências Aplicadas à Pediatria pela Universidade Federal de São Paulo (UNIFESP).

- Livre-Docente em Pediatria e Professora Titular de Pediatria Neonatal da UNIFESP, Escola Paulista de Medicina.
- Docente permanente do Programa de Pós-graduação em Pediatria e Ciências Aplicadas à Pediatria, da UNIFESP.
- Coordenadora do programa de reanimação neonatal da Sociedade Brasileira de Pediatria (SBP), coordenadora científica da Rede Brasileira de Pesquisas Neonatais e membro da Força Tarefa Neonatal do International Liaison Committee on Neonatal Resuscitation (ILCOR).
- Editora da Revista Paulista de Pediatria de Pediatria, da Sociedade de Pediatria de São Paulo e editora-associada do periódico BMC Pediatrics.

Sapna R. Kudchadkar
- Título de especialista pelo *American Board of Pediatrics* e *American Board of Anesthesiology*, EUA.
- PhD in Clinical Investigation, Johns Hopkins Bloomberg School of Public Health, EUA.
- Associate Professor of Anesthesiology & Critical Care Medicine, Pediatrics, and Physical Medicine & Rehabilitation, Johns Hopkins University School of Medicine, EUA.
- Anesthesiologist-in-Chief, Johns Hopkins Children's Center and Vice-Chair for Pediatric Anesthesiology and Critical Care Medicine, Johns Hopkins University School of Medicine.
- Fellow do *American College of Critical Care Medicine* e Senior Associate Editor da revista Pediatric Critical Care Medicine.
- Director, Johns Hopkins PICU Up! Program.

Shieh Huei Hsin
- Médico intensivista pediátrico e Coordenador da UTI-Pediátrica do Hospital Universitário da Universidade de São Paulo (USP).

Shinya Miura
- Pediatric Intensivist, Assistant Professor, Department of Pediatrics, Saint Marianna University School of Medicine, Kawasaki, Japan.

Thaís Lira Cleto Yamane
- Especialista em Pediatria (Instituto de Puericultura e Pediatria Martagão Gesteira, da Universidade Federal do Rio de Janeiro) e Nefrologia Pediátrica (Hospital Federal de Bonsucesso).
- Mestre em Medicina, pela Universidade do Estado do Rio de Janeiro (UERJ).
- Coordenadora do Serviço de Transplante Renal Pediátrico do Hospital Estadual da Criança (Rio de Janeiro, RJ) e médica do serviço de Nefrologia do Hospital Universitário Pedro Ernesto, da UERJ.

Thaís Pereira Monteiro
- Graduação em Ciências Biológicas pela Universidade Federal do Rio de Janeiro (UFRJ), com especialização em Neurociências Aplicadas.
- Mestre em Pesquisa Clínica, em Doenças Infecciosas, pela Fundação Oswaldo Cruz (FIOCRUZ).
- Assistente de Pesquisa, na área de Neurociências, no Instituto D'Or de Pesquisa e Ensino (IDOR) e membro do Comitê de Ética em Pesquisa do IDOR.
- Professora da Faculdade IDOR de Ciências Médicas.

Vanessa Soares Lanziotti
- Especialista em Pediatria pela Sociedade Brasileira de Pediatria (SBP) e em Medicina Intensiva Pediátrica pela SBP e Associação de Medicina Intensiva Brasileira (AMIB).
- Mestre e Doutora em Clínica Médica (Saúde da Criança e do Adolescente) pela Faculdade de Medicina da Universidade Federal do Rio de Janeiro (UFRJ).
- Docente Permanente e Coordenadora Adjunta do Programa de Pós-graduação *stricto sensu* em Saúde Materno-Infantil do Instituto de Puericultura e Pediatria Martagão Gesteira (IPPMG), da UFRJ.
- Médica da UTI-pediátrica e da Divisão de Ensino e Pesquisa do IPPMG-UFRJ.
- Membro do Comitê de Educação Médica da World Federation of Pediatric Intensive & Critical Care Societies (WFPICCS)

Conteúdo

PARTE I
Princípios Básicos da Pesquisa Clínica

Capítulo 1
Princípios da Pesquisa Clínica 2

Capítulo 2
Como Selecionar a Pergunta Principal do Estudo 9

Capítulo 3
Desenhos Básicos de Estudos 15

Capítulo 4
Validade Interna, Vieses e Associação Causal 24

Capítulo 5
População do Estudo 36

Capítulo 6
Recrutamento e Aderência em Pesquisa Clínica 41

Capítulo 7
Considerações Gerais Sobre Pesquisa em
Pediatria/Neonatologia 47

PARTE II
Pesquisa Clínica na Prática da Pediatria/Neonatologia

Capítulo 8
Revisão Sistemática **66**

Capítulo 9
Estudos Transversais e Caso-Controle.............................. **75**

Capítulo 10
Estudos de Coorte **82**

Capítulo 11
Estudos de Testes Diagnósticos.. **87**

Capítulo 12
Ensaios Clínicos: Porque e Como Randomizar o Estudo............. **108**

Capítulo 13
Desafios e Considerações ao Implementar Cegamento aos Estudos.. **121**

Capítulo 14
Estudos Adaptativos **135**

Capítulo 15
Análise Interina **148**

Capítulo 16
Eventos Adversos e Riscos na Pesquisa Clínica....................... **159**

Capítulo 17
Pesquisa Qualitativa em Saúde **170**

Capítulo 18
Tradução e Adaptação Transcultural de Instrumentos de Medida ... **178**

Capítulo 19
A Inteligência Artificial em Pesquisa Pediátrica/Neonatal **198**

PARTE III
Estatística para Pesquisa Clínica

Capítulo 20
Estatística Básica **212**

Capítulo 21
Testando Hipóteses: Testes Paramétricos e Não-paramétricos **235**

Capítulo 22
Cálculo Amostral **250**

Capítulo 23
Análise de Sobrevivência **258**

Capítulo 24
Como Lidar com Dados Faltantes (Missing Data) **265**

Capítulo 25
Análise de Subgrupos **277**

Capítulo 26
    Metanálise **285**

Capítulo 27
    Softwares na Pesquisa Clínica **298**

Capítulo 28
    Pesquisa Colaborativa **304**

Capítulo 29
    Questões Regulatórias: Sistema CEP/CONEP e
    Registro do Protocolo **316**

Capítulo 30
    Como Escrever um Manuscrito para Publicação **325**

Capítulo 31
    Autoria e Ética **338**

Capítulo 32
    Aspectos Práticos da Revisão por Pares, Rejeição de
    Manuscritos e Como Responder aos Revisores **345**

Capítulo 33
    Pesquisa Clínica através de Academic Research
    Organizations (ARO) e Contract Research
    Organizations (CRO) **357**

APÊNDICE
    Websites de Interesse para Pesquisa Clínica **365**

PARTE I

Príncipios Básicos da Pesquisa Clínica

capítulo 1

Princípios da Pesquisa Clínica

Renato Soibelmann Procianoy
Rita de Cássia Silveira

"Existe uma coisa que uma longa existência me ensinou: toda a nossa ciência, comparada a realidade, é primitiva e inocente; e, portanto, é o que temos de mais valioso."

Albert Einstein

A Medicina é uma ciência empírica onde a observação é muito importante. Um dos pilares dos avanços na área médica é a pesquisa clínica que, basicamente, se baseia na observação e quantificação dos dados observados.

O ensaio clínico randomizado (ECR) é a principal ferramenta da pesquisa clínica. Numa visão simplista, o ECR estuda uma intervenção comparando dois grupos: um que é submetido à intervenção e outro que não está sendo submetido à intervenção. Vários preceitos devem ser seguidos para que a pesquisa possa ser considerada adequada e aceita.

Existem alguns princípios que devem ser seguidos quando se pretende desenvolver um projeto de pesquisa clínica. A nossa experiência como editores de Periódicos Médicos por muitos anos nos permite fazer alguns comentários a respeito deste tópico. Nos próximos passos iremos discutir alguns princípios da pesquisa clínica que julgamos importantes.

Princípios éticos

Os ensaios clínicos devem seguir os princípios básicos de respeito à pessoa, à beneficência e à justiça.[1,2] Os pacientes incluídos no estudo devem ser suficientemente esclarecidos e devem assinar um termo de consentimento livre e esclarecido (TCLE). No caso de crianças ou pessoas incapazes intelectualmente, os responsáveis devem assinar o TCLE. O TCLE deve ser suficientemente claro e escrito com termos acessíveis a leigos, para que a pessoa que leia e assine entenda o que está autorizando. Os princípios éticos devem seguir os princípios constantes da Declaração Helsinki.

O protocolo de pesquisa deve ser escrito com todos os detalhes e ser cientificamente justificável. Toda pesquisa deve visar o bem-estar e a melhoria das condições do paciente. Não é justificável qualquer pesquisa que não tenha como finalidade o bem do ser humano. Os pesquisadores devem pesar os benefícios e os eventuais riscos das intervenções propostas. Uma pesquisa só deve ser iniciada se os benefícios superam os eventuais riscos. Os aspectos mais importantes que devem ser levados em consideração são os direitos, a segurança e o bem-estar dos sujeitos que estão sendo objeto da pesquisa.

Toda a pesquisa que envolva seres humanos deve ser aprovada por um Comitê de Ética em Pesquisa da Instituição antes do seu início. Além disso, ela deve ser desenvolvida de acordo com o projeto aprovado e só iniciada após a provação deste comitê.

Os investigadores devem ser suficientemente habilitados a desenvolver a pesquisa proposta e ser responsáveis por qualquer decisão médica necessária decorrente da pesquisa. Os dados devem ser armazenados de forma adequada e confiável, sendo sua confidencialidade essencial.

Princípios do projeto de pesquisa

Ao organizar uma pesquisa, a primeira questão que surge é: qual o objetivo principal do estudo? Uma vez decidido o objetivo principal do estudo, os próximos passos seguem a tradicional sigla PICOT:[3]

P: pacientes a serem estudados
I: intervenção que será estudada
C: grupo controle que será utilizado para comparar o resultado da intervenção
O: desfecho principal e desfechos secundários a serem estudados
T: tempo para o desfecho

O cálculo do tamanho da amostra a ser incluído no estudo deve ser feito baseado em estudos semelhantes existentes na literatura. Um tamanho insuficiente de amostra invalida os resultados obtidos pela falta de confiabilidade, ou seja, pouca margem de segurança quanto à significância estatística dos resultados obtidos. Pode levar a considerar como significante uma diferença não existente, assim como não significante uma diferença existente.

Da mesma forma, é de suma importância não só a definição da população a ser estudada, mas também do grupo controle. O grupo controle deve ser muito bem escolhido para que se evite um viés nos resultados a serem apresentados. Muitos artigos não são aceitos para publicação por falha nestes princípios básicos. Daremos alguns exemplos a seguir na tabela 1:

Tabela 1 Exemplos de erros cometidos no projeto e na execução de estudos clínicos relacionados ao grupo controle.

Erro 1: Estudo de intervenção sem grupo controle: não sabemos se a intervenção foi positiva ou a melhora ocorreu pelo simples passar do tempo.
Erro 2: Grupo controle inadequado: o grupo controle difere completamente do grupo estudo. Exemplo: estudar o efeito de uma droga vasopressora em recém-nascidos prematuros, usando como grupo controle recém-nascidos de termo.
Erro 3: Grupo de estudo inadequado: o grupo controle não está suficientemente definido. Exemplo: estudar droga anticonvulsivantes em recém-nascidos com crise convulsiva sem comprovação por eletroencefalografia; pode incluir pacientes sem crise convulsiva porque não tem comprovação eletroencefalográfica.

Quando se executa um ECR é fundamental definir a randomização dos indivíduos participantes para não haver uma distorção da amostra. O ideal é que o estudo seja cegado, ou seja, o pesquisador não saiba quem está no grupo intervenção ou grupo controle. O não cegamento acarreta um viés, uma vez que o pesquisador tende a escolher para o grupo intervenção os pacientes que sejam mais favoráveis a apresentar uma resposta positiva à intervenção proposta. Por exemplo, se formos estudar o uso de uma droga vasodilatadora pulmonar em recém-nascidos com hipertensão pulmonar, caso não faça uma randomização, o pesquisador tenderá a alocar para o grupo intervenção os pacientes com hipertensão pulmonar menos graves, mais propensos a ter uma boa resposta ao uso do vasodilatador.

Análise dos dados

Os testes estatísticos devem ser escolhidos adequadamente, levando em consideração se os dados possuem uma distribuição normal ou não. Testes paramétricos ou não paramétricos devem ser aplicados conforme a distribuição dos dados.[3]

A identificação de variáveis confundidoras e a aplicação de análise multivariada frequentemente se torna necessária para identificar qual a real associação existente no estudo realizado. Quanto mais evidente for a positividade dos resultados, menos sofisticação nos testes estatísticos é necessário.

Apresentação dos resultados

Ao apresentar os resultados, dois fatos são marcantes:

a) A descrição de material e métodos deve ser o mais detalhado possível. É importante que ao lerem a metodologia, todos possam entender e repetir o experimento de forma idêntica, para poderem comprovar a veracidade dos resultados. Os pesquisadores não devem ser sucintos demais e não deixar nada subentendido. A clareza neste item é fundamental.

b) Os resultados devem ser apresentados de uma forma clara e não devem ser redundantes. Os resultados constantes de tabelas ou gráficos não devem ser repetidos no texto, somente os achados mais importantes devem ser salientados. Desta forma, a leitura será objetiva e prazerosa.

Redação Científica

Um projeto adequado e uma pesquisa bem desenvolvida são os passos iniciais para ingressar na carreira científica. Entretanto, somente escrevendo de forma clara e objetiva será possível atingir o sucesso. Infelizmente, isso não é ensinado nos cursos da área da saúde.[4] Diversos autores já publicaram manuais de redação científica que podem auxiliar os pesquisadores iniciantes. Abaixo um resumo das boas práticas para a escrita e publicação de estudos científicos, adaptado de Huston e Choi.[5]

Tabela 2 Dicas das práticas comuns a serem seguidas e não seguidas na escrita de manuscritos científicos. Adaptado de Huston e Choi 2017.[5]

Item	Fazer	Não fazer
Título	Use títulos precisos, interessantes e chamativos.	Não use títulos longos demais.
Resumo	Use o resumo para atrair os leitores e resumir o seu trabalho.	Não inclua conteúdo que não esteja presente no seu trabalho.
Introdução (Por quê?)		
Objetivos	Escreva cuidadosamente seus objetivos. Tudo deve seguir logicamente a partir dos seus objetivos.	Não omita o objetivo ou conecte-o fracamente com o restante do artigo.
Métodos (Como?)		
Adequação	Assegure-se e explique com clareza como o método da pesquisa aborda os objetivos do seu estudo. Descreva com detalhes suficientes para que outras pessoas possam repetir seu estudo.	Não utilize um estudo transversal para determinar causalidade, ele não possui essa capacidade.
Resultados (O que?)		
Sequência	Ordene a sequência de informações de modo que a seção de Resultados aborde o objetivo de maneira lógica.	Não apresente resultados irrelevantes ou inclua-os de maneira aleatória.
Outras informações	Apresente os resultados apenas na seção de Resultados.	Os resultados de outros estudos pertencem à introdução (para fornecer contexto) ou à discussão (para comparar aos seus resultados).
Uso de tabelas e figuras	As tabelas e figuras devem destacar as principais descobertas do estudo. O texto da seção Resultados deve complementar as tabelas e figuras.	Não repita simplesmente os dados da seção de Resultados. Isso não fornece informações adicionais aos leitores.

Discussão e Conclusão (E daí?)		
Achados principais	A primeira frase da seção de Discussão deve abordar o objetivo da sua pesquisa e destacar suas principais descobertas.	Não resuma os resultados pela segunda vez, sem nenhuma interpretação.
Resultados inesperados	Se os resultados contradizem as suas expectativas, encontre possíveis fontes de viés, como seleção de participantes, métodos de coleta ou fatores de confusão.	Não exclua resultados simplesmente porque contradizem as suas expectativas. Eles podem ser os principais resultados do seu estudo.
Contribuição para o conhecimento	Descreva o novo conhecimento fornecido pelo seu estudo.	Não se limite a dizer que seu estudo confirma resultados de estudos anteriores.
Pontos fortes e limitações	Discuta os pontos fortes e limitações.	Não exagere nas limitações, mas também não as esconda.
Implicações	Descreva como seu estudo pode acrescentar no conhecimento e na prática atual. Direcione para pesquisas futuras.	Evite afirmar: "nosso estudo fez contribuições importantes para a ciência". Não se limite a afirmar: "este estudo indica que serão necessários novos estudos.". Forneça detalhes específicos sobre as contribuições do seu estudo e delineie de maneira mais precisa as áreas que precisam de pesquisas futuras.

Concluindo, a pesquisa clínica é um campo vasto, onde o ECR se destaca como um dos principais desenhos de estudo que levou a ciência a avançar nos últimos anos. Com característica próprias, o pesquisador deve atentar para suas nuances, ser ético e saber descrever sua pesquisa com clareza e objetividade.

Para aprofundar no assunto

Vídeo

1. Método Lógico para Redação Científica: bases e aplicação. Playlist com 42 aulas. https://www.youtube.com/watch?v=mg_xpd-xk9c&list=PLMmWegTl-vzV7ScJqOiXI-p0QamOE8hBy&index=1

Publicações

1. Volpato, Gilson Luiz. Método Lógico para Redação Científica. Botucatu: Best Writing, 2017.
2. COPE: Committee on Publication Ethics [Internet]. COPE: Committee on Publication Ethics. [cited 2021 Nov 18]. Available from: https://publicationethics.org/
3. WAME – A global association of editors of peer-reviewed medical journals [Internet]. [cited 2021 Nov 18]. Available from: https://www.wame.org/
4. What is ethics in research and why is it important? https://www.niehs.nih.gov/research/resources/bioethics/whatis/index.cfm
5. Ensuring ethical standards and procedures for research with human beings. https://www.who.int/activities/ensuring-ethical-standards-andprocedures-for-research-with-human-beings
6. Barton A. Handbook for good clinical research practice (GCP): guidance for implementation. J Epidemiol Community Health. 2007 Jun;61(6):559. doi: 10.1136/jech.2006.048819. PMCID: PMC2465715.

Referências bibliográficas

1. National Institutes of Health (NIH) [Internet]. 2015 [citado 27 de dezembro de 2023]. Guiding Principles for Ethical Research. Disponível em: https://www.nih.gov/health-information/nih-clinical-research-trials-you/guiding-principles-ethical-research
2. Ensuring ethical standards and procedures for research with human beings [Internet]. [citado 27 de dezembro de 2023]. Disponível em: https://www.who.int/activities/ensuring-ethical-standards-and-procedures-for-research-with-human-beings
3. Supino PG, Borer JS, organizadores. Principles of Research Methodology: A Guide for Clinical Investigators [Internet]. New York, NY: Springer; 2012 [citado 27 de dezembro de 2023]. Disponível em: https://link.springer.com/10.1007/978-1-4614-3360-6
4. Quinn CT, Rush AJ. Writing and publishing your research findings. J Investig Med Off Publ Am Fed Clin Res. junho de 2009;57(5):634–9.
5. Huston P, Choi B. A guide to publishing scientific research in the health sciences. Can Commun Dis Rep Releve Mal Transm Au Can. 7 de setembro de 2017;43(9):169–75.

capítulo 2

Como Selecionar a Pergunta Principal do Estudo

Carlos Augusto Cardim de Oliveira
Eduardo Juan Troster

■ Questão clínica empregando a estratégia PICO

Uma pesquisa científica começa com uma dúvida, uma pergunta, a ser respondida.

Alguns exemplos:
- Qual a prevalência de hipertensão arterial na cidade de São Paulo?
- Qual a incidência de infecção sexualmente transmissível (IST) em Aracaju?
- Alimentos com baixo teor de gordura podem evitar doença cardiovascular?
- Um determinado teste rápido para COVID-19 tem acurácia para confirmar ou afastar a doença?
- Um escore prognóstico para doença coronariana aguda consegue prever eventos desfavoráveis?

- A redução da dose de um determinado medicamento resultaria em benefícios semelhantes aos da dosagem já empregada?
- Etc...

Pode-se dizer que a questão de pesquisa é a essência do estudo. Existir ou não associação entre a intervenção ou exposição (variável preditora ou independente) e as consequências de interesse para a pessoa ou população em estudo (desfecho, variável dependente)? Quais benefícios e/ou riscos poderiam resultar desta associação?

As questões de pesquisa partem de uma preocupação, uma dúvida que necessita ser respondida, ser reduzida a algo concreto e factível de ser estudado.

Um exemplo. Em maio de 2023, um canal de notícias publicou que teria sido detectado o segundo caso de uma ave silvestre migratória contaminada com o vírus da influenza aviária (H5N1). Conhecida como **"trinta-réis-de-bando", a ave teria sido recolhida** na praia de Tamoios, em Cabo Frio/RJ. De acordo com o relato, aparentemente parece não ter havido exposição de pessoas à ave contaminada, ou registros de transmissão para humanos no Estado.

Quais dúvidas ou questões clínicas poderiam ser levantadas a partir deste contexto que pudessem ser respondidas com uma pesquisa clínica? Vamos às dúvidas.

- Há diferença para a frequência e letalidade da doença em diferentes regiões do Brasil?
- Como se dá a transmissão para humanos?
- Quais são as manifestações clínicas da doença?
- Há um teste diagnóstico com acurácia para rastrear portadores do vírus?
- Como pode ser descrito um caso que pudesse orientar a vigilância sindrômica desta doença?
- Há um tratamento? Ele á efetivo? Diminui a taxa de internação e a mortalidade
- Qual o prognóstico? Há diferença de acordo com a faixa de idade?
- É possível prevenir? Quais tipos de prevenção são efetivos?

O estudo clínico, terá como objetivo procurar respostas às questões clínicas, contribuindo para a construção do conhecimento sobre a doença.

O acrônimo **PICO** procura orientar a construção da pergunta clínica para que os objetivos sejam atingidos de modo correto e objetivo. Deve ficar claro qual conhecimento estamos buscando, aplicável a quem e para obter o que. A questão PICO deve começar com o cenário sobre o tema e o que precisamos saber sobre ele. A estratégia PICO facilitará a identificação das variáveis preditoras e de desfecho e a pessoa ou população à qual elas se referem.

Uma **boa questão** de pesquisa tem duas características chave:
- Fala de alguma coisa que tem a ver com o mundo que nos cerca;
- Pode ser respondida com um experimento.

A boa questão de pesquisa deve ser: factível, interessante, nova ou inovadora, ética e relevante.

Na construção do conhecimento, respondida uma dúvida, aparecerão outras. Concluído o ensaio clínico que comprova a efetividade de uma vacina, outras perguntas aparecerão logo a seguir:
- É segura? Para quais idades? Para gestantes?
- Quais são suas possíveis contraindicações?
- Por quanto tempo dura a proteção?
- É efetiva contra as variantes do agente infeccioso que apareceram?
- Está disponível?
- Etc...

Estrutura da questão clínica: o acrônimo PICO
- P: População ou pessoa a ser estudada – destacadas suas características relevantes ou relacionados com o problema clínico;
- I/E: Intervenção ou exposição a ser avaliada – teste diagnóstico, droga, procedimento cirúrgico, alimentos, tempo, fatores de risco;
- C: Comparação – grupo controle, alternativa a intervenção ou exposição; pode ser uma intervenção ativa, placebo, sham, nenhuma intervenção, entre outros.
- O: Desfechos (*outcome*) – quais as consequências, os resultados para as variáveis de desfecho (benefícios, riscos, custos, disponibilidade, tempo) que serão avaliadas e que irão documentar o impacto das variáveis preditoras

Exemplos de questões clínicas

Fator de risco
P: Habitantes de uma cidade brasileira
I/E: Tabagismo e/ou etilismo
C: Não tabagistas e/ou não etilistas
O: Câncer de boca

Fator de risco
P: Adultos com > 35 anos de idade
I/E: Hábito de auto-mutilação
C: Não hábito de auto-mutilação
O: Morte não natural

Intervenção
P: Mães de recém nascido pré-termo
I/E: Musicoterapia
C: Não musicoterapia
O: Aleitamento materno

Intervenção
P: Fumantes há mais de 10 anos
I/E: Acupuntura
C: Nenhuma intervenção, ou reposição de nicotina
O: Abandono do tabagismo por 3-6 meses

Intervenção
P: Crianças submetidas a imunização
I: Com agulhas longas
C: Com agulhas curtas
O: Reação local

Diagnóstico
P: Gestantes no primeiro trimestre
I/E: Translucência nucal
C: Amniocentese convencional
O: Acurácia diagnóstica (sensibilidade e especificidade) para trissomia do cromossomo 21

Rastreamento

P: Mulheres com idade superior a 40 anos
I: Mamografia
C: Não mamografia
O: Morte por câncer de mama

Prognóstico

P: Crianças que tiveram uma crise convulsiva de causa desconhecida
O: Outras crises convulsivas no futuro

Prognóstico

P: Homens adultos com hérnia inguinal
O: Estrangulamento ou encarceramento

■ Como pode surgir uma questão de pesquisa?

Habitualmente a fonte para as questões de pesquisa são os conhecimentos já existentes sobre o tema e que, de alguma forma, possam ter deixado dúvidas e hipóteses pendentes. Observações de ocorrências recentes que possam estar relacionadas ao tema, poderão também ser fontes de questionamentos.

Um exemplo seria o corrido quando a OMS declarou a pandemia de COVID-19 como uma emergência global. Municípios brasileiros decretaram políticas que minimizassem o contato entre pessoas e uma delas foi o isolamento social, que resultou em maior tempo de TV e permanência dos membros das famílias em seus domicílios. Após algum tempo, alguns dos comportamentos observados foram o aumento de sedentarismo, maior ingestão de alimentos calóricos e menor relacionamento interpessoal (entre outros). Um maior número de casos de sobrepeso e obesidade, assim como comportamentos depressivos passaram a ser descritos. Questões clínicas foram levantadas sobre a possibilidade de associação entre as medidas preventivas como o isolamento social, e a ocorrência do excesso de peso e sinais de depressão, suas consequências, suas possíveis causas, incluindo o possível papel da infecção viral sobre o comportamento e outras mais, gerando várias questões e estudos clínicos para respondê-las.

Referências bibliográficas

1. Hulley, SB. Delineando a pesquisa clínica. 4a ed. Porto Alegre: Artmed, 2015.
2. Diretrizes metodológicas: elaboração de revisão sistemática e meta-análise de ensaios clínicos randomizados. Brasília (DF): Ministério da Saúde; 2021.
3. Evans AT, Mints G. Formulating a clinical question. UptoDate 2023 Apr 27.
4. [cited 2023 June 014]. Available from: https://www.uptodate.com/contents/evidence-based-medicine#H2
5. Glasziou P. Evidence-based Practice Workbook. 7th ed. Hoboken: Blacwell Publishing; 2007.
6. BMJ Publishing Group. Infecção pelo vírus da influenza aviária A (H5N1). BMJ; 2023 [cited 2023 June 14]. Available from: https://bestpractice.bmj.com/topics/pt-br/455

Desenhos Básicos de Estudos

Jessica Mary LaRosa
Sapna Kudshadkar

■ Introdução

Ao conduzir pesquisas clínicas, a seleção de um desenho de estudo apropriado é essencial para gerar resultados com maior probabilidade de impactar a prática clínica. Um estudo de pesquisa deve responder a uma questão clínica bem estruturada, controlar o viés e minimizar erros devido ao acaso.[1] A seleção do estudo mais apropriado depende de múltiplos fatores, incluindo: a pergunta de pesquisa que está sendo feita, a exposição e o resultado que está sendo investigado, os recursos disponíveis e considerações éticas.

A primeira distinção entre desenhos de estudo é se um estudo é experimental ou não experimental (observacional). Os experimentos estão no centro do processo científico. Na investigação clínica, uma experiência significa que o investigador está a manipular a exposição atribuída a um sujeito humano.[2] Por exemplo, os investigadores queriam estudar se a dexametasona era superior à prednisolona na prevenção da hospitalização em crianças que se apresentam ao serviço de urgência com exacerbações agudas de asma.[3] Num desenho experimental, se uma criança recebeu dexametasona ou prednisolona será determinado pelo investigador, normalmente através de randomização. A alocação aleatória criará dois grupos que diferem apenas aleatoriamente, antes da alocação de esteroides, no que diz respeito à ocorrência do resultado da hospitalização. Por esse motivo, os ensaios randomizados são considerados o padrão-ouro dos desenhos de estudo.[4] Alternativamente, em um desenho não experimental, os pacientes seriam observados e analisados com base no medicamento que receberam como parte da prática clínica de rotina.

Por que um pesquisador escolheria algo menos que o padrão ouro? Na pesquisa clínica, há momentos em que um desenho de ensaio experimental se torna antiético ou inviável. Por exemplo, considerações éticas podem proibir a atribuição aleatória de crianças a uma exposição específica, como o fumo passivo. As limitações de viabilidade podem incluir que a doença ou resultado em estudo seja raro. Por exemplo, seria um desafio inscrever um número suficiente de crianças com hipoplasia adrenal congênita num ensaio clínico randomizado para determinar o impacto de uma nova terapia, porque a doença é rara.

Nestes cenários, os estudos não experimentais, também conhecidos como estudos observacionais, constituem a alternativa ideal. Os estudos observacionais geralmente procuram quantificar a história natural ou o prognóstico de uma doença ou fator de risco.[4] Nos estudos observacionais, os investigadores observam indivíduos que desenvolvem o desfecho de interesse ou que são expostos a uma variável independente de interesse; entretanto, o pesquisador não manipulará a exposição que os sujeitos do estudo vivenciam. Por exemplo, os investigadores queriam estudar o impacto do sono na posição prona na mortalidade infantil relacionada com a síndrome da morte súbita do lactente (SMSL).[5] Estes investigadores conduziram um estudo de coorte acompanhando um grupo de bebês, monitorizando se foram ou não postos a dormir num ambiente fechado, posição prona (exposição de interesse) e acompanhá-los durante o primeiro ano de vida para determinar se eles tinham maior probabilidade de sofrer SMSL (resultado de interesse).[5] Além disso, os pesquisadores conduziram um estudo de caso-controle identificando pais de crianças que sofreram SMSL e aqueles que não o fizeram (resultado de interesse) e perguntaram se seus filhos dormiam de bruços (exposição de interesse).[5] Em ambos os cenários, os pesquisadores não estão manipulando a exposição, mas observando o que ocorre naturalmente.

Estudos experimentais

Ensaios clínicos randomizados

Os ensaios clínicos randomizados (ECR) são um tipo de ensaio clínico que permite aos pesquisadores responder perguntas sobre medidas preventivas ou terapêuticas.[4] Os ECR podem ser usados para avaliar medicamentos, tecnologia médica, programas de triagem, programas preventivos ou mecanismos de prestação de cuidados de saúde.[4] É essencial lembrar que a base de um desenho experimental é que o pesquisador manipule a exposição de interesse. O desenho clínico experimental mais simples compara dois grupos de indivíduos: um recebe tratamento e outro não. Por exemplo, os investigadores queriam avaliar se um inibidor selectivo da recaptação da serotonina (ISRS) poderia tratar a depressão pediátrica, por isso criaram dois grupos de crianças com depressão: um grupo que trataram com o ISRS e um grupo que não o fizeram.[6] Na situação ideal, estes dois grupos de crianças seriam idênticos, de modo que, se o ISRS não tivesse qualquer efeito, ambos os grupos teriam resultados idênticos. Isso só poderia ocorrer se o pesquisador conseguisse controlar todos os fatores que impactam a depressão infantil; no entanto, este é um cenário impossível. É importante ressaltar que os fatores que alteram a medida do efeito de uma exposição no desfecho ou resultado são os fatores de confusão.[7] Exemplos de fatores de confusão no cenário de depressão infantil podem incluir histórico familiar de depressão ou experiências traumáticas.

A alocação aleatória dos sujeitos do estudo para um grupo, também conhecida como randomização, exige que os sujeitos do estudo sejam designados para um grupo apenas ao acaso.[1] No exemplo da depressão infantil, se um sujeito do estudo receberia ou não um ISRS poderia ser determinado por um lançamento de moeda. Ao fazê-lo, os fatores de confusão medidos e não medidos seriam equilibrados entre ambos os grupos, se fosse inscrito um tamanho de amostra suficientemente grande. A randomização também evita a alocação dos participantes do estudo em um grupo com base nas qualidades dos próprios participantes, também conhecido como viés de seleção.[4] Se os participantes do estudo não fossem distribuídos aleatoriamente no exemplo da depressão infantil, é possível que crianças com depressão mais grave fossem atribuído ao grupo ISRS, consciente ou inconscientemente pelos pesquisadores. O componente essencial da randomização é que a distribuição dos participantes do estudo em grupo precisa ser imprevisível.[4] Na maioria dos ensaios clínicos, a randomização é realizada por meio de programas de computador, embora seja possível usar a randomização manual por meio de tabelas de números aleatórios.

Outro aspecto importante dos ensaios clínicos é o cegamento, o que significa que as pessoas envolvidas no estudo não sabem a que grupo um sujeito será atribuído.[1] Idealmente, o cegamento ocorreria em vários níveis, incluindo os sujeitos do estudo, os médicos responsáveis pelo tratamento, os investigadores que determinam a ocorrência do resultado e estatísticos realizando análise de dados.[1] No exemplo da depressão infantil, os indivíduos não saberiam se o paciente recebeu o ISRS ou um placebo.

Estudos Quase-Experimentais

É possível realizar um experimento clínico, em que o pesquisador atribui sujeitos a uma exposição, sem randomização. Tais estudos são considerados desenhos quase experimentais. Ao não incluir a randomização, os estudos quase-experimentais incluem um grupo de controle que não é um grupo de comparação equivalente devido ao potencial de confusão e viés de seleção.[8] Os desenhos quase-experimentais incluem ensaios controlados nos quais a randomização não ocorre ou é insuficiente (por exemplo, por dias da semana).[8] Os desenhos de estudo pré-teste e pós-teste também são considerados quase-experimentais.[9]

■ Estudos não experimentais (observacionais)

Estudos de caso-controle

Os estudos de caso-controle visam examinar a relação entre uma exposição e um determinado desfecho ou resultado.[4] O pesquisador identifica indivíduos com uma doença (casos) e depois identifica indivíduos de uma coorte semelhante que não têm a doença (controles).[4] O pesquisador então determina qual proporção de casos e controles sofreram a exposição de interesse e compara essas proporções.[4] Os estudos de caso-controle são desenhos de estudo muito eficientes e são particularmente úteis quando a doença é rara.[10] Por exemplo, os pesquisadores querem determinar se os níveis de saturação de oxigênio foram um fator de risco para o desenvolvimento de retinopatia da prematuridade.[11] Os pesquisadores identificaram crianças que apresentaram retinopatia da prematuridade (casos) e crianças do mesmo hospital que não apresentaram (controles) e compararam os níveis de saturação de oxigênio que cada grupo apresentou.[11] É importante observar que os estudos de caso-controle não fornecem informações sobre a prevalência ou incidência da doença em uma população, porque o número de casos incluídos no estudo foi determinado pelo pesquisador.

Os estudos de caso-controle correm o risco de uma variedade de riscos à validade do estudo. Uma preocupação é o viés de seleção, uma vez que os pesquisadores estão decidindo quais casos e controles serão incluídos, em vez de uma atribuição aleatória, o que pode resultar em confusão.[4] Outro problema potencial é que os controles podem, na verdade, ser casos latentes, o que resultaria em classificação incorreta.[10] Na retinopatia da prematuridade, isso aconteceria se um dos sujeitos classificados como controle desenvolvesse retinopatia da prematuridade. Ao selecionar os controles, o objetivo do pesquisador é garantir que os controles sejam provenientes de uma coorte semelhante à dos casos; no entanto, é essencial que os controles não sejam pareados com base na exposição em si.[4] No exemplo da retinopatia da prematuridade, é importante usar controles do mesmo hospital, mas os pesquisadores não gostariam que os casos e controles fossem pareados com base nas saturações de oxigênio. Os estudos de caso-controle também correm o risco de viés de recordação, uma vez que muitas vezes se baseiam no autorrelato da exposição de interesse.[4] Portanto, os indivíduos com o desfecho de interesse são potencialmente mais propensos a lembrar-se das exposições do que aqueles sem aquele desfecho.

Apesar das potenciais desvantagens, o estudo caso-controle é uma ferramenta útil na avaliação de fatores de risco associados a um desfecho de saúde na ausência de evidências prévias, especialmente se a doença for rara.[2]

Estudos transversais

Os estudos transversais são concebidos para observar uma população em um determinado momento, sem seleção baseada na exposição ou no desfecho de interesse.[2] Os estudos transversais são frequentemente referidos como estudos de prevalência. A prevalência é definida como o número de indivíduos numa população que apresentam um desfecho ou situação clínica num determinado momento, dividido pelo número de indivíduos em risco para esse desfecho.[7] Num estudo transversal, os investigadores definem a população de interesse e medem o resultado e a exposição ao mesmo tempo.[4] Os pesquisadores então comparam a prevalência da doença nos expostos e/ou a prevalência da exposição nos doentes.[4] Por exemplo, os pesquisadores queriam investigar a relação entre cálculos biliares em crianças e obesidade, portanto, os investigadores analisaram todas as crianças de um sistema de saúde ao mesmo tempo e recolheram dados sobre se tinham cálculos biliares.[12] Os investigadores avaliaram então se a prevalência de cálculos biliares era maior em crianças obesas.[12]

Tal como acontece com outros desenhos de estudo observacionais, os estudos transversais apresentam uma série de riscos à validade. O problema geral é determinar a ordem temporal dos eventos. Para estabelecer causalidade entre uma exposição e um resultado é necessário que haja uma relação temporal entre os dois. A exposição precisa ocorrer antes do resultado em um período de tempo biologicamente apropriado para causar o resultado.[2] Num desenho transversal, tanto a exposição como o resultado são medidos em conjunto, não sendo possível determinar a temporalidade.[4] Outro problema com estudos transversais é que o resultado é definido por casos prevalentes e não por casos incidentes. A incidência é definida como o número de indivíduos que desenvolvem uma doença durante um período de tempo.[7] Portanto, ao usar apenas casos prevalentes, os estudos transversais excluem indivíduos que podem ter morrido da doença antes do estudo.[10]

Dadas essas limitações, os estudos transversais são predominantemente reservados para gerar hipóteses ou como um estudo preliminar antes de conduzir um desenho de estudo mais válido para estabelecer a temporalidade.[4]

Estudos de coorte

Num estudo de coorte, os investigadores incluirão uma população heterogênea numa coorte e acompanhá-la-ão ao longo do tempo.[2] Os investigadores recolherão dados sobre se os membros da coorte experimentam exposições de interesse e se desenvolvem o desfecho de interesse.[4] A característica principal é que uma grande população de sujeitos do estudo é acompanhada durante um longo período de tempo.[7] Um exemplo de tal estudo é que os pesquisadores estavam interessados em determinar se o ganho de peso infantil estava associado ao sobrepeso infantil.[13] Os pesquisadores incluiram 27.000 bebês e os acompanharam por mais de 7 anos enquanto monitoravam a exposição (ganho excessivo de peso infantil) e o resultado (estado de excesso de peso infantil).[13]

Ao planejar um estudo de coorte, diversas limitações devem ser consideradas. É importante ressaltar que um componente essencial de um estudo de coorte é o acompanhamento ao longo do tempo.[10] Além disso, é necessário inscrever uma amostra suficientemente grande para garantir que um número adequado de indivíduos desenvolva o desfecho de interesse. Portanto, os estudos de coorte exigem muitos recursos, incluindo pessoal de investigação e verbas.[2] O principal risco à validade de um estudo de coorte é o viés de seleção.[4] O viés de seleção influencia dois aspectos do estudo de coorte. Primeiro, os sujeitos do estudo precisam concordar em participar da coorte. É possível que os indivíduos que concordam em participar da coorte difiram de alguma forma significativa dos indivíduos que optaram por não se inscrever. No exemplo da obesidade infantil, se os pais obesos optarem por não inscrever os seus filhos no estudo devido ao estigma associado, isso poderá ter impacto nas conclusões do estudo. Outra forma de viés de seleção dos estudos de coorte é a não resposta.[4] Se os sujeitos do estudo perdidos durante o acompanhamento diferirem dos sujeitos do estudo que permanecem inscritos no estudo, as conclusões tiradas do estudo podem ser afetadas. No nosso exemplo, se as crianças com peso normal tivessem maior probabilidade de perder o acompanhamento, isso seria uma ameaça à validade do estudo.

Em geral, os estudos de coorte são mais apropriados quando fortes evidências sugerem uma associação entre uma doença e uma exposição.[2] Ao contrário de outros estudos observacionais, os estudos de coorte são capazes de estabelecer a temporalidade entre uma exposição e um desfecho.[2] Além disso, os estudos de coorte são ideais quando o o pesquisador é capaz de minimizar a perda de sujeitos do estudo.[4] Uma estratégia seria uma coorte de indivíduos que necessitam de acompanhamento como parte dos cuidados de rotina (ou seja, visitas a crianças saudáveis). Outra estratégia para minimizar a perda de sujeitos é quando a duração entre a exposição e o desenvolvimento do resultado é relativamente curta.

Conclusões

A seleção de um desenho de estudo apropriado é essencial para a condução de pesquisas clínicas válidas e generalizáveis. A primeira consideração no desenho do estudo deve ser a questão da pesquisa, incluindo a exposição e o resultado de interesse. Os pesquisadores também devem considerar a ética e a viabilidade ao escolher um desenho de estudo. Em estudos experimentais, o pesquisador seleciona a exposição que o sujeito do estudo vivencia. O padrão ouro dos ensaios clínicos é o ensaio clínico randomizado. Quando um desenho experimental não é possível, estudos observacionais podem estabelecer correlações; no entanto, o pesquisador deve compreender as limitações únicas de cada desenho de estudo.

Referências bibliográficas

1. Piantadosi S. *Clinical Trials a Methodologic Perspective*. 2nd ed. Wiley-Interscience; 2005.
2. Rothman KJ. *Modern Epidemiology*. Third edition. Wolters Kluwer Health/Lippincott Williams & Wilkins; 2008.
3. Paniagua N, Lopez R, Muñoz N, et al. Randomized Trial of Dexamethasone Versus Prednisone for Children with Acute Asthma Exacerbations. *J Pediatr*. 2017;191:190-196.e1. doi:10.1016/j.jpeds.2017.08.030
4. Celentano D, Szklo, Moyses. *Gordis Eipdemiology*. Sixth. Elsevier; 2019. Accessed September 5, 2023. https://www.clinicalkey.com/#!/content/book/3-s2.0-B9780323552295000073?scrollTo=%23hl0001096
5. Dwyer T, Ponsonby ALB, Newman NM, Gibbons LE. Prospective cohort study of prone sleeping position and sudden infant death syndrome. *The Lancet*. 1991;337(8752):1244-1247. doi:10.1016/0140-6736(91)92917-Q

6. Wagner KD, Jonas J, Findling RL, Ventura D, Saikali K. A Double-Blind, Randomized, Placebo-Controlled Trial of Escitalopram in the Treatment of Pediatric Depression. *J Am Acad Child Adolesc Psychiatry*. 2006;45(3):280-288. doi:10.1097/01.chi.0000192250.38400.9e
7. Porta M, ed. A Dictionary of Epidemiology. In: *A Dictionary of Epidemiology*. Oxford University Press; 2014. Accessed September 8, 2023. https://www.oxfordreference.com/display/10.1093/acref/9780195314496.001.0001/acref-9780195314496
8. Cook TD. *Quasi-Experimentation: Design & Analysis Issues for Field Settings*. Rand McNally College Pub. Co.; 1979.
9. Siedlecki SL. Quasi-Experimental Research Designs. *Clin Nurse Spec*. 2020;34(5):198. doi:10.1097/NUR.0000000000000540
10. Szklo M. *Epidemiology: Beyond the Basics*. 3rd ed. Jones & Bartlett Learning; 2014.
11. Aggarwal V, Bhatia R, Tan K. Oxygen saturation levels and retinopathy of prematurity in extremely preterm infants – a case control study. *BMC Pediatr*. 2023;23(1):449. doi:10.1186/s12887-023-04278-6
12. Koebnick C, Smith N, Black MH, et al. Pediatric obesity and gallstone disease: results from a cross-sectional study of over 510,000 youth. *J Pediatr Gastroenterol Nutr*. 2012;55(3):328-333. doi:10.1097/MPG.0b013e31824d256f
13. Stettler N, Zemel BS, Kumanyika S, Stallings VA. Infant Weight Gain and Childhood Overweight Status in a Multicenter, Cohort Study. *Pediatrics*. 2002;109(2):194-199. doi:10.1542/peds.109.2.194

capítulo 4

Validade Interna, Vieses e Associação Causal

Maria Clara de Magalhães Barbosa
Arnaldo Prata Barbosa

Podemos dizer que, em pesquisa clínica, dificilmente trabalhamos com toda a população de interesse. Por questões práticas, precisamos selecionar uma amostra que seja representativa desta população, para realizar os procedimentos projetados e fazer inferências sobre a população com base em estimativas obtidas com os dados amostrais.

Ao fazer inferências para a população-alvo, os pesquisadores – e usuários dos resultados da pesquisa – têm que avaliar se os resultados obtidos têm validade interna e precisão.

A validade interna de uma pesquisa se refere a capacidade de medir aquilo que realmente se propôs a medir, ou seja, a acurácia de seus resultados na amostra estudada, o quanto estão livres de erros sistemáticos (vieses). Um estudo é "válido internamente" se os seus resultados não podem ser atribuídos a vieses. Os vieses são erros metodológicos em qualquer etapa da pesquisa, que distorcem os resultados sempre em uma mesma direção. A validade interna é, portanto, determinada pela adequação dos métodos empregados em todas as etapas da pesquisa, incluindo o delineamento do estudo, o processo de amostragem, a coleta de dados, os procedimentos de mensuração envolvidos e a análise dos dados. Em resumo, todas as etapas da pesquisa são sujeitas a vieses que ameaçam a validade interna do estudo. É bom frisar que a validade interna de um estudo se refere à acurácia dos resultados somente em relação à amostra estudada e é condição *sine qua non* para fazermos inferências sobre a população-alvo. Esta capacidade de generalizar os resultados do estudo para a população-alvo consiste na validade externa.

Por outro lado, a precisão de uma pesquisa reflete a variabilidade dos seus resultados, dependente de erros aleatórios que podem ocorrer ao acaso, devido à variabilidade amostral. Em outras palavras, a precisão indica qual seria a variabilidade dos resultados, caso o estudo fosse replicado em condições semelhantes com outras amostras da mesma população. Esta variabilidade é tanto maior quanto menor o tamanho da amostra, e se reflete na amplitude dos intervalos de confiança dos resultados do estudo. Quanto menor a amostra, maiores os intervalos de confiança e menor a precisão dos resultados.

Portanto, um estudo pode ser preciso, mas ter sua validade interna comprometida pela presença de muitos vieses. Por outro lado, um estudo pode ter resultados válidos, mas pouco precisos. A figura 1 apresenta o diagrama clássico que ilustra a diferença entre validade e precisão.

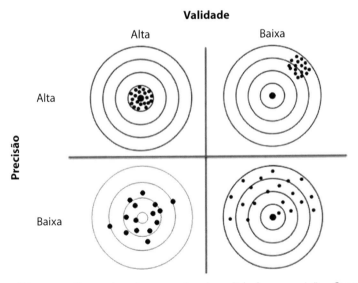

Figura 1 Diagrama ilustrativo do conceito de validade e precisão. O ponto central do alvo representa o valor verdadeiro da medida que queremos estimar na população-alvo. Os pontos representam os resultados de replicações do estudo em condições semelhantes.

Tipos de vieses

Como vimos, vieses são desvios ou distorções que ocorrem nos resultados do estudo em decorrência de erros sistemáticos (ao contrário de erros aleatórios), que fazem com que os resultados se afastem da "verdade", ou seja, do que realmente ocorre na população para a qual se quer inferir as estimativas obtidas na amostra. Em outras palavras, é a discrepância entre o valor "verdadeiro" de uma medida na população alvo e a estimativa obtida na população do estudo.

Diferentemente do que ocorre em pesquisas com animais ou pesquisas de bancada, no ambiente controlado de um laboratório, a pesquisa clínica é menos passível de controle e mais vulnerável aos diversos tipos de vieses. Diversas fontes de vieses relacionadas aos participantes e aos pesquisadores contribuem para isso. Alguns indivíduos elegíveis se recusam a participar, outros desistem após o início da pesquisa, outros não seguem à risca as orientações dos pesquisadores necessárias para garantir o rigor científico e respostas válidas. Os pesquisadores tendem a acreditar na intervenção proposta no estudo e influenciar os resultados. Portanto, dificilmente uma pesquisa clínica estará totalmente livre de vieses, assim como é quase impossível quantificá-los, mas todos os esforços possíveis devem ser feitos, em todas as etapas da pesquisa, para minimizá-los. Além disso, podemos tentar determinar em que direção os vieses desviam os resultados, se aumentando ou diminuindo as estimativas em relação aos valores "verdadeiros".

Apesar das inúmeras denominações atribuídas a diferentes tipos de vieses, a maioria pode ser enquadrada em uma das três categorias apresentadas no Quadro 1.

Quadro 1 Caracterização das principais categorias de vieses em pesquisa clínica.

Viés de seleção (ou de participação)	Resultam de processos que influenciam a participação no estudo (seleção ou seguimento) e determinam desbalanceamentos entre grupos de comparação em fatores que afetam o desfecho.
Viés de aferição (de informação ou de má-classificação)	Resultam de erros ou diferentes métodos de mensuração da exposição e/ou desfecho de interesse nos grupos de comparação.
Confundimento	Ocorre quando um ou mais fatores, além da exposição em estudo, diferem entre os grupos de comparação e influenciam no desfecho.

Viés de seleção (ou participação)

O viés de seleção ocorre quando os processos de seleção dos participantes – e/ou fatores que influenciam a sua participação no estudo – provocam uma perda da comparabilidade entre os grupos de expostos e não expostos. Os indivíduos que são incluídos (ou efetivamente participam do estudo) são diferentes dos indivíduos elegíveis para o estudo no que tange as relações entre exposição e desfecho. Pode ocorrer, por exemplo, quando há uma diferença sistemática entre indivíduos expostos e não expostos (estudos de coorte) ou com e sem o desfecho (estudos caso-controle). Em um estudo de coorte, o viés de seleção pode também ocorrer quando indivíduos incluídos deixam de participar do estudo (**viés de perda de seguimento**) e essas perdas são diferentes entre expostos e não expostos, tornando as probabilidades de desenvolver o desfecho diferentes entre os indivíduos perdidos e os que permaneceram no estudo. Em estudos caso-controle, pode ocorrer quando somente sobreviventes de uma determinada doença são selecionados, excluindo aqueles que morreram antes do estudo ser iniciado (**viés de sobrevivência seletiva**), exemplo: estudos sobre traumatismo craniano em pacientes hospitalizados não incluem os que morreram antes de chegar ao hospital. Alguns outros exemplos de vieses com diferentes denominações podem ser enquadrados na categoria de vieses de seleção, como o **viés de hospitalização (Berkson)**, que é relacionado à seleção de pacientes em âmbito hospitalar, exemplo: crianças internadas com pneumonia comunitária podem incluir mais crianças pobres porque o tratamento no domicílio é caro para estas famílias; o **viés de detecção**, relacionado a probabilidades diferentes de se detectar o desfecho no grupo de expostos e não expostos, exemplo: em um estudo que visa avaliar se uso de reposição hormonal com estrogênio aumenta o risco de câncer de endométrio, pode ocorrer que o aumento de sangramento uterino causado pelo uso de estrogênio, independentemente da presença ou não de câncer, faça com que estas mulheres realizem mais exames ginecológicos, diagnosticando precocemente mais câncer do que aquelas que não usam reposição hormonal; **viés de prevaricação ou falsa resposta ou não-aceitação**, que ocorre quando grupos expostos negam-se a responder ou respondem falsamente a um inquérito, exemplo: em um estudo que pretende avaliar a qualidade da formação de profissionais da saúde através de um questionário de resposta voluntária, aqueles que tiveram pior formação declinam da participação e não são incluídos na pesquisa.

Viés de aferição (de informação, de má-classificação)

O viés de aferição ocorre devido a erros de mensuração da exposição e/ou desfecho de interesse. Podem resultar da utilização de métodos diagnósticos de baixa sensibilidade e/ou especificidade, instrumentos de coleta de dados não validados e de baixa qualidade, falta de treinamento e padronização de procedimentos de mensuração e coleta de dados, registros de dados incompletos e avaliação de desfechos com conhecimento de que foi exposto. O resultado será uma classificação equivocada do *status* de exposição ou de desfecho dos participantes, levando a distorções nas estimativas de efeito. O viés de informação ou erro de classificação pode ser diferencial ou não-diferencial. O **viés não-diferencial** ocorre quando o erro de classificação é igual entre os grupos de comparação, tendendo a minimizar as verdadeiras diferenças e enviesar a medida de efeito em direção ao valor nulo. O **viés diferencial** ocorre quando o erro de classificação é diferente entre os grupos de comparação, produzindo resultados enviesados, cuja direção é mais difícil de ser avaliada. O viés de informação é um dos principais responsáveis pela discrepância, muitas vezes vista na literatura, entre resultados de medidas de efeito relatadas em diferentes estudos sobre um mesmo tema. Exemplos de vieses de aferição são o **viés recordatório**, que ocorre quando pessoas afetadas por certa doença ou problema que se está estudando conseguem recordar mais facilmente e com mais detalhes de fatores de risco ou exposições passadas do que quem não apresentou a doença; o **viés do observador**, que ocorre quando o pesquisador coleta de modo diferente as informações no grupo de expostos e não expostos ou no grupo que teve e não teve o desfecho.

Os vieses de seleção e aferição devem ser previstos e prevenidos durante o delineamento do estudo e a implantação dos procedimentos pertinentes, ou seja, com rigor metodológico. Se detectados após a coleta de dados, não há como corrigi-los e a validade interna do estudo pode estar irremediavelmente comprometida.

Confundimento

A situação de confusão ou confundimento não constitui propriamente um viés e é a única que pode ser contornada na etapa de análise estatística. Ocorre, particularmente em estudos observacionais não randomizados, em que os grupos de comparação podem ser diferentes em relação a outras características que não somente a exposição de interesse, características estas que podem se relacionar tanto com a exposição como com o desfecho e afetar a associação em estudo. Se existe um desbalanceamento entre o grupo de expostos e não expostos em relação a características que podem ser fatores de risco para o desfecho, é possível que parte do efeito de um fator de exposição de interesse sobre o desfecho seja decorrente de outro fator. Dito de outro modo, o confundimento ocorre quando parte do efeito relacionado a um fator de exposição resulta de outras variáveis que estão associadas tanto com a exposição quanto com o desfecho estudado.

Algumas abordagens preventivas e analíticas podem ser utilizadas para contornar a situação de confundimento. As preventivas incluem randomização, restrição e pareamento. As estratégias analíticas são a estratificação e a análise multivariada. Esta última que consiste em incluir todas as possíveis variáveis de confusão em uma regressão para estimar o efeito de cada uma sobre o desfecho, independentemente do efeito das outras, ou seja, obter medidas de associação ajustadas para as variáveis de confusão. Para isso é necessário identificar potenciais variáveis de confusão.

Para que uma variável seja considerada um potencial fator de confusão, ela precisa, obrigatoriamente, apresentar três propriedades, ilustradas no esquema da figura 2: 1) ser fator de risco para o desfecho; 2) ter associação causal ou não causal com a exposição; 3) não ser mediadora (intermediária) na relação causal entre a exposição e o desfecho.

Entretanto, não basta identificar as três propriedades que caracterizam variáveis de confusão. O uso somente de técnicas estatísticas para identificá-las pode levar à inclusão de mais variáveis do que o necessário e adequado para estimação acurada da medida de associação desejada. Além disso, técnicas estatísticas ajudam a confirmar as propriedades um e dois, mas a três tem que ser identificada em bases teóricas. O ideal

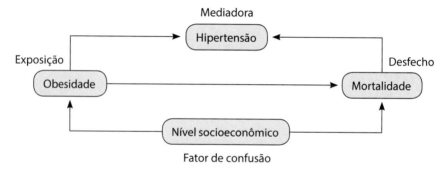

Figura 2 Relações entre variável de exposição, variável mediadora, fator de confusão e desfecho em estudo buscando uma associação causal entre obesidade e mortalidade.

é desenhar um modelo teórico, *a priori,* que explicite as relações entre todas as variáveis do estudo. Mais recentemente, a técnica de esquematizar diagramas causais ou gráficos acíclicos direcionados (sigla DAG, do inglês *Directed Acyclic Graph*) vem sendo cada vez mais utilizada para determinar o conjunto mínimo de variáveis de confusão para uma determinada associação causal. O DAG é um diagrama visual simples, no qual são codificadas as relações exclusivamente causais entre uma exposição, um desfecho de interesse e todas as covariáveis envolvidas. É construído em bases teóricas, a partir do conhecimento vigente sobre essas relações e gera informações exclusivamente qualitativas. A partir do desenho formalizado do DAG é possível identificar viés de confundimento e evitar viés de seleção. Existe um programa de domínio público disponível na internet que facilita muito a identificação desse conjunto mínimo de variáveis de confusão (https://www.dagitty.net/). Para entender a lógica da construção e interpretação do DAG existem bons textos resumidos (em artigos) ou mais aprofundados (em livros), alguns disponibilizados nas referências deste capítulo.

Em suma, o confundimento pode levar a **associações reais, mas não causais (associações indiretas)**, podendo ser controlado no desenho do estudo ou na análise dos dados. Por outro lado, os vieses de seleção e aferição levam a **associações falsas (espúrias)** ou medidas de efeito enviesadas que comprometem irremediavelmente a validade interna. Estudos enviesados podem até apresentar resultados estatisticamente significantes, mas que não têm valor se a validade interna estiver prejudicada.

Associação causal

Em pesquisa clínica e epidemiológica estamos sempre buscando atribuir uma relação de causa e efeito entre dois eventos. Entretanto, muitos fenômenos em saúde têm múltiplas causas, estas causas se relacionam entre si e nem sempre a ocorrência de uma causa é suficiente ou necessária para provocar o fenômeno. Devido a esta complexidade, não é fácil atribuir causalidade entre dois eventos. Não basta um evento estar relacionado com outro ou prevê-lo, é necessário explicá-lo. Assim, nem toda associação entre duas variáveis é causal. Se escolhermos aleatoriamente variáveis de uma população, é possível encontrarmos diversas associações entre elas não necessariamente causais. Um exemplo clássico, proveniente da Sociologia, é a associação entre aumento de consumo de sorvete e aumento da taxa de criminalidade. Ocorre que no verão as altas temperaturas estimulam o consumo de sorvetes, mas também um aumento de pessoas nas ruas com maior exposição ao crime. Obviamente, trata-se de uma associação espúria. O aumento da temperatura foi a causa comum.

Como vimos, em pesquisa não é fácil provar uma relação causal. É necessário propor uma teoria para explicar os mecanismos de causa e efeito para as associações reveladas a partir dos dados e submeter a teoria a teste. O que ocorre é um acúmulo de evidências científicas que vai aumentando a convicção em uma relação de causa e efeito. Por outro lado, novas evidências podem surgir ao longo do tempo contra uma relação causal previamente estabelecida. A história da relação entre terapia hormonal (TH) e doença coronariana (DC) exemplifica bem este processo. Nas décadas de 80 e 90, estudos observacionais compararam mulheres em uso de TH para sintomas da menopausa com mulheres que nunca usaram TH, acompanhadas por 10 anos. Controlando para potenciais variáveis de confusão, concluíram que a TH com estrogênios diminuía o risco de DC. Este efeito protetor foi confirmado por uma metanálise dos estudos observacionais da época. Cerca de uma década depois, ensaios clínicos randomizados (ECR) concluíram o contrário, que a TH aumentava o risco de DC. A explicação para a contradição nesses resultados poderia ser o viés de seleção em estudos observacionais. Nesses estudos é provável que as mulheres que optaram por fazer TH tivessem melhor nível socioeconômico e educacional, maiores cuidados com a saúde, maior nível de atividade física, menor índice de massa corporal e menor risco de DC. Enfim, eram mais saudáveis do que as que não usaram TH. Os grupos não eram comparáveis. Posteriormente, uma reanálise dos dados, levando em conta o tempo decorrido desde o início da TH, mostrou que os resultados dos dois tipos de estudos não eram tão discordantes. Os ECR mostraram que o aumento do risco de DC ocorre nos primeiros anos da TH e desaparece com o tempo. A reanálise dos dados dos estudos observacionais, incluindo no grupo de exposição somente quem havia iniciado o uso de TH e excluindo quem já estava em uso há mais tempo, mostrou resultados semelhantes aos dos ECR e concluiu que a maior parte da discordância se deveu ao efeito diferencial da TH de acordo com o tempo de uso e somente uma pequena parte foi atribuída ao viés da usuária sadia.

Para atribuir causalidade, alguns pressupostos são necessários. Se uma associação não puder ser explicada por viés (de seleção ou aferição) ou pelo acaso (dependente do tamanho amostral) há a possibilidade de ser causal. O confundimento é sempre uma possibilidade, particularmente em estudos observacionais, e a impossibilidade de eliminá-los por completo, mesmo com técnicas estatísticas modernas representa um desafio para o estabelecimento de causalidade nesses estudos.

Há, portanto, uma hierarquia de evidência científica para atribuição de causalidade de acordo com o delineamento dos estudos (Quadro 2). No topo da hierarquia estão as revisões sistemáticas de ensaios clínicos randomizados, seguidas pelos ensaios clínicos randomizados, que, teoricamente, eliminam os fatores de confusão. Em seguida, em ordem decrescente, estão os estudos observacionais de coorte e caso-controle. Este último, quando aninhado em uma coorte tem força de evidência equivalente ao estudo de coorte. Finalmente, estão os estudos transversais (controlados ou não), seguidos dos estudos não controlados como série de casos e relato de casos. Por último, experiência e opinião de especialistas. Entretanto, o rigor metodológico de cada tipo de estudo, independentemente do seu delineamento, é determinante da validade interna de seus resultados e da força de evidência para causalidade. Um estudo de coorte bem delineado pode gerar evidências mais robustas do que um ensaio clínico randomizado com vieses.

Quadro 2 Hierarquia de força de evidência científica de acordo com o delineamento do estudo.

Revisões sistemáticas de ensaios clínicos randomizados
Ensaios clínicos randomizados
Estudos de coorte
Estudos caso controle aninhado em uma coorte
Estudos caso-controle
Estudos transversais
Série de casos
Relato de casos
Experiência e opinião de especialistas

Em 1965, Austin Bradford Hill, um estatístico britânico, propôs um conjunto de pressupostos que ajudam na distinção entre uma associação causal e uma não causal, conhecidos como critérios de Hills (Quadro 3).

A temporalidade se refere a uma sequência temporal adequada em que a causa necessariamente precede o efeito. Apesar de parecer óbvio, este pressuposto pode não ser discernível em estudos transversais e de caso-controle em que causa e efeito são medidos no mesmo momento. É o único critério exigido como condição *sine qua non* para se estabelecer uma relação causal.

A força da associação se baseia no argumento de que uma forte associação expressa por uma medida de efeito elevada (risco relativo ou razão de chances, por exemplo) é uma evidência melhor de relação causal do que uma associação fraca, pois tem menos chance de ser resultado de um viés.

O gradiente biológico diz respeito a um efeito dose-resposta em que um aumento crescente da causa resulta um aumento cada vez maior do efeito. Este efeito reforça a hipótese de causalidade, mas sua ausência é uma evidência fraca contra ela, pois nem todas as associações causais apresentam esse efeito e um viés pode ser responsável por ele.

A reversibilidade se refere a uma redução do risco do desfecho diante da remoção da causa. Associações reversíveis representam forte evidência, mas também podem ser resultado de confundimento.

A consistência se traduz pela repetição dos achados em diferentes populações e cenários, particularmente com delineamentos de estudos diversos, com forças e fraquezas complementares.

A plausibilidade biológica é a coerência entre a relação causa-efeito hipotetizada e o conhecimento vigente. Quanto menos se conhece sobre os mecanismos biológicos envolvidos, menos segurança se tem para aceitar ou rejeitar uma interpretação causal com base nesse critério.

A especificidade traduzida pela ocorrência da doença após a introdução de uma causa específica e pelo desaparecimento da doença após a remoção dessa causa (uma causa, um efeito) representa uma evidência forte para a hipótese de causalidade, mas sua ausência é uma evidência fraca contra a mesma hipótese. Este pressuposto é frequente em doenças infecciosas e genéticas, mas doenças crônicas frequentemente têm muitas causas.

A analogia está presente quando existem causas análogas já estabelecidas para o efeito estudado.

Com exceção da temporalidade, os outros critérios não são nem necessários, nem suficientes. Quando presentes reforçam a hipótese de causalidade, mas quando ausentes não a descartam.

Quadro 3 Critérios de Hills para estabelecimento de causalidade.

Critérios	Comentários
Temporalidade	A causa necessariamente precede o efeito
Força da associação	Medidas de efeito elevadas
Gradiente biológico	Efeito dose-resposta
Reversibilidade	Redução na exposição diminui o risco do desfecho
Consistência	Repetição dos achados para diferentes populações em diferentes cenários
Plausibilidade biológica	Coerência com o conhecimento biológico vigente
Especificidade	Uma causa específica para um determinado desfecho
Analogia	Causalidade estabelecida para exposições semelhantes

▪ Referências bibliográficas

Cortes TR, Faerstein E, Struchiner CJ. Utilização de diagramas causais em epidemiologia: um exemplo de aplicação em situação de confusão [Use of causal diagrams in Epidemiology: application to a situation with confounding]. Cad Saude Publica. 2016;32(8):e00103115. doi:10.1590/0102-311X00103115.

Etminan M, Collins GS, Mansournia MA. Using Causal Diagrams to Improve the Design and Interpretation of Medical Research. Chest. 2020;158(1S):S21-S28. doi: 10.1016/j.chest.2020.03.011.

Fletcher RW, Fletcher SE, Fletcher GS. Epidemiologia Clínica. 5ª ed. Porto Alegre: Artmed, 2014.

Hulley SB, Cummings SR, Brower WS, Grady D, Newman T. Delineando a Pesquisa Clínica. 4ª ed. Porto Alegre: Artmed, 2015.

Medronho RA, Bloch KV, Luiz RR, Werneck GL (Orgs). Epidemiologia. 2ª ed. São Paulo: Atheneu, 2009.

Silva AAM. Introdução à Inferência Causal em Epidemiologia: uma abordagem gráfica. 1ª ed. Rio de Janeiro: Fiocruz, 2021.

População do Estudo

Dafne Cardoso Bourguignon da Silva

■ Introdução

Estabelecer uma pergunta (a hipótese) a ser respondida pelo estudo é fundamental para a escolha adequada da população a ser estudada. O primeiro passo de qualquer pesquisa é estabelecer uma definição clara e detalhada da população do estudo. Podemos conceituar população do estudo como o conjunto de indivíduos com características que propiciem uma análise capaz de responder a hipótese formulada. Pesquisar um grupo populacional inteiro é geralmente inviável, e a maior parte das pesquisas trabalha com uma parte pequena, mas representativa, a partir da qual são feitas inferências sobre a totalidade da população. Esse subconjunto é chamado de amostra populacional.[1] Para que a amostra seja representativa da população de interesse, precisamos escolher corretamente os indivíduos do estudo.[2]

Os seguintes conceitos também deverão ser levados em consideração:
- População acessível: um grupo, ou subconjunto da população alvo, acessível geográfica e temporalmente para o estudo.
- Amostra pretendida e amostra real: a amostra pretendida é o subconjunto da população acessível que o investigador quer incluir no estudo. A amostra real é o grupo de indivíduos ou unidades que de fato são incluídos.[2]

Na figura 1 estão resumidos os passos que devem ser percorridos a partir da população alvo do estudo até a amostra desta população.

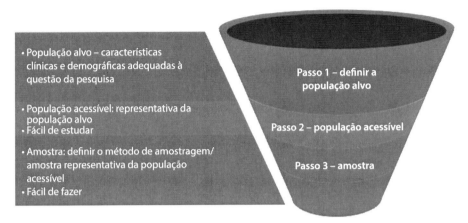

Figura 1 Os passos para selecionar uma amostra que represente a população do estudo e torne esse estudo viável.[3]

Antes de se planejar o tamanho da amostra e como obtê-la, é necessário definir os critérios de seleção dos indivíduos ou unidades que a comporão. O objetivo da seleção é compor uma amostra que seja **representativa** da população alvo, tenha o tamanho adequado para minimizar os efeitos das variações aleatórias e represente adequadamente todos os grupos de interesse.[3]

As amostras podem ser intencionais ou aleatórias:[4]

Exemplos de amostragem intencional

a) Por quotas: seleção de um número fixo de indivíduos ou unidades para cada grupo, conforme a escolha do investigador;

b) Amostra de conveniência: inclusão de indivíduos que estão prontamente acessíveis;

c) Inclusão de voluntários que desejam participar;

d) Inclusão de pacientes referenciados;

e) Consecutiva: são incluídos os indivíduos que atendem aos critérios de inclusão, consecutivamente em um período de tempo determinado. Pode minimizar o voluntarismo e outros tipos de viés de seleção.[2]

Amostras não-aleatórias apresentam limitações, principalmente pelo fato de que a população alvo é difícil de determinar nesse caso, o que geralmente impede a generalização dos resultados. Além disso, intervalos de confiança e testes de significância não podem ser estimados em amostras não-aleatórias.[4]

■ Exemplos de amostragem aleatória

f) Aleatória simples: amostra composta por indivíduos escolhidos por sorteio, de forma que cada indivíduo tem a mesma probabilidade de ser selecionado. É o melhor método de amostragem porque exclui qualquer método de seleção baseado em critérios pessoais e escolhas.

g) Aleatória estratificada: utilizada para tentar homogeneizar uma população heterogênea, através de estratos, definidos como faixas mais homogêneas. É realizado o sorteio de unidades de cada estrato, para que a amostragem seja mais fidedigna.

h) Sistemática: amostragem realizada conforme um sistema preestabelecido. Por exemplo, indivíduos selecionados em intervalos regulares de uma lista. Uma amostra sistemática pode ser retirada, por exemplo, de uma fila de pacientes ordenada pelo momento do atendimento, não havendo uma lista prévia. Pela facilidade de execução, apresenta vantagens sobre a aleatória simples.[4]

i) *Cluster sampling*: em populações geograficamente dispersas, a identificação de conglomerados ("*clusters*") pode ser uma maneira de obter a amostra mais rapidamente. Por exemplo, estudos com casos de malária, que tendem a ser localizados em determinados locais. Amostras aleatórias podem retiradas entre os indivíduos dos clusters, o que pressupõe duas fontes de variação a serem estudadas: a variação entre os indivíduos de um cluster e entre os clusters em si.[4]

A amostra pode ser representativa da população que foi estudada e somente da população que foi estudada, não permitindo generalizações. Tamanhos inadequados ou técnica inadequada de extração da amostra podem tornar a análise tendenciosa, propensa a erros.[1,2] O cálculo para definir o tamanho da amostra é abordado em outro capítulo.

Exemplos de populações de estudo e amostras

Arduini *et al.* estudaram crianças com câncer e síndrome do desconforto respiratório agudo (SDRA) em uma coorte prospectiva em um único centro. Dentro da população alvo (crianças com câncer e em ventilação mecânica), foi feita uma amostragem consecutiva de casos de SDRA. Em dois anos, os autores encontraram 222 pacientes sob ventilação mecânica e destes, somente 29 preencheram critérios de SDRA e constituíram a amostra do estudo.

Já o estudo transversal SPREAD-Ped utilizou amostras randomizadas estratificadas ao conduzir um estudo multicêntrico nacional sobre a prevalência da sepse pediátrica nas unidades de terapia intensiva pediátrica brasileiras.[6] Foram selecionadas 244 UTIs pediátricas dos diferentes estratos (amostra pretendida). Destas 244, 144 responderam (amostra real).

Conclusão

A população do estudo definida será a base para que os resultados das pesquisas possam ser aplicados a outras populações relevantes. Definir claramente uma população do estudo antes de iniciá-lo assegura a validade dos resultados.[7]

Pontos-chave

- A população do estudo é o conjunto de indivíduos com determinadas características que serão estudadas.
- Amostra é o subconjunto desta população.
- A amostra deve ser representativa da população
- Generalizações para outras populações devem ser criteriosamente analisadas.

Referências bibliográficas

1. Vieira, S. Amostragem. In Vieira, S. Estatistica Basica – Capitulo 9 Pag. 129-142. Ed. Cencage Learning, 2012
2. Hulley SB, Newman TB, Cummings SR. Escolhendo os sujeitos do estudo: especificação, amostragem e recrutamento. In Hulley SB, Cummings SR, Browner WS, Grady DG, Newman TB. Delineando a Pesquisa Clinica. Cap 3 Pag 61- Ed Artmed 2013.

3. Enarson DA, Kennedy SM, Miller DL. Choosing a research study design and selecting a population to study. Int J Tuberc Lung Dis 2004, 8(9): 1151-1156
4. Banerjee A, Chaudhury S. Statistics without tears: Populations and samples. Ind Psychiatry J. 2010;19(1):60-5.
5. Arduini RG, Araujo OR, Silva DC, Senerchia AA, Petrilli AS. Sepsis-related acute respiratory distress syndrome in children with cancer: the respiratory dynamics of a devastating condition. Rev Bras Ter Intensiva. 2016 Oct-Dec;28(4):436-443
6. de Souza DC, Gonçalves Martin J, Soares Lanziotti V, de Oliveira CF, Tonial C, de Carvalho WB, et al; SPREAD PED Investigators and the Instituto Latino Americano de Sepse Network. The epidemiology of sepsis in paediatric intensive care units in Brazil (the Sepsis PREvalence Assessment Database in Pediatric population, SPREAD PED): an observational study. Lancet Child Adolesc Health. 2021 Dec;5(12):873-881.
7. Eldredge JD, Weagel EF, Kroth PJ. Defining and Identifying Members of a Research Study Population: CTSA-Affiliated Faculty Members. Hypothesis (Macon). 2014;26(1):5-11.

capítulo 6

Recrutamento e Aderência em Pesquisa Clínica

Vanessa Soares Lanziotti

Durante o processo de execução de estudos clínicos, sobretudo multicêntricos, recrutamento e aderência adequados dos sujeitos de pesquisa aos protocolos do estudo são fundamentais para a boa condução dos estudos, de modo a permitir boas práticas clínicas, em acordo com as normalizações nacionais e internacionais, de forma transparente e ética. Estratégias de otimização e aumento de recrutamento de voluntários, assim como a manutenção de sua aderência/adesão aos protocolos clínicos, permitem não apenas inclusões adequadas e de acordo com as metas preestabelecidas, como também a manutenção dos sujeitos ao longo da pesquisa dentro do protocolo clínico, que devem ter acesso à equipe de pesquisadores em caso de quaisquer dúvidas ou eventos adversos.

Ensaios clínicos com número reduzidos de participantes podem levar a conclusões errôneas, podendo subestimar efeitos adversos, por exemplo. Desta forma, a estimativa de uma amostra adequada é fundamental no planejamento de um estudo clínico; e um recrutamento efetivo é extremamente necessário para o sucesso desse estudo, de forma a alcançar o número adequado de participantes elegíveis.

O recrutamento é o processo de selecionar e recrutar pacientes para participar de um estudo clínico e pode ser desafiador considerando-se que os participantes precisam preencher critérios específicos para o estudo, além de estarem dispostos a participar. O recrutamento para um ensaio clínico é randomizado geralmente mais difícil do que para um estudo observacional, por exemplo, já que o voluntário deve aceitar a possibilidade de cair em qualquer um dos braços do estudo, de forma aleatória. Dessa forma, o recrutamento de participantes em número adequado e acessível está indicada, lembrando que há que se prever perdas inevitáveis de seguimento de voluntários ou desistências ao longo do estudo.

É importante ressaltar que a ética, transparência e segurança dos pacientes devem ser consideradas em todas as etapas de recrutamento. No Brasil, a resolução número 251 de 1997 do Conselho Nacional de Saúde – Ministério da Saúde destaca a necessidade de descrever claramente as formas de recrutamento, cabendo ao pesquisador não apenas justificar a inclusão do sujeito no projeto de pesquisa, como também analisar criticamente os riscos e benefícios envolvidos neste ato. Desta forma, o protocolo de pesquisa deve estar bem delineado e baseado em evidências científicas e em dados que justifiquem sua execução, atendendo a todos os requisitos de normas nacionais e internacionais de pesquisa clínica (ver Apêndice deste livro).

Por ser um processo desafiador, existem estratégias que podem ser utilizadas para recrutar pacientes em pesquisas clínicas:

- **Colaboração:** o estabelecimento de colaborações e parcerias entre múltiplos centros, envolvendo pesquisadores, equipe multidisciplinar e definição de coordenadores por centros, é uma maneira eficaz de identificar potenciais participantes e aumentar o recrutamento e inclusão de pacientes nos estudos. Na terapia intensiva pediátrica, redes de pesquisa vêm sendo criadas e aumentam as chances de recrutamentos mais eficientes para estudos nessa área. O treinamento prévio dos centros participantes e um termo de consentimento libre e esclarecido claro e adequado, que possa ser facilmente compreensível pelos pais, também são importantes para um melhor recrutamento de pacientes pediátricos de terapia intensiva, por exemplo. O esclarecimento de riscos e benefícios deve ser feito de forma clara e objetiva.

- **Registros médicos e bancos de dados:** acesso a registros médicos eletrônicos e bancos de dados de pacientes pode ajudar a identificar indivíduos que atendam aos critérios de inclusão do estudo, em casos de estudos retrospectivos ou de pacientes ambulatoriais, por exemplo. A confidencialidade e privacidade dos dados dos pacientes durante esse processo é fundamental para manter a ética em pesquisa.

- **Publicidade e mídia científica:** No caso de novos tratamentos em pacientes ambulatoriais, por exemplo, a divulgação do estudo através de redes sociais, jornais, televisão e rádio pode ser eficaz no objetivo de alcançar um público maior e potenciais participantes. O fornecimento de informações claras sobre os objetivos do estudo, critérios de inclusão e como os interessados podem entrar em contato para participar é essencial.

- **Grupos de apoio e associações de pacientes:** no caso de estudos em pacientes com doenças crônicas e/ou raras, o contato com associações de pacientes ou, no caso de crianças, de pais e familiares, pode ajudar a identificar possíveis candidatos interessados em participar da pesquisa. Em geral, esses grupos são unidos e possuem canais específicos de comunicação entre seus membros, sendo uma boa forma de divulgação e apoio.

- **Médicos de família e pediatras assistentes:** envolver médicos que já conheçam os pacientes e familiares no processo de recrutamento pode ajudar na inclusão de novos pacientes, devido ao relacionamento próximo que têm com as famílias, podendo inclusive ajudar a esclarecer dúvidas e informações a respeito do estudo.

- **Programas de conscientização e educação:** o desenvolvimento de programas sobre a importância da pesquisa clínica e seus benefícios pode ajudar a aumentar o interesse em geral na participação de estudos clínicos, aumentando as chances de recrutamento.

- **Uso de plataformas de recrutamento online:** essa possibilidade existe para determinados tipos de ensaios clínicos e pode ser uma estratégia eficaz para alcançar maior número de interessados. Os pesquisadores devem publicar nestas plataformas informações claras sobre o estudo de forma a aumentar as chances de recrutamento.

- **Incentivos para participação:** estratégias de incentivos, como compensação financeira, reembolsos (para despesas de transporte, por exemplo) ou acesso a tratamentos ou serviços relacionados, pode aumentar o interesse e a motivação de potenciais participantes/voluntários para a inclusão em pesquisa clínica. Porém, é fundamental garantir que esses incentivos não sejam coercitivos e não influenciem a decisão informada dos participantes.

Independente da estratégia escolhida, garantir a ética, transparência, autonomia e a segurança dos participantes e cumprir todas as regulamentações e diretrizes aplicáveis são fundamentais.

Após o recrutamento e inclusão dos pacientes em um estudo clínico, é fundamental que haja a aderência (ou adesão) dos participantes aos protocolos do estudo. O termo aderência, em pesquisa clínica, refere-se ao ato de seguir rigorosamente todas as exigências referentes ao estudo, às boas práticas clínicas e às normas regulatórias aplicáveis. A aderência é imprescindível para garantir a validade e a confiabilidade dos resultados do estudo. A ausência de aderência pode levar à exclusão de dados ou à redução da qualidade dos resultados de um estudo clínico.

Existem dois tipos principais de adesão em pesquisa clínica:

1) **Adesão ou aderência ao protocolo:** refere-se ao seguimento adequado e consistente do protocolo de pesquisa pré-determinado, como cumprir cronograma de medicações na dose especificada, manutenção de tratamentos adjuvantes necessários, monitoramento e cumprimento de metas biológicas objetivas (determinado nível de hemoglobina, glicemia, ou sinais vitais, por exemplo).

2) **Adesão ao acompanhamento (*follow up*):** refere-se ao cumprimento da sequência programada de medidas de avaliação dentro das janelas de tempo programadas (por exemplo: visitas clínicas e exames laboratoriais nos tempos previstos; acompanhamento pós alta em caso de pacientes internados) até o desfecho programado.

Outros aspectos de adesão na pesquisa clínica podem incluir evitar tratamentos concomitantes, por exemplo.

Os problemas de adesão ao protocolo podem envolver erros de omissão (esquecer de tomar um medicamento, atraso de doses, subdosagens) ou erros que envolvem doses em excesso ou medicações incorretas. Estes problemas tem implicações na análise de dados e interpretação de resultados e podem ser:

- aleatórios ou não aleatórios (por exemplo: covariáveis de gravidade de doença, efeitos do tratamento);
- transitórios ou de longo prazo;
- atribuíveis a outros fatores.

A ausência de definições e padrões para conformidade satisfatória em pesquisa clínica são questões metodológicas ainda deficitárias. Há uma convenção em pesquisa biomédica conhecida como regra 80% que tem sido utilizada como critério operacional para adesão ao regime de tratamento em ensaios clínicos, mas esta regra tem limitações e é considerada para muitos, como problemática. Em geral, taxas de adesão mais baixas são consideradas insatisfatórias para publicação.

Embora geralmente considera-se que pacientes envolvidos em pesquisas clínicas têm melhor adesão ao tratamento, esses dados são heterogêneos e variam desde pacientes extremamente comprometidos (ou centros clínicos em casos de pacientes internados) até aqueles que desistem da pesquisa ao longo do tempo. Estudos de longo prazo relatam menos adesão do que os de curto prazo.

Diversos fatores relacionados aos protocolos podem interferir nas taxas de aderência de estudos clínicos, entre eles podemos citar: interação equipe-paciente; características inerentes aos pacientes, fatores organizacionais e ambientais.

A importância científica da adesão nos ensaios clínicos não pode ser subestimada. Além do efeito dos problemas de aderência na própria saúde dos pacientes, a não adesão intencional ou inadvertida e os desvios de protocolo porem ameaçar os desfechos dos estudos, prolongar o tempo de estudos, exigir amostras maiores para alcançar poder estatístico e aumentar custos. A aderência inadequada pode interferir com a validade dos estudos, confundindo os resultados e complicando as análises estatísticas. Independente da resposta, a aderência por si só já pode ser considerada um desfecho primário de alguns estudos, sendo sua contribuição para o sucesso dos ensaios clínicos primordial. Desta forma, é importante que os pesquisadores adotem medidas para aumentar a aderência aos protocolos, tais como:

- **Comunicação clara e educação continuada:** informações claras e compreensíveis sobre o estudo, seus objetivos e procedimentos podem ajudar os participantes a compreenderem a importância de seguirem o protocolo. Essa medida deve ser feita já na fase de recrutamento.

- **Oferecimento de suporte contínuo aos participantes (sejam eles centros participantes ou indivíduos):** esclarecimento de dúvidas, envio de lembretes regulares e assistência quando solicitada podem aumentar a aderência.

- **Monitoramento regular do progresso dos participantes:** identificar possíveis problemas ou obstáculos à aderência e fornecer soluções adequadas são fundamentais.

- **Incentivos:** Em alguns casos, a oferta de incentivos, como reembolsos de despesas, transporte, acesso de pacientes ou familiares aos locais de suporte e/ou centros de estudo, pode servir como motivação para adesão dos participantes ao protocolo do estudo.

A mudança de cultura e a conscientização de pacientes e equipe multidisciplinar no que diz respeito à importância da pesquisa clínica são fundamentais nas estratégias de aumento tanto de recrutamento quanto aderência; e a ética, transparência e segurança de todos os envolvidos nesses processos são indispensáveis.

Referências bibliográficas

1. Hulley, S. B., Cummings, S. R., Browner, W. S., Grady, D. G., & Newman, T. B. (2013). *Designing clinical research* (4th ed.). Lippincott Williams and Wilkins.
2. Treweek S, Pitkethly M, Cook J, et al. Strategies to improve recruitment to randomised trials. *Cochrane Database Syst Rev*. 2018;2(2):MR000013. Published 2018 Feb 22. doi: 10.1002/14651858.MR000013.pub6
3. Brueton VC, Tierney J, Stenning S, et al. Strategies to improve retention in randomised trials. *Cochrane Database Syst Rev*. 2013;(12):MR000032. Published 2013 Dec 3. doi: 10.1002/14651858.MR000032.pub2
4. Laranjeira, Lígia Nasi; Barbosa, Lilian Mazza; Guimarães, Hélio Penna; Avezum, Álvaro; Piegas, Leopoldo Soares. Estratégias de recrutamento em pesquisa clínica. *Rev. bras. hipertens*; 15(3): 170-171, jul.-set. 2008.
5. Robiner WN. Enhancing adherence in clinical research. Contemp Clin Trials. 2005 Feb;26(1):59-77. doi: 10.1016/j.cct.2004.11.015. Epub 2005 Jan 27. PMID: 15837453.

Considerações Gerais sobre Pesquisa em Pediatria/Neonatologia

Daniel Garros

▪ Introdução

Não há como negar o impacto da pesquisa em nossa prática diária. A mortalidade relacionada ao câncer em pediatria, por exemplo, foi reduzida de quase 80% nos anos 60 para 21% em 2005, graças ao resultado de protocolos de pesquisa em laboratório e na prática clínica, muito mais do que qualquer outra alteração e cuidados gerais hospitalares e ambulatoriais.[1]

Não se pode conceber hoje que basta pesquisar em adultos e depois aplicar os achados em pediatria. Na realidade, a criança foi considerada nos anos 60 os órfãos dos avanços da área farmacêutica e da terapêutica.[2] Essa realidade tem mudado recentemente devido a acumulação de importantes atos legislativos no governo dos EUA que criou um quadro regulamentar robusto para garantir que todos os novos medicamentos sejam revistos para utilização potencial em populações pediátricas. Ao mesmo tempo, a ciência avançou de modo que a ontogenia do desenvolvimento de sistemas relacionados com medicamentos em pacientes pediátricos é cada vez mais compreendida, e as taxas de insucesso dos ensaios pediátricos caíram para cerca de 20%. Embora o processo de desenvolvimento de medicamentos pediátricos ainda seja difícil, existem muitos programas de sucesso e o futuro é muito positivo.[3]

Fica na memória o mais clássico exemplo da inadequada aplicação dos resultados em drogas em adultos na criança – a tragédia da talidomida, com a focomielia resultante para milhares de recém-nascidos pelo uso materno da droga para hiperêmese gravídica prejudicando o feto.[4] Mas existem muitos outros exemplos demonstrando que crianças não são mini-adultos, e sim um classe especial de indivíduos que englobam subgrupos distintos dentro de si mesma; os fetos, os recém-nascidos, a criança em fase de crescimento e por fim o adolescente com todas as alterações hormonais específicas e transformadoras. Por essa e outras razões, fazer pesquisa em pediatria não é tarefa fácil.[5,6]

Não somente na terapêutica, mas avanços em modos de lidar com quadros clínicos e técnicas cirúrgicas que mudaram o prognóstico da criança foram resultado de pesquisas, muitas vezes começando na avaliação retrospectiva, depois na comparação direta entre condutas, estudos de regressão multivariada, casos pareados e por fim algumas vezes o "*gold standard*", o estudo duplo cego, controlado e randomizado (EDCR) específico. O estudo da Furosemida (realizado em nosso serviço) como fator de causa de perda auditiva quando aplicado em carga/bolus ao invés de diluído lentamente é exemplo de estudo retrospectivo com regressão multivariada cujo resultado mudou uma conduta clínica sensivelmente. A perda auditiva caiu de quase 30% para praticamente zero em post operatório cardíaco com a simples prática de diluir a droga e administrar lentamente.[7]

Como exemplo de estudos EDCR, o estudo PRIMACORP – *Prophylactic Intravenous Use of Milrinone After Cardiac Operation in Pediatrics* – analisando o papel da Milrinona no cuidado pós-operatório do cardiopata congênito)[8] e o estudo da Reconstrução de Ventrículo único – que foi o primeiro estudo tipo EDCR em cardiologia cirúrgica pediátrica.[9] Porém, ainda precisamos melhorar muito. A falta de dados sobre a resposta pediátrica aos medicamentos significa que aproximadamente dois terços das crianças em ambulatórios recebem um medicamento *off-label* (sem indicação autorizada para esta faixa etária)[10] e este número aumenta para quase 90% nas unidades de cuidados intensivos neonatais.[11]

Considerando que aproximadamente 30% da população mundial são crianças, muito temos que batalhar para que estudos em pediatria superem a marca de apenas 16.7% de todos os *trials* registrados no portal da Organização Mundial de Saúde (OMS).[12]

Vamos discorrer neste capítulo sobre alguns desafios da pesquisa na área pediátrica que precisamos enfrentar, bem como descrever maneiras de melhorar nossa abordagem.

▪ Preparo do Pesquisador

Na vida acadêmica, existe uma expectativa de que o profissional vá se engajar em pesquisas. Títulos de mestrado e doutorado exigem que o pediatra dedique tempo e energia para pesquisar, de forma a trazer uma contribuição nova para o conhecimento geral levando a melhoria do cuidado da criança. Pesquisas com esse intuito não devem ser apenas revisões bibliográficas de um tópico, embora o primeiro passo para uma nova fronteira seja, é claro, uma revisão sistemática e analítica do que já se conhece sobre o assunto escolhido. Mas não se pode parar aí. A revisão sistemática deve gerar hipóteses e levar o pesquisador a buscar respostas para o problema estudado, ou através de uma pesquisa de laboratório (*bench-research*) ou de campo clínico para avançar o conhecimento.

Como preparar o jovem pediatra acadêmico que deseja, além da clínica, buscar o ramo da pesquisa é um desafio que esse livro se propõe a instrumentalizar. Cabe aqui apenas dizer que os currículos da residência médica em pediatria devem estimular o pensamento e a curiosidade científica, de todos os residentes. Em uma pesquisa entre 72 diretores de programas de residência em pediatria nos EUA, a participação em atividades acadêmicas era um requisito de graduação para 78% dos programas respondentes, porém quando se avaliou se a atividade acadêmica foi limitada a estudos de pesquisa originais, revisões sistemáticas ou meta--análises e relatos de casos ou séries com referências, a proporção média de residentes pediátricos participantes nos três anos anteriores foi de 56% (variação de 0% a 100%). A mesma variabilidade foi verdadeira para residentes que apresentaram trabalhos em congressos regionais, com média de 27% (0% a 100%), conferência nacional ou internacional com média de 13% (0% a 80%) e que publicaram seu estudo (média de 8 %, faixa de 0%

a 60%). Treinar residentes a conduzir pesquisas foi um dos objetivos principais do programa de residência para 52,1% dos diretores.[13]

A formação deve incluir sessões didáticas sobre pesquisa, com um mínimo de treinamento em estatística, não para ser um profissional dessa área, mas para que se desenvolva no médico o espírito crítico e o conhecimento para discernir se um estudo recém lido tem mérito científico, ou seja, foi desenhado adequadamente para responder a hipótese inicial e tem base para o que está concluindo, ou sugerindo. O jovem pediatra pode decidir nunca ser um pesquisador (a maioria dos pediatras vai se enquadrar nessa categoria!) mas vai assim desenvolver uma habilidade que o ajudará a julgar por si mesmo se o "último grito" apregoado pela indústria farmacêutica merece a mudança de conduta na sua prática diária. Com esse conhecimento de pesquisa, o pediatra poder aconselhar sua clientela se a vacina que foi recém-lançada, por exemplo, deve ser aplicada no seu paciente pré-escolar. Recentemente, a controvérsia sobre vacinar ou não pacientes pediátricos abaixo de 12 anos exemplifica bem esse ponto.[14]

Além de conhecimento mínimo do método científico, princípios éticos que devem permear a pesquisa clínica, os diferentes tipos de estudos e sua relevância na escala da evidência científica -tão bem descritos neste livro – devem ser do conhecimento geral do médico.

■ Consentimento*

Uma das etapas mais importantes para conduzir um estudo de pesquisa que envolve a inscrição de participantes humanos é o processo de consentimento informado. A normativa de pesquisa define consentimento informado como um "processo pelo qual um participante de um estudo confirma voluntariamente sua vontade de participar de um ensaio específico, após ter sido informado de todos os aspectos do ensaio que são relevantes para a decisão do sujeito de participar".[15] Isto envolve a obtenção do consentimento dos pais ou responsáveis legais e, quando apropriado, o *"assentimento"* da criança. O *"assentimento"* pediátrico é o processo de

---

* Colaboração de Cathy Sheppard RN, Research Coordinator, Pediatric Pulmonary Hypertension/ PCICU, Stollery Children's Hospital, Edmonton, AB, Canada.

obtenção do acordo da criança antes de iniciar qualquer procedimento de pesquisa. É comumente usado quando as crianças não têm idade suficiente para fornecer consentimento legal, mas têm idade suficiente para compreender a natureza dos procedimentos e o que se espera delas ao longo do estudo. Os formulários de *assentimento* são criados com uma linguagem bastante simples e podem ser separados em uma versão para crianças de 6 a 12 anos de idade e outro formulário mais detalhado para crianças de 12 anos de idade ou mais.

Os formulários de *assentimento* podem ser lidos para a criança para ajudar na compreensão, dependendo de sua idade. O *assentimento* é obtido além do consentimento dos pais ou responsáveis legais. Os investigadores devem fornecer aos potenciais participantes informações claras e abrangentes sobre o objetivo do estudo, os procedimentos, os riscos e benefícios potenciais e os seus direitos. Essas informações devem estar presentes no Termo de Consentimento Livre e Esclarecido (TCLE). O documento de consentimento geralmente é criado em um nível de leitura simplificado para que possa ser facilmente compreendido por todos. O nível de leitura de 6ª série é a diretriz geral para o documento. Os participantes, ou seus responsáveis legais, caso sejam menores ou considerados incapazes, deverão assinar o TCLE indicando sua disposição em participar do estudo. Existem muitos tipos diferentes de consentimento, e o formato escolhido deve ser aprovado pelo Comitê de Ética em Pesquisa (CEP) local antes do início do estudo e deve atender às necessidades da população e do tema a ser estudado.

O consentimento informado dos pais e o assentimento são os formatos mais comumente usados, mas existem muitos outros tipos, tais como o consentimento do menor maduro, o consentimento verbal, o de substituto legal, eletrônico, o *waived* e deferido, etc. Eles serão usados dependendo da demografia, regiões geográficas, praticidade e viabilidade.

É importante lembrar que o processo de consentimento informado é um processo transparente e contínuo. Os pesquisadores e suas equipes devem manter comunicação frequente com os participantes, fornecendo atualizações e respondendo a quaisquer dúvidas ou preocupações. O pesquisador pode precisar se reconectar com os participantes mais de uma vez durante o estudo, e não apenas antes do início de qualquer procedimento da pesquisa. É importante ter certeza que o participante deseja continuar no estudo, e devemos compartilhar novas alterações do protocolo ou outras informações pertinentes, como descobertas inesperadas ou eventos adversos com os participantes. Isso pode exigir um novo consentimento com documentação atualizada. É também particularmente importante que, independentemente do resultado da sua decisão de participar ou não, que o potencial participante e/ou os seus pais/responsáveis se sintam confortáveis e confiantes na sua decisão. Isso é muito mais importante do que conseguir outro registro em seu estudo. Você deseja criar um relacionamento mútuo e honesto que sempre mantenha os melhores interesses do participante em primeiro plano.

Há muitos pontos importantes a serem lembrados sobre o processo de consentimento. Conforme mencionado anteriormente, os consentimentos informados precisam ser voluntários. É particularmente importante que as decisões de participar ou não em um estudo não sejam obtidas a partir de métodos considerados de coação, pressão ou tendenciosos. Pressão indevida ou percebida pode ocorrer quando um membro da equipe do estudo, especialmente o Investigador Principal (IP) tem relacionamento anterior ou contínuo com o potencial participante, como médico-paciente ou professor-aluno. A exigência da maioria dos CEPs é que outro membro da equipe (o coordenador de pesquisa, por exemplo) deve obter consentimento, e não o IP.

Proteger a privacidade e a confidencialidade das crianças participantes é vital. Os investigadores devem tomar medidas para salvaguardar os dados e informações recolhidos durante e após o encerramento do estudo. Eles devem seguir as políticas e procedimentos de sua instituição ou de outros órgãos governamentais relativos à recuperação e armazenamento seguro e destruição de dados a longo prazo. A quantidade mínima de dados deve ser extraída conforme necessário e os dados devem ser de-identificados (ou seja, identificadores removidos) tanto quanto possível, para manter o mais alto nível de privacidade e confidencialidade para os participantes do estudo. Os identificadores pessoais não são apenas o nome do participante, número de prontuário, registro no sistema de seguro social ou privado, ou data de nascimento, mas também datas de procedimentos, datas de admissão e alta, etc., podem ser todos percebidos como identificadores pessoais e, portanto, as diretrizes locais precisam ser seguidas sobre quem pode coletar os dados e quais dados podem ser coletados.

O processo de consentimento informado deve ser documentado, garantindo que as seguintes informações sejam apresentadas aos pais/responsáveis ao explicar-lhes o estudo:

- Conformidade com os princípios relevantes dos Comitês de bioética e do Tratado de Helsinque
- Formulário de consentimento explicado
- Riscos e benefícios explicados
- Amplo tempo e oportunidade para reflexão/tomada de decisão fornecidos
- Perguntas levantadas e respondidas
- Confidencialidade garantida
- Informações de contato fornecidas
- Cópia do consentimento dado ao participante ou pai/responsável.

Os pais ou responsáveis pela criança que está no momento internada no hospital estão em geral abertos a pesquisa. O consentimento para estudos observacionais de baixo risco, numa pesquisa recente, mostra aceitação de quase 90%.

Quando o assunto é complexo, a adequada explicação pelo pesquisador ou membro da equipe de pesquisa aumenta a chance da família concordar em fazer parte ou a sua criança tomar parte na pesquisa. Num estudo da nossa unidade de terapia intensiva sobre consentimento informado para pesquisa de observação de baixo risco para seu filho (a), 50% dos pais ou responsáveis se sentiram estressados ao serem abordados sobre uma pesquisa assim. Menos de 20% se sentem entusiasmados em participar de pesquisas.

Informar a família é fundamental, utilizando-se de panfletos ou com aplicativos online. Aproximadamente 75% afirmaram terem entendido os conceitos sobre pesquisa ao lerem um panfleto (tipos de pesquisa, papel do comitê de ética, salvaguardas sobre riscos – sem risco, mínimo risco – viés de consentimento, dificuldades em obter consentimento), em que um caso ilustrativo de estudos de observação de baixo risco foi exemplificado. O estudo hipotético apresentado era "colocar manguito e medir pressão arterial". Porém, depois de receberem mais informações detalhadas sobre esses assuntos relacionados à pesquisa, 75% disseram que seu entendimento sobre pesquisa aumentou bastante.[16] É importante então ter tato e explicar bem a pesquisa que se está propondo às famílias, especialmente quando os filhos estão em situação de estresse como estar internado em uma UTI.

A literatura demonstra que mesmo com pesquisas observacionais de baixo risco para o paciente, existem efeitos indesejados, tais como estresse adicional para o responsável em consentir. Sintomas de ansiedade e depressão já estão presentes em 62% e 38% dos familiares de UTI, respectivamente,[17] e ser abordado para dar consentimento à decisão da pesquisa está associado a uma prevalência de 48% de Síndrome do Transtorno Pós-Traumático (STPT).[18] Isto pode acontecer porque a abordagem para o consentimento para a participação na investigação "sugere que está a ser feita uma escolha importante, que avalia os riscos e benefícios".[16]

Em pediatria, os métodos de pesquisa observacionais mais utilizados para se respeitar a autonomia do paciente e sua família, e evitar causar desequilíbrio entre risco e benefício são as pesquisas retrospectivas ou prospectivas em prontuários e banco de dados, e prospectivas com uma intervenção de baixo ou nenhum risco. Os cinco tipos de modelos de consentimento informado em pesquisas pediátricas a serem considerados seriam o consentimento informado com assinatura, a exclusão (opt-out), o consentimento pelo médico assistente, a autorização abrangente (uso de banco de dados que já fora aprovado por comitê de ética para ser usado para pesquisa observacionais), e o consentimento dispensado ("waived"). A escolha do método dependerá da praticabilidade de fazer a pesquisa (Ex: pessoa com poder decisório disponível), ou se o estudo em questão requer consentimento e disseminação de informação para os pais ou responsáveis.[5]

Interessante observar que mesmo quando não existe risco, em uma pesquisa de consulta de prontuário, 20% dos pais ou responsáveis no estudo em nossa UTI preferiram que houvesse consentimento informado.[16] Na dúvida, cabe submeter ao comitê de ética e deixar a critério deste a decisão se consentimento será necessário ou não.

▪ Pacientes Pequenos, Estudos Pequenos

A maioria dos estudos importantes em adultos recrutam centenas ou milhares de pacientes, com muito mais facilidade devido a maior carga de doenças nessa população. O volume de crianças com enfermidades é proporcionalmente menor.[19] Um estudo verificou que 38% de 736 estudos pediátricos publicados entre 1996-2002 com amostra maior que 100 crianças.[20] Isso pode levar muitos estudos a terem potência insuficiente para estabelecer resultados confiáveis e reprodutíveis, e não se consegue detectar efeitos adversos com drogas novas.[21] Por outro lado, estes fatores estimulam a formação de redes de pesquisa, envolvendo pesquisadores de muitos centros similares dentro de uma comunidade. Exemplos a destacar na área de terapia intensiva pediátrica são o PALISI (Pediatric Acute Lung Injury and Sepsis Investigators Network) que pesquisa doenças respiratórias e sepsis, o CCCTG (Canadian Critical Care Group) com seu subgrupo pediátrico[22], o grupo BRnet-PIC no Brasil (Brasilian Research network in Pediatric Intensive Care)[23], na emergência o grupo de pesquisa PECARN (Paediatric Emergency Care Applied Research Network[24], na Reumatologia o grupo PRINTO (Paediatric Rheumatology International Trials Organisation).[25] e na Oncologia o COG (Children's Oncology Group).[26] Este último, o Grupo de Oncologia Infantil, desenvolveu um cultura de pesquisa nas instituições participantes que aceita ensaios baseados em protocolo como parte do tratamento padrão, facilitando também o desenvolvimento rigoroso de protocolos e revisão, centralização da revisão patológica, banco de dados central e monitoramento de segurança de toxicidade e resposta, auditoria interna para garantir a conformidade com prática clínica baseada em evidência e envolvimento de investigadores estabelecidos com experiência em oncologia pediátrica.

■ Abordagem da Criança em Pesquisa

Uma das dificuldades de se fazer pesquisa clínica que envolve amostragem sanguínea é a aversão a agulhas e a "pena em picar" as crianças, sem um benefício imediato para elas. Por isso, existe uma regra geral em pesquisa pediátrica que o volume de sangue a ser retirado seja menos de 3% do estimado volume circulatório do paciente pediátrico, num período de 2 a 8 semanas.[27,28] Também se pode valer de amostras menores obtidas por micropunção no dedo ou calcanhar, uso de anestésicos tópicos, ou amostras de saliva, de forma a minimizar o desconforto para o paciente.[27]

Ao mesmo tempo, a pesquisa pediátrica exige um tempo adicional e igualmente importante para informar a família, criar um ambiente para que a criança se sinta confortável, e o mais que for possível facilitar que a pesquisa seja feita no âmbito clínico em que a criança já está inserida.

O uso de placebo em crianças exige reflexão para dois aspectos importantes.

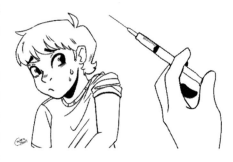

a) O **efeito placebo** é maior em criança do que em adultos, na proporção de quase o dobro (num estudo de drogas para tratamento de epilepsia, houve 19% de resposta a placebo em crianças e apenas 9.9% em adultos ($p < 0.001$)[29].

b) Uso de placebo é mal-entendido pelos pais ou responsáveis. Eles têm medo do seu filho ser colocado no lado placebo, ou no lado do tratamento menos efetivo.[30,31] Isso pode ser compensado ao oferecer o tratamento efetivo para todas as crianças do estudo ao final deste.[31] Será necessário demonstrar claramente aos pais que existe *equipoise* no tratamento a ser testado, ou seja, existe uma indefinição na medicina ou entre os *experts* na área sobre qual realmente é o melhor tratamento para uma condição clínica, portanto se justifica testar desta maneira, e a relação risco e benefício está justificada eticamente.[32]

Outro aspecto importante em pesquisas com medicamentos novos é o fato de crianças terem medo de injeções. Se rotas alternativas não estão disponíveis, é necessário providenciar anestésicos locais em formas de *patches* ou apósitos para minimizar o desconforto. Na testagem de vacinas, por exemplo, é fundamental o fornecimento de refrigeração e uma padronização do controle de temperatura, para não inviabilizar a estabilidade e a eficácia do produto sendo testado. Pílulas ou cápsulas usadas em adultos e que passam a ser testadas em crianças podem ser difíceis para elas engolirem, e a maceração ou esmagamento do comprimido tem que ser feito de forma que a solução final seja palatável a criança. Outras formas de uso podem ser tentadas, como dosagem sublingual, formato de *wafer*, gel ou *patches* na pele.[33]

Tipos de Estudos em Pediatria Vs. Adultos

Existe ainda um déficit de estudos considerados padrão ouro em pediatria em comparação com os existentes em adultos na literatura médica, apesar dos grandes avanços já citados. A pandemia do SARS-Cov-2 só veio a exacerbar essa diferença, pois COVID-19 acometeu desproporcionalmente a população adulta comparado com a pediátrica. Um estudo interessante publicado em 2008 analisou 370 manuscritos originais publicados nos seis jornais considerados de grande impacto na América do Norte, sendo dois deles pediátricos (*New England Journal of Medicine*, n = 46; *Journal of the American Medical Association*, n = 60; *Annals of Internal Medicine*, n = 27; *Pediatrics*, n = 130; *Archives of Internal Medicine*, n = 73; *Archives of Adolescent and Pediatric Medicine*, n = 34). Em 189 estudos somente adultos foram os participantes, e 181 somente crianças. Houve mais estudos randomizados e controlados em adultos (23.8%) do que em pediatria (8.8%), estudos terapêuticos constituíram 38.1% dos estudos em adultos e 17.7% em pediatria. Porém, estudos epidemiológicos foram mais prevalentes em pediatria (6.4% em adultos e 26.5% em crianças).[34]

Ensaios Clínicos Adaptativos – Uma Solução para Pesquisa em Pediatria

Como já discutimos, os desafios na condução de ensaios clínicos randomizados em pediatria e particularmente em UTI Pediátrica incluem cortes heterogêneos de pacientes, requisitos complexos de consentimento e baixa mortalidade. Como consequência, os Estudos Controlados e Randomizados (ECRs) tendem a ser pequenos, unicêntricos e medem resultados substitutos de curto prazo.[5]

Durante a recente pandemia de Covid-19, uma nova modalidade de pesquisa foi aplicada com sucesso em adultos, uma que pode revolucionar a maneira de encaminhar estudos em tempo real e de valor quase que imediato. Trata-se do "Estudo Adaptativo", um método utilizado dentro da plataforma do REMAP-CAP (Randomised, Embedded, Multifactorial, Adaptive Platform trial) ou seja, um estudo randomizado, multifactorial, inserido numa plataforma Adaptativa. O objetivo maior deste projeto foi, na medida que passa o tempo, determinar e continuamente atualizar um grupo de tratamentos para pneumonia de origem comunitária.[35] Ocorre que o estudo estava em fase inicial quando o COVID-19 surpreendeu o mundo.

Ao invés de separar um grupo de pacientes e testar com randomização duplo cega uma droga nova contra um placebo ou re-propositar uma droga conhecida, o REMAP-CAP testou em tempo real o valor do medicamento adicionando-o na terapia de muitos pacientes na medida que eles iam internando em vários centros associados a plataforma, e em outro grupo (controle) a droga não foi adicionada. Em algumas situações, várias drogas foram testadas ao mesmo tempo. Foi o caso da hidroxicloroquina, da Prednisona, dentre outras.[36]

Em outras palavras, os pacientes elegíveis para participação no REMAP-CAP foram randomizados para receber uma intervenção em cada uma ou mais categorias de tratamento ("domínios"). Estas intervenções puderam ser testadas simultaneamente.

As informações dos pacientes que já participam de um estudo em particular também podem ser usadas para ajudar a orientar o tratamento de novos pacientes que ingressam no estudo. A maioria dos testes típicos de pesquisa existentes não é capaz de fazer isso.[35]

Em contraste com um ensaio convencional, o design adaptativo de um REMAP apresenta vários benefícios:

- Resultados ambíguos são evitados.
- As respostas a uma pergunta podem ser concluídas quando dados suficientes forem acumulados, e não quando um tamanho de amostra pré-especificado for atingido.
- O efeito das opções de tratamento pode ser avaliado em subgrupos predefinidos de pacientes (denominados estratos).
- Os dados já acumulados são utilizados para aumentar a probabilidade de os pacientes do estudo serem randomizados para tratamentos com maior probabilidade de serem benéficos.
- Várias questões podem ser avaliadas simultaneamente.
- Novas perguntas podem ser substituídas no julgamento à medida que as perguntas iniciais são respondidas, o que significa que o julgamento pode ser perpétuo (ou pelo menos aberto).
- Interações entre intervenções em diferentes domínios podem ser avaliadas.[35]

Uma revisão sistemática publicada recentemente procurou por estudos em UTI Pediátrica utilizando o design adaptativo. Os autores procuram entre 1986 e 2020 por estudos armazenados ou publicados nas principais bases. Foram incluídos todos os ECRs envolvendo crianças (< 18 anos) atendidas em uma UTIP. Apenas 3% (16/528) dos ECRs utilizaram designs adaptativos com dois tipos de adaptações utilizadas. Dos 11 ensaios que utilizaram um desenho adaptativo sequencial de grupo, 7 foram interrompidos precocemente devido à futilidade e 1 foi interrompido precocemente devido à eficácia. Dos 7 ensaios que realizaram uma re-estimativa do tamanho da amostra, o tamanho estimado da amostra diminuiu em 3 e aumentou em 1 ensaio. Se percebe a maior vantagem desse tipo de estudo, que define muito melhor o tamanho da amostra para um cálculo real do poder estatístico necessário para responder a uma hipótese, e não num jogo de azar ou de adivinhação.[37]

Um exemplo de design adaptativo em pesquisa pediátrica é o estudo PREMILOC, que demonstra grandemente o exemplo dos seus benefícios potenciais.[38] Os resultados deste estudo identificaram um aumento significativo na sobrevivência sem displasia bronco-pulmonar em bebês prematuros que receberam hidrocortisona em baixas doses administradas nos primeiros 10 dias pós-natais em comparação com placebo. Os pesquisadores realizaram análises interinas sequenciais, estimando parâmetros de eficácia e segurança para evitar o recrutamento de participantes adicionais, uma vez estabelecida a eficácia ou a futilidade. Esta abordagem adaptativa permitiu aos investigadores interromper o estudo assim que um sinal claro de eficácia fosse demonstrado, eliminando a necessidade de randomizar potencialmente centenas de bebês para receberem placebo caso o ensaio continuasse até ser obtido um tamanho de amostra tradicionalmente pré-determinado.[38, 39]

Pode-se concluir que desenhos de ensaios adaptativos melhoram a eficiência dos ECRs – eles são frequentemente mais econômicos e podem resultar no recrutamento de menos pacientes. Estudos utilizando essa técnica se tornarão certamente muito frequentes num futuro próximo.

Mais detalhes desse modo de pesquisa podem ser encontrados no capítulo dedicado a esse assunto no presente livro.

▪ Conclusão

Os estudos pediátricos são mais difíceis de realizar do que os ensaios em adultos devido à escassez de financiamento direcionados às pesquisas em crianças, ao número menor de patologias acometendo as crianças, à singularidade próprias das crianças e às preocupações éticas específicas que são muito mais complicadas.

Embora os atuais regulamentos e iniciativas estejam melhorando muito as perspectivas da pesquisa na pediatria, e a quantidade e a qualidade dos ensaios em crianças esteja aumentando, ainda existem deficiências que precisam ser corrigidas para acelerar o acesso radicalmente equitativo a terapias baseadas em evidências em pediatria. Iniciativas como associações de pesquisadores em redes de pesquisas multicêntricas tem melhorado muito a qualidade das pesquisas com a consequente inclusão de um maior número de participantes, o que tende a melhorar o poder estatístico das amostras, dando robustez aos achados. O surgimento de ensaios clínicos adaptativos também vai acelerar o campo de pesquisa pediátrica. O caminho a percorrer ainda é complicado, mas estamos avançando de maneira eficaz e consistente, sempre focados no bem-estar do paciente e sua família.

▪ Referências bibliográficas

1. Joseph PD, Craig JC, Caldwell PHY. Clinical trials in children. Br J Clin Pharmacol 2015;79(3):357–69.
2. Shirkey H. Editorial Comment: Therapeutic Orphans. Pediatrics 1999;104(Supplement_3):583–4. doi.org/10.1542/peds.104.S3.583
3. Burckart GJ, Kim C. The revolution in pediatric drug development and drug use: Therapeutic orphans no more. J Pediatr Pharmacol Ther 2020;25(7):565–73.
4. Kim JH, Scialli AR. Thalidomide: The tragedy of birth defects and the effective treatment of disease. Toxicol Sci 2011;122(1):1–6.
5. Kanthimathinathan HK, Scholefield BR. Dilemmas in undertaking research in paediatric intensive care. Arch Dis Child 2014;99(11):1043.
6. Harris KC, Mackie AS, Dallaire F, Khoury M, Singer J, Mahle WT, et al. Unique Challenges of Randomised Controlled Trials in Pediatric Cardiology. Can J Cardiol 2021;37(9):1394–403.
7. Robertson CMT, Bork KT, Tawfik G, Bond GY, Hendson L, Dinu IA, et al. Avoiding Furosemide Ototoxicity Associated With Single-Ventricle Repair in Young Infants*. Pediatr Crit **Care** Med 2019;20(4).

8. Hoffman TM, Wernovsky G, Atz AM, Bailey JM, Akbary A, Kocsis JF, et al. Prophylactic intravenous use of milrinone after cardiac operation in pediatrics (PRIMACORP) study. Am Heart J 2002;143(1):15–21.
9. Ohye RG, Sleeper LA, Mahony L, Newburger JW, Pearson GD, Lu M, et al. Comparison of Shunt Types in the Norwood Procedure for Single-Ventricle Lesions. N Engl J Med 2010;362(21):1980–92.
10. Bazzano ATF, Mangione-Smith R, Schonlau M, Suttorp MJ, Brook RH. Off-Label Prescribing to Children in the United States Outpatient Setting. Acad Pediatr 2009;9(2):81–8.
11. Shah SS, Hall M, Goodman DM, Feuer P, Sharma V, Fargason Jr C, et al. Off-label Drug Use in Hospitalized Children. Arch Pediatr Adolesc Med 2007;161(3):282–90.
12. Bourgeois FT, Murthy S, Pinto C, Olson KL, Ioannidis JPA, Mandl KD. Pediatric Versus Adult Drug Trials for Conditions With High Pediatric Disease Burden. Pediatrics 2012;130(2):285–92. doi.org/10.1542/peds.2012-0139
13. Abramson EL, Naifeh MM, Stevenson MD, Todd C, Henry ED, Chiu YL, et al. Research training among pediatric residency programs: A national assessment. Acad Med 2014;89(12):1674–80.
14. Zimmermann P, Pittet LF, Finn A, Pollard AJ, Curtis N. Should children be vaccinated against COVID-19? Arch Dis Child 2022;107(3):e1.
15. ICH International Council for Harmonization of the technical requirements for Pharmaceuticals for Human Use. Good Clinical Practice (GCP) E6 (R3), pg 14-18. https://www.ich.org/Accessed Nov 8;2023.
16. Hodson J, Garros C, Jensen J, Duff JP, Garcia Guerra G, Joffe AR. Parental opinions regarding consent for observational research of no or minimal risk in the pediatric intensive care unit. J Intensive Care 2019;7(1).
17. Barrett KA, Ferguson ND, Athaide V, Cook DJ, Friedrich JO, McDonald E, et al. Surrogate decision makers' attitudes towards research decision making for critically ill patients. Intensive Care Med 2012;38(10):1616–23.
18. Azoulay E, Pochard F, Kentish-Barnes N, Chevret S, Aboab J, Adrie C, et al. Risk of Post-traumatic Stress Symptoms in Family Members of Intensive Care Unit Patients. Am J Respir Crit Care Med 2005;171(9):987–94. doi.org/10.1164/rccm.200409-1295OC
19. Bardach NS, Chien AT, Dudley RA. Small Numbers Limit the Use of the Inpatient Pediatric Quality Indicators for Hospital Comparison. Acad Pediatr 2010;10(4):266–73.
20. Sammons HM, Choonara I. Clinical trials of medication in children, 1996–2002. Eur J Clin Pharmacol 2005;61(2):165–7. doi.org/10.1007/s00228-005-0894-9
21. Klassen TP, Hartling L, Craig JC, Offringa M. Children Are Not Just Small Adults: The Urgent Need for High-Quality Trial Evidence in Children. PLoS Med 2008;5(8):e172-.

22. Canadian Critical Care Trials Group (CCCTG). https://www.ccctg.ca/our-initiatives/canadian-critical-care-pediatric-subgroup. Accessed Nov 8, 2023
23. Brazilian Research Network in Pediatric Intensive Care (BRnet PIC). https://www.la-red.net/single-post/2020/07/27/the-brazilian-network-in-pediatric-intensive-care. Accessed Nov 8, 2023.
24. Pediatric Emergency Care Applied Research Network (PECARN). http://www.pecarn.org. Accessed Nov 8, 2023.
25. Ruperto N, Martini A. Networking in paediatrics: the example of the Paediatric Rheumatology International Trials Organisation (PRINTO). Arch Dis Child 2011;96(6):596.
26. Children´s Oncology Group (COG). http://www.childrensoncologygroup.org. Accessed Nov 8, 2023.
27. Abdel-Rahman SM, Reed MD, Wells TG, Kearns GL. Considerations in the Rational Design and Conduct of Phase I/II Pediatric Clinical Trials: Avoiding the Problems and Pitfalls. Clin Pharmacol Ther 2007;81(4):483–94. doi.org/10.1038/sj.clpt.6100134
28. Conroy S, McIntyre J, Choonara I, Stephenson T. Drug trials in children: problems and the way forward. Br J Clin Pharmacol 2000;49(2):93–7.
29. Rheims S, Cucherat M, Arzimanoglou A, Ryvlin P. Greater Response to Placebo in Children Than in Adults: A Systematic Review and Meta-Analysis in Drug-Resistant Partial Epilepsy. PLoS Med 2008;5(8):e166-. doi.org/10.1371/journal.pmed.0050166
30. Caldwell PHY, Murphy SB, Butow PN, Craig JC. Clinical trials in children. The Lancet 2004;364(9436):803–11. doi.org/10.1016/S0140-6736(04)16942-0
31. Caldwell PHY, Butow PN, Craig JC. Parents' attitudes to children's participation in randomized controlled trials. J Pediatr 2003;142(5):554–9.
32. Joffe S, Miller FG. Equipoise: asking the right questions for clinical trial design. Nat Rev Clin Oncol 2012;9(4):230–5. doi.org/10.1038/nrclinonc. 2011.211
33. Ernest TB, Elder DP, Martini LG, Roberts M, Ford JL. Developing paediatric medicines: identifying the needs and recognizing the challenges. J Pharm Pharmacol 2007;59(8):1043–55. doi.org/10.1211/jpp.59.8.0001
34. Martinez-Castaldi C, Silverstein M, Bauchner H. Child Versus Adult Research: The Gap in High-Quality Study Design. Pediatrics 2008;122(1):52–7. doi.org/10.1542/peds.2007-2849
35. Randomised, Embedded, Multi-factorial, Adaptive Platform Trial for Community-Acquired Pneumonia (REMAP-CAP). https://www.remapcap.org/. Accessed Nov 8, 2023.
36. The Writing Committee for the REMAP-CAP Investigators. Effect of Hydrocortisone on Mortality and Organ Support in Patients with Severe COVID-19: The REMAP-CAP COVID-19 Corticosteroid Domain Randomized Clinical Trial. JAMA 2020;324(13):1317–29. doi.org/10.1001/jama.2020.17022

37. Gilholm P, Ergetu E, Gelbart B, Raman S, Festa M, Schlapbach LJ, et al. Adaptive Clinical Trials in Pediatric Critical Care: A Systematic Review. Pediatr Crit Care Med 2023;24(9).
38. Baud O, Maury L, Lebail F, Ramful D, El Moussawi F, Nicaise C, et al. Effect of early low-dose hydrocortisone on survival without bronchopulmonary dysplasia in extremely preterm infants (PREMILOC): a double-blind, placebo-controlled, multicentre, randomised trial. The Lancet 2016;387(10030):1827–36.
39. Kelly LE, Dyson MP, Butcher NJ, Balshaw R, London AJ, Neilson CJ, et al. Considerations for adaptive design in pediatric clinical trials: study protocol for a systematic review, mixed-methods study, and integrated knowledge translation plan. Trials 2018;19(1):572. doi.org/10.1186/s13063-018-2934-7.

PARTE II

Pesquisa Clínica na Prática da Pediatria/Neonatologia

capítulo 8

Revisão Sistemática

Luis Eduardo Santos Fontes
Nathalia Veiga Moliterno
Christieny Chaipp Mochdece
Daniela Pires
Daniella Cordeiro

A pesquisa científica está em constante evolução e expansão, gerando uma quantidade crescente de novos dados, que devem se transformar em informações, que idealmente devem se reverter em conhecimento. Manter-se atualizado, com uso de evidências científicas de boa qualidade é crucial para a tomada de decisões informadas por parte de clínicos, pesquisadores e formuladores de políticas de saúde.

A revisão sistemática é um desenho de estudo empregado para sintetizar a grande quantidade de literatura existente e fornecer conhecimentos sumarizados sobre um determinado assunto. Este capítulo tem como objetivo elucidar o conceito de revisões sistemáticas, diferenciá-las das revisões narrativas e destacar a importância deste tipo de síntese de evidências para a tomada de decisões clínicas em saúde no âmbito individual ou populacional.

Revisão sistemática e metanálise

A revisão sistemática (RS) é um método de síntese de evidências que busca recuperar, avaliar criticamente, sintetizar e interpretar os resultados de todas as pesquisas relevantes disponíveis para uma questão particular, área do conhecimento ou fenômeno de interesse[1]. Este método científico utiliza um processo de revisão de literatura abrangente, imparcial e reprodutível, que busca obter uma visão geral sobre o tema e fornecer estimativas dos efeitos de uma intervenção, um fator prognóstico, um método diagnóstico, etc., a depender de qual é a pergunta de pesquisa. São consideradas o desenho de pesquisa padrão-ouro para responder a perguntas clínicas focadas. Revisões sistemáticas podem permitir técnicas estatísticas que combinam os resultados de dois ou mais estudos independentes para obter uma estimativa geral do efeito de uma intervenção ou exposição, chamada *metanálise*. Esse método estatístico estima com mais poder e precisão o provável "verdadeiro" tamanho do efeito da intervenção, muitas vezes não demonstrado em estudos originais únicos, que geralmente possuem tamanho de amostra insuficiente. Uma RS não necessariamente gera metanálises, assim como metanálises podem ser conduzidas sem revisões sistemáticas[1]. A abordagem metanalítica é uma alternativa bastante útil quando não há grandes estudos randomizados disponíveis, especialmente quando os resultados de estudos individuais são contraditórios. O **Quadro 1** apresenta uma comparação entre as características de uma revisão sistemática e uma revisão narrativa.

Quadro 1 Características comparativas de revisões sistemáticas e narrativas.

Características	Revisão sistemática	Revisão narrativa
Pergunta clínica	Focada	Ampla
Protocolo de pesquisa registrado	Sim	Não
Critérios de Inclusão e exclusão	Claros e bem definidos	Geralmente ausentes
Busca de literatura abrangente e reprodutível	Sim	Geralmente limitada
Avaliação Crítica dos estudos incluídos	Realizada sistematicamente	Geralmente limitada
Síntese Quantitativa (Metanálise)	Sim	Geralmente ausente
Avaliação da certeza do corpo de evidências	Comum	Não realizada

Histórico

A primeira revisão sistemática da literatura de saúde é frequentemente associada ao trabalho pioneiro do epidemiologista Archie Cochrane. Embora não tenha sido a primeira revisão sistemática de todos os tempos, seu artigo *Effectiveness and Efficiency: Random Reflections on Health Services*, publicado em 1972, ajudou a popularizar o conceito de revisão sistemática e estabeleceu as bases para o desenvolvimento desse método de pesquisa em saúde[2]. Alguns anos depois, alguns clínicos e epidemiologistas fundaram a Colaboração Cochrane, entidade internacional que se propôs a desenvolver e publicar resumos críticos de toda literatura existente sobre um determinado assunto.

A primeira revisão Cochrane foi conduzida por Iain Chalmers e sua equipe, com um tema de neonatologia que gerava condutas polêmicas na época. A revisão, intitulada *Antenatal corticosteroids for accelerating fetal lung maturation for women at risk of preterm birth*, foi publicada em 1993 na *Cochrane Database of Systematic Reviews*[3]. A Colaboração Cochrane se desenvolveu e hoje está presente em dezenas de países, inclusive no Brasil[4]. Atua fornecendo diretrizes sobre a metodologia para elaboração de revisões sistemáticas e suporte para produção e atualização de RS de alta qualidade metodológica.

Passos de uma revisão sistemática

Os passos fundamentais para a condução de uma revisão sistemática se resumem em:

1. Formulação da pergunta clínica em formato PICO (população, Intervenção, comparação, outcome – desfecho);
2. Busca abrangente da literatura
3. Seleção dos estudos
4. Extração de dados
5. Avaliação do risco de viés
6. Análise de resultados
7. Avaliação do nível de certeza do corpo de evidências
8. Redigir resultados e conclusões.

O tempo de condução de todos estes passos e a finalização de uma revisão sistemática depende de vários fatores, entre eles a experiência dos autores, a complexidade da pergunta clínica, a quantidade de evidência disponível, os recursos financeiros e de tempo da equipe, entre outros. Ressalta-se que alguns passos como a seleção de estudos, extração de dados, avaliação do risco de viés individual dos estudos e a avaliação do nível de certeza do corpo de evidências devem ser conduzidos por dois autores, de forma independente, e discrepâncias devem ser resolvidas por um terceiro autor. Desta forma, fica claro que um time de autores de revisão sistemática deve ter no mínimo 3 autores. Idealmente, a estes devem se juntar estatísticos, especialistas em informação e pacientes/formuladores de políticas de saúde. Ao menos um dos autores deve ter experiência em metodologia de pesquisa e especificamente metodologia de revisões sistemáticas.

■ Importância das revisões sistemáticas na tomada de decisões clínicas e pesquisas futuras

As revisões sistemáticas representam uma abordagem valiosa para a síntese de evidências, através de uma análise meticulosa e imparcial da literatura existente, contribuindo para uma compreensão mais clara e fundamentada dos problemas de saúde da prática clínica. Fornecem uma fonte confiável de evidências e suporte científico para tomada de decisão para clínicos e formuladores de políticas de saúde[1].

Por outro lado, revisões sistemáticas bem conduzidas apresentam em seus resultados implicações para novas pesquisas, apontando lacunas de conhecimentos a serem explorados por novos estudos, e desencorajando a duplicidade de esforços em situações já bem estudadas, evitando o desperdício de recursos em pesquisa. Algumas agências reguladoras de pesquisa e fundos de financiamento exigem para financiar ou permitir novas pesquisas, que o pesquisador proponente procure se existe uma revisão sistemática para a sua hipótese/pergunta de pesquisa.

Em vários países, agências governamentais que controlam a aprovação e recomendação de novas intervenções terapêuticas, exigem que sejam conduzidas revisões sistemáticas de efetividade e segurança, para que assim possam avaliar se a intervenção fará parte de suas recomendações e políticas de saúde. No Brasil, o Ministério da Saúde, através do Comissão Nacional de Incorporação de Tecnologias no Sistema Único de Saúde (CONITEC), usualmente exige que sejam conduzidas revisões sistemáticas para avaliar novas propostas de incorporação ou desincorporação de tecnologias no SUS[5]. Atualmente, entidades públicas ou privadas formuladoras de diretrizes (*guidelines*) com rigor metodológico adequado, exigem que suas recomendações sejam embasadas em evidências provenientes de revisões sistemáticas, se houver.

Tipos de revisões sistemáticas

Neste tópico, exploraremos os principais tipos de revisões sistemáticas, destacando suas características distintas e aplicações na pesquisa clínica e em saúde.

Revisões sistemáticas de eficácia

As revisões sistemáticas de eficácia concentram-se na avaliação dos efeitos de intervenções médicas, terapêuticas ou preventivas. Elas são frequentemente usadas para determinar a eficácia de tratamentos farmacológicos, procedimentos cirúrgicos, terapias alternativas e medidas preventivas. Um exemplo notável é a revisão sistemática realizada para avaliar a eficácia da vacinação contra a COVID-19 em diferentes grupos populacionais[6].

Revisões sistemáticas de segurança

Estas revisões se dedicam a investigar os efeitos adversos e a segurança de intervenções, medicamentos ou procedimentos. Elas são fundamentais para a identificação de riscos associados a tratamentos e podem ser cruciais na tomada de decisões de saúde pública. Um exemplo é a análise de revisões sistemáticas sobre os efeitos adversos de medicamentos anticoagulantes[7].

Revisões sistemáticas de prevalência

Revisões de prevalência buscam estimar a frequência ou a prevalência de uma condição de saúde específica em uma população ou subgrupo.

Elas são úteis para entender a carga de doenças e podem orientar políticas de saúde pública. Por exemplo, uma revisão sistemática pode estimar a prevalência global da diabetes tipo 2 em diferentes regiões do mundo[8].

Revisões sistemáticas diagnósticas

Essas revisões se concentram na avaliação da acurácia de testes diagnósticos, como exames de imagem, biomarcadores ou questionários. Elas ajudam a determinar a utilidade de testes na identificação de doenças ou condições de saúde e podem informar a prática clínica. Um exemplo é uma revisão sistemática que avalia a precisão da mamografia na detecção do câncer de mama[9].

Revisões sistemáticas de economia de saúde

Revisões de economia de saúde examinam os aspectos econômicos das intervenções em saúde, considerando custos, benefícios e custo-efetividade. Elas são cruciais para a alocação eficiente de recursos no sistema de saúde. Por exemplo, uma revisão pode analisar a relação custo-efetividade de diferentes tratamentos para uma determinada condição[10].

Revisões sistemáticas qualitativas

Estas revisões têm como objetivo a síntese de dados qualitativos, incluindo estudos de pesquisa qualitativa e opiniões de especialistas. Elas são frequentemente usadas para compreender questões complexas relacionadas à experiência do paciente, à qualidade de vida e à aceitação de intervenções médicas[11].

Revisão sistemática com metanálise em rede

A revisão sistemática com metanálise em rede é uma abordagem avançada e poderosa, uma extensão das revisões sistemáticas tradicionais que permite a análise e comparação simultânea de múltiplas intervenções em uma única estrutura analítica[12]. Ela se baseia na teoria das redes de tratamento, que considera as relações diretas e indiretas entre diferentes intervenções, permitindo que os pesquisadores avaliem a eficácia relativa de várias opções de tratamento. Isso é especialmente útil quando há várias intervenções disponíveis para uma condição médica ou quando não existem estudos que comparem diretamente duas intervenções (B vs C), mas existem estudos comparando estas intervenções com uma terceira em comum (ex. A vs B e A vs C). A principal vantagem é a capacidade de comparar diretamente várias intervenções, mesmo que não tenham sido diretamente comparadas em estudos individuais. Ainda permitem (a) identificar inconsistências entre os resultados dos estudos, ajudando a identificar a heterogeneidade e a avaliar a confiabilidade das estimativas de tratamento; (b) criar de um ranking das intervenções de acordo com sua eficácia relativa, facilitando a identificação das opções de tratamento mais eficazes; (c) flexibilidade para incluir diversos tipos de dados, como estudos diretos e indiretos, o que aumenta a quantidade de informações disponíveis para a análise; (d) fornecer informações mais abrangentes para clínicos e formuladores de políticas de saúde e (e) estimar a incerteza associada a cada intervenção, o que é valioso para a tomada de decisões em situações de alta complexidade clínica[13].

Revisão sistemática com dados individuais de participantes

A revisão sistemática com Dados Individuais dos Participantes (DIP) envolve a obtenção e a análise dos dados brutos de cada participante de estudos primários, ao invés de buscar dados nos artigos publicados[14]. Revisões deste tipo permitem algumas vantagens como (a) análise de subgrupos mais precisa ou análises não realizadas/publicadas nos artigos em periódicos ao acessar dados individuais de participantes; (b) poder identificar e ajustar diretamente para vieses de seleção, relato e confundimento, aumentando a validade das conclusões; (c) avaliar as interações entre diferentes tratamentos ou intervenções de maneira mais detalhada, sendo valioso para entender como a eficácia de uma intervenção pode variar em combinação com outras e (d) padronizar os dados diretamente, garantindo uma comparação mais justa entre os estudos.

Estes são os principais tipos de revisão sistemática que encontramos na literatura biomédica, embora ainda existam outros tipos com propósitos diferentes como *Overviews* de revisões sistemáticas, por exemplo.

A pediatria e a neonatologia são áreas da medicina em constante evolução, onde novos estudos podem ter impacto significativo na prática clínica diária do pediatra. O conhecimento do valor, utilidade prática e importância de revisões sistemáticas é fundamental para clínicos e pesquisadores destas especialidades.

▪ Para se aprofundar no assunto

Cochrane Library (www.cochranelibrary.com). A Cochrane Library abriga não apenas revisões Cochrane, como também revisões independentes e protocolos de revisões Cochrane). É uma excelente opção para busca de revisões sistemáticas.

Cochrane Handbook for Systematic Reviews of Interventions Version 5.1.0 [updated March 2011]. The Cochrane Collaboration, 2011. Available from www.handbook.cochrane.org.

Cochrane Training series. Available from training.cochrane.org.

▪ Referências bibliográficas

1. Higgins JPT, Green S (editors). Cochrane Handbook for Systematic Reviews of Interventions Version 5.1.0 [updated March 2011]. The Cochrane Collaboration, 2011. Available from www.handbook.cochrane.org.
2. Cochrane AL. Effectiveness and Efficiency: Random Reflections on Health Services. Londres: Royal Society of Medicine Press; 1972.
3. Crowley P, Chalmers I, Keirse MJ. Antenatal corticosteroids for accelerating fetal lung maturation for women at risk of preterm birth. Cochrane Database of Systematic Reviews. 1993;(3):CD000025.
4. Cochrane Brasil. Sobre o Cochrane Brasil. Disponível em: https://br.cochrane.org/sobre-o-cochrane-brasil. Acesso em: [21/9/2023].
5. Comissão Nacional de Incorporação de Tecnologias no SUS (CONITEC). Sobre a CONITEC. Disponível em: https://conitec.gov.br/sobre-a-conitec. Acesso em: [21/9/2023].
6. Polack, F. P., Thomas, S. J., Kitchin, N., Absalon, J., Gurtman, A., Lockhart, S.,... & Gruber, W. C. (2020). Safety and efficacy of the BNT162b2 mRNA Covid-19 vaccine. New England Journal of Medicine, 383(27), 2603-2615.
7. Holbrook, A., Schulman, S., Witt, D. M., Vandvik, P. O., Fish, J., Kovacs, M. J.,... & Guyatt, G. (2012). Evidence-based management of anticoagulant therapy: Antithrombotic Therapy and Prevention of Thrombosis, 9th ed: American College of Chest Physicians Evidence-Based Clinical Practice Guidelines. Chest, 141(2 Suppl), e152S-e184S.

8. Cho, N. H., Shaw, J. E., Karuranga, S., Huang, Y., da Rocha Fernandes, J. D., Ohlrogge, A. W.,... & IDF Diabetes Atlas Committee. (2018). IDF Diabetes Atlas: Global estimates of diabetes prevalence for 2017 and projections for 2045. Diabetes Research and Clinical Practice, 138, 271-281.
9. Nelson, H. D., Tyne, K., Naik, A., Bougatsos, C., Chan, B. K., & Humphrey, L. (2009). Screening for breast cancer: systematic evidence review update for the US Preventive Services Task Force. Annals of Internal Medicine, 151(10), 727-737.
10. Drummond, M. F., Sculpher, M. J., Claxton, K., Stoddart, G. L., & Torrance, G. W. (2015). Methods for the Economic Evaluation of Health Care Programmes. Oxford University Press.
11. Pope, C., Mays, N., & Popay, J. (2007). Synthesizing Qualitative and Quantitative Health Research: A Guide to Methods. McGraw-Hill International.
12. Cipriani, A., Higgins, J. P. T., Geddes, J. R., & Salanti, G. (2013). Conceptual and technical challenges in network meta-analysis. Annals of Internal Medicine, 159(2), 130-137.
13. Salanti, G., Del Giovane, C., Chaimani, A., Caldwell, D. M., & Higgins, J. P. T. (2014). Evaluating the quality of evidence from a network meta-analysis. PLoS ONE, 9(7), e99682.
14. Stewart, L. A., & Tierney, J. F. (2002). To IPD or not to IPD? Advantages and disadvantages of systematic reviews using individual patient data. Evaluation & the Health Professions, 25[1], 76-97.

capítulo 9

Estudos Transversais e Caso-Controle

Paulo Ramos David João
Jáder Pereira Almeida

"Medicine is a science of uncertainty and an art of probability"

William Osler (1849 -1919)

■ Introdução

Os estudos do tipo transversal e caso-controle são classificados como estudos observacionais, onde o pesquisador não influencia os participantes da pesquisa, de modo que o seu único papel é o de medir as variáveis de interesse. Ambos apresentam peculiaridades, devendo ser utilizados em contextos distintos. Enquanto o principal objetivo do estudo transversal é avaliar a prevalência de doenças e fatores de risco, o estudo caso-controle é indicado para a investigação da etiologia de comorbidades, principalmente raras.

Esses estudos são frequentemente criticados por serem mais sensíveis aos erros sistemáticos. Entretanto, a utilização de metodologia robusta pode torná-los ótimas ferramentas de investigação clínica.

Estudo transversal

O estudo transversal pode ser classificado em descritivo ou analítico. É importante para descrever as características de uma doença ou para realizar planejamento de serviços de saúde. Cada elemento da amostra da pesquisa tem seus dados coletados apenas uma vez, sendo referente a um único momento no tempo. Por causa dessa característica, é também chamado de estudo seccional, já que podemos fazer analogia a um "retrato" ou "corte" no tempo.

Idealmente, a amostra deve ser selecionada de forma probabilística, ou seja, possibilitar que todos os indivíduos da população tenham chances iguais de participar da pesquisa. O tamanho amostral deve ser representativo e pode ser estimado através de calculadoras estatísticas, sendo utilizado para o cálculo o tamanho da população, a prevalência do problema, o poder do estudo e o nível de significância estatística. Amostras muito pequenas podem resultar em maior risco de erro aleatório (em decorrência do acaso), enquanto amostras muito grandes favorecem gastos e esforços desnecessários.[1]

Para ter sucesso, os pesquisadores devem seguir o protocolo de forma rígida; utilizar questionários, escalas ou exames validados, com alta sensibilidade e especificidade; realizar treinamento dos responsáveis pela coleta de dados; e supervisionar todas as atividades da pesquisa, de modo a garantir controle de qualidade. Geralmente, são baratos e fáceis de desenvolver quando comparados aos estudos de intervenção. São pouco úteis para doenças raras, sendo mais indicado para avaliação de doenças comuns ou mais prevalentes. As medidas de associação mais utilizadas são a razão de prevalência e a razão de chances.

Podemos dar como exemplo o trabalho de Van Helmond et al., realizado nos Estados Unidos, que avaliou o número de admissões em uma unidade de terapia intensiva pediátrica (UTIp) por intoxicação exógena intencional ou acidental durante a pandemia da COVID-19. O estudo foi realizado entre abril e outubro de 2021, sendo que os dados foram comparados com o mesmo período de 3 anos anteriores (2017 – 2019). Os pesquisadores mostraram que o número de casos de intoxicações exógenas por mês durante a pandemia da COVID-19 e nos anos anteriores foi de 10 (DP: ± 4.5) e 6,1 (DP: ± 3.1), respectivamente, com resultado estatisticamente significante. Concluíram que a saúde mental dos adolescentes e a segurança de crianças menores deveriam ser alvo de atenção de médicos e agências governamentais.[2]

Importante: é possível realizar análise de associação entre variáveis através de testes estatísticos no estudo transversal, entretanto não permite fazer análise de causalidade, já que não é possível discriminar a relação temporal entre a exposição e o desfecho.[2]

Estudo caso-controle

Pode ser classificado como um estudo longitudinal retrospectivo, ou seja, utiliza dados e informações do passado para tirar conclusões sobre o tema de interesse. O pesquisador seleciona dois grupos quanto ao desfecho escolhido (casos e controles) e testa a associação com possíveis fatores de risco. O propósito é identificar características que ocorrem mais no grupo caso em relação ao controle. Os controles devem preencher os mesmos critérios utilizados para a definição de caso, exceção à doença ou característica em estudo. Habitualmente, o número de controles é semelhante ao número de casos (1:1), porém se os casos são escassos e os controles são abundantes, é adequado aumentar a razão de controles para cada caso (1:4).[3]

Assim como o estudo transversal, o estudo caso-controle é mais barato e de fácil execução em relação aos estudos de intervenção. Embora seja indicado principalmente para doenças raras, esse fator não é obrigatório. O risco de erros na metodologia desse tipo de estudo é maior, já que os dados são coletados de forma retrospectiva, podendo ser incompletos ou pouco precisos, sendo geralmente disponibilizados em prontuários médicos ou através de entrevistas. A medida de associação mais utilizada é a razão de chances.

Exemplo clássico de estudo caso-controle em neonatologia foi a associação da medicação talidomida com malformações de membros superiores e inferiores em mais de 10.000 crianças na Alemanha entre 1959 e 1960, sendo que a suspeita inicial partiu do desfecho (malformação) em busca do possível fator de risco (ingestão de talidomida durante a gravidez).[4] Os controles foram crianças que nasceram no mesmo período na Alemanha, porém sem malformações. Perceba que essa metodologia de investigação se diferencia do estudo de coorte, em que o pesquisador seleciona os pacientes primeiramente em relação ao fator de risco para estudar o desenvolvimento de um possível desfecho.

Da Silva et al. estudaram, de forma retrospectiva, os fatores de risco relacionados com infecção bacteriana multirresistente em uma UTIp na cidade de São Paulo, Brasil. O grupo caso (38 crianças) foi composto por todos os pacientes com agente resistente a, pelo menos, um antibiótico, enquanto o grupo controle (59 pacientes) apresentou infecção sem resistência antimicrobiana. Os fatores de risco avaliados foram idade, gênero, hospitalização prévia, doença crônica, procedimento cirúrgico, cateter venoso central, tubo de alimentação enteral, cateter vesical, ventilação mecânica invasiva, uso prévio de antimicrobiano e diagnóstico de imunossupressão. Após análise estatística, entre todas as variáveis citadas, aquela mais associada com infecção bacteriana multirresistente na UTIp foi quadro de imunossupressão, acrescentando 8,5 vezes mais chances de infecção bacteriana multirresistente em relação ao controle (p = 0,001).[5]

Importante: Como o número de casos e controles são definidos pelo investigador, não necessariamente correspondendo à realidade da população, a utilização da medida de "chance" é mais adequada para esse tipo de estudo em relação à de "risco", sendo que a primeira tende a superestimar a segunda. Risco é a probabilidade de determinado desfecho ocorrer durante um período de tempo em uma população específica. Chance é a probabilidade de um desfecho ocorrer divido pela probabilidade desse desfecho não ocorrer (probabilidade/1 − probabilidade). Um estudo hipotético pode identificar que o risco de desenvolver um desfecho devido à um fator de risco específico em uma população de crianças é de 80% (80/100 ou 0,8), enquanto a chance de desenvolver o problema é 4 vezes maior (0,8/1 − 0,8 ou 0,8/0,2) em relação ao controle.

Erros sistemáticos ou vieses em estudos observacionais

Viés ou erro sistemático é uma falha na metodologia do estudo científico que afeta a validade e a conclusão dos resultados. Evitar esses tipos de erros é fundamental para garantir a veracidade dos dados apresentados. Caso contrário, a confiabilidade do estudo pode ser comprometida. Os erros sistemáticos mais comuns são os vieses de seleção e de informação.

Viés de seleção é a presença de resultado não correspondente com a realidade em decorrência da seleção enviesada da amostra da pesquisa. No estudo caso-controle, é necessário que ambos os grupos sejam provenientes da mesma população-fonte, devendo ser o mais próximo possível, apresentando como única diferença a variável de interesse. Já no estudo transversal, todos os indivíduos da população precisam ter a mesma probabilidade de participar da amostra. Por exemplo, em estudo transversal hipotético avaliando o estado nutricional de pacientes admitidos em uma UTIp, com objetivo de identificar diferença na prevalência de desnutrição em dois períodos distintos, um possível viés de seleção seria excluir pacientes que não tiveram suas medidas antropométricas registradas na admissão ou durante a internação por causa da instabilidade do quadro clínico.

Viés de informação é a presença de resultado não correspondente com a realidade em decorrência de erros de mensuração ou classificação errônea de indivíduos. Nos estudos caso-controle e transversal é possível identificar esse tipo de erro quando se utilizam procedimentos diagnósticos com baixa sensibilidade e/ou especificidade; uso de instrumento de coleta de dados de má qualidade; procedimentos de entrevista não padronizados; registro de dados incompletos; entre outros. No mesmo exemplo anterior, a utilização de balanças não calibradas para medir o peso das crianças pode resultar em erros de classificação, o que caracteriza viés de informação.[6]

■ Confundimento

Fator de confusão é uma variável que distorce ou máscara a associação entre exposição e desfecho em um estudo, sugerindo uma relação causal que não existe. Em um estudo caso-controle sobre se o fator A ser causado pelo fator B, uma terceira variável X é confusão se:[1] o fator X é um fator de risco de A;[2] o fator X apresenta associação com B;[3] porém o fator X não é consequência de B.[7]

Por exemplo, podemos afirmar que crianças clinicamente graves são encaminhas para a UTIp e apresentam maior risco de óbito. Entretanto, sem o devido entendimento dos mecanismos causais, um pesquisador pode realizar um estudo caso-controle e identificar associação estatisticamente significante entre aumento do número de óbito e admissão na UTIp, sugerindo a falsa relação causal de que UTIp (fator B) é o responsável primário pelo aumento das chances de óbito (fator A), sendo que a gravidade do paciente (fator X) é a justificativa do confundimento.

Os mecanismos mais utilizados para evitar esse tipo de erro no estudo caso-controle são as técnicas de pareamento, estratificação e ajustamento. A única utilizada antes da análise estatística é o pareamento, que consistem em selecionar para cada caso um ou mais controles idênticos em relação a certas características, exceto o desfecho de interesse.

Para aprofundar o assunto!

Vídeos

1. Cross-sectional studies. Cochrane: https://www.youtube.com/watch?v=muGA7FKekaU&t=98s
2. Case-control studies. Cochrane: https://www.youtube.com/watch?v=tmpy62VXtCs

Publicações

1. 'Case-Control and cross-sectional studies. BMJ: https://www.bmj.com/about-bmj/resources-readers/publications/epidemiology-uninitiated/8-case-control-and-cross-sectional
2. Design, applications, strengths and weaknesses of cross-sectional, analytical studies (including cohort, case-control and nested case-control studies), and intervention studies (including randomised controlled trials). UK Faculty fo Public Health: https://www.healthknowledge.org.uk/public-health-textbook/research-methods/1a-epidemiology/cs-as-is

■ Referências bibliográficas

1. Klein CH, Bloch KV. Estudos seccionais. In: Medronho RA, Bloch KV Werneck GL. Epidemiologia. 2ª ed. São Paulo: Editora Atheneu;2009. p. 193–209.
2. Van Helmond JL, Fitts B, Chauhan JC. Increase in pediatric intensive care unit hospitalizations due to toxic ingestions during the COVID-19 pandemic. J Pediatr Intensive care. 2021;12(1): 12-7.
3. Rodrigues LC; Werneck GL. Estudos caso-controle. In: Medronho RA, Bloch KV Werneck GL. Epidemiologia. 2ª ed. São Paulo: Editora Atheneu;2009. p.221-236.

4. Vargesson N. Thalidomide-induced teratogenesis: history and mechanisms. Birth Defects Res C Embryo Today. 2015;105(2):140 – 56.
5. Da Silva BBO, Silva Junior M, De Menezes FG Troster EJ. Factors associated with multidrug-resistant bacteria in healthcare-associated infections: a pediatric intensive care unit case-control study. Einstein (São Paulo). 2022;20:1-6.
6. Szklo M, Nieto FJ. Epidemiology: Beyond the Basics. 4ª ed. Burlington, Massachusetts: Jones and Bartett Learning;2019. p.175–205.
7. Horvat C. Statistical Note: Confounding and Causality in Observational Studies. Pediatr Crit Care Med. 2021 May 01; 22(5): 496–498.

capítulo 10

Estudos de Coorte

Maria Elisabeth Lopes Moreira

■ Introdução

Estudos de coorte são estudos observacionais, longitudinais, em geral prospectivos, nos quais um fator de exposição é escolhido e pode ocorrer ou não e, após um período de tempo, um determinado desfecho ou desfechos podem ocorrer ou não (Figura 1).[1]

O objetivo do estudo de coorte é usualmente investigar se a incidência de um evento está relacionada a uma exposição suspeita. Os componentes básicos de um estudo de coorte são a exposição, o tempo e os desfechos.[1,2]

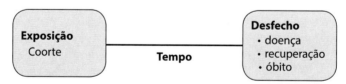

Figura 1 Componentes básicos de um estudo de coorte.

A grande vantagem de um estudo de coorte prospectivo (também considerado concorrente) é a possibilidade de planejamento de todas as etapas do estudo: a definição mensurável da exposição, os exames básicos na admissão dos participantes, o tempo e a definição dos desfechos de forma objetiva. Entretanto, muitas vezes, eventos não planejados e importantes podem acontecer e devem ser registrados e posteriormente analisados como possíveis confundimentos. A desvantagem é o tempo necessário para ocorrência de um determinado desfecho pré-determinado. Portanto, em um estudo de coorte concorrente, o pesquisador identifica a população original no começo do estudo e acompanha os participantes ao longo do tempo até o momento em que o desfecho escolhido se desenvolve ou não.[1,2,3]

O estudo de coorte também pode ser não concorrente (retrospectivo), ou seja, a exposição é avaliada por dados do passado que se encontram registrados em alguma fonte confiável e o desfecho é verificado no início do estudo. Os estudos de coorte prospectivo e retrospectivo na verdade são idênticos: estão sendo comparados grupos expostos e não expostos e, em ambos os casos, a exposição precede o desfecho.[1]

Definição da exposição

O fator exposição é o que determina a hipótese do estudo de coorte. Ele pode ser definido como qualquer variável que determine um risco, como uma doença, fatores ambientais e sociais, violência, envelhecimento, etc. A exposição deve ser de preferência definida por meio de fatores objetivos, mensuráveis, como um exame, por exemplo, um questionário, um diagnóstico de uma doença ou um conjunto de fatores que podem determinar um risco, etc. Os grupos de expostos e não expostos, de preferência, devem ser os mais similares possíveis, exceto pelo fator estudado.

Existem potenciais vieses nos estudos de coorte, como viés de seleção e viés de informação. O viés é definido como qualquer erro sistemático no delineamento, condução ou análise de um estudo. O viés de seleção acontece quando há um erro sistemático na seleção de um dos grupos do estudo, o que pode levar a um impacto na validade interna do estudo e na legitimidade das conclusões. O viés de informação pode acontecer quando a qualidade da informação obtida for diferente entre expostos e não expostos a um determinado risco ou quando, por exemplo, não há cegamento do pesquisador que define se o desfecho ocorreu ou não.[2,3]

Existem vários estudos de coorte publicados na literatura. Um dos mais importantes é o Framingham Heart Study. O estudo inscreveu seu primeiro participante em 1948 e, atualmente, está analisando sua terceira geração de participantes. Este foi o primeiro estudo que elucidou os fatores de risco associados às doenças cardiovasculares. Desde então, estudos de coorte continuaram a analisar o impacto de diferentes fatores de risco nas doenças cardiovasculares. Outro estudo de coorte importante é o de Baker e colaboradores sobre a origem fetal de doenças no adulto. A hipótese de Baker é que restrição de crescimento intrauterino pode aumentar o risco de doenças como hipertensão, diabetes, hipercolesterolemia e obesidade na vida adulta. Outro exemplo interessante de estudo de coorte foi da ana´lise da fome em grávidas durante o cerco a Holanda durante a segunda guerra mundial. As crianças nascidas destas gestações, atualmente idosos, apresentaram ao longo do tempo vários distúrbios cognitivos.[4,5,6] Uma coorte mais recente brasileira é o Estudo Elsa (Estudo longitudinal de Saúde no Adulto) que avalia funcionários públicos de instituições brasileiras e estuda vários fatores de risco com diferentes desfechos., principalmente os cardiovasculares e acidente vascular cerebral. Outras coortes de detaque são as coortes brasileiras estabelecidas durante a epidemia de Zika Virus. A associação da exposição ao vírus Zika durante a gravidez com a microcefalia ficou bem documentada no Brasil durante a pandemia pelo Virus Zika por meio de estudos de coorte.[7,8].

▪ Definição do desfecho

Desfechos ou eventos são variáveis que serão observadas se acontecem durante um estudo para documentar o risco de uma determinada exposição ou doença. O desfecho deve remeter ao objetivo geral do estudo. A forma de aferir o desfecho deve ser bem descrita para permitir comparações com outros estudos e deve ser semelhante nos dois grupos de estudos.[1,2,3,5]

▪ Medida de associação em coortes: risco relativo

O risco relativo (RR) expressa uma relação da probabilidade do evento ou do desfecho escolhido acontecer entre os grupos de expostos e não expostos. O cálculo é feito a partir da divisão do risco no grupo de expostos pelo risco no grupo de não-expostos.[4,5,6]

A interpretação do RR é a seguinte:

- Quando o risco é menor que 1, a associação sugere que o fator de exposição estudado teria uma ação protetora

- Quando o risco é igual a 1, não há associação
- Quando o risco é maior que 1 a associação sugere que o fator estudado é um fator de risco.

Etapas a realização de um estudo de coorte

1. Defina a pergunta do estudo, ou seja, os objetivos do estudo;
2. Realize uma busca na literatura para verificar como definir a exposição e o desfecho escolhido. O tamanho amostral também vai ser calculado de acordo com estudos semelhantes encontrados na literatura;
3. Determine a exposição a ser estudada – Defina a "exposição" previamente com base nos achados da sua busca na literatura;
4. Selecione a população do estudo que possa apresentar o fator de exposição escolhida: o grupo de expostos.
5. Selecione a população que não apresente o fator de exposição escolhida: o grupo de não expostos.
6. Acompanhe os expostos e não expostos por um determinado período de tempo. Este período de tempo deve ser escolhido de acordo com o tipo de resposta à exposição;
7. Analise o tipo de exposição que causou ou não o desfecho;
8. Analise possíveis variáveis de confundimento para a ocorrência do desfecho;
9. Elabore o relatório ou artigo científico seguindo os checklist do STROBE.

Ao desenhar um estudo de coorte pode ser importante verificar por meio do checklist do STROBE se todos os componentes do checklist estão contemplados no seu projeto.

Vantagens e desvantagens dos estudos de coorte

Como vantagens, os estudos de coorte:

- Viabilizam a investigação de fatores de risco que não seriam passíveis de estudo por meio de ensaios clínicos randomizados por questões éticas;
- Permitem a investigação de doenças raras;
- Permitem a coleta de uma sequência de eventos durante o tempo, facilitando o conhecimento sobre a história natural da doença;

- Permitem a investigação de vários desfechos para um determinado fator de exposição;
- Uma grande vantagem do desenho de coorte é a capacidade de estudar múltiplos resultados que podem ser associados a uma única exposição ou a múltiplas exposições em um único estudo.

Como desvantagens, os estudos de coorte:
- Podem exigir um longo período entre a exposição e o desfecho.
- Possuem custo elevado.
- São suscetíveis a perdas de seguimentos.

Para se aprofundar no assunto

- STROBE: https://www.strobe.statement.org
- Zhao R, Zhang W, Zhang Z, He C, Xu R, Tang X, Wang B. Evaluation of reporting quality of cohort studies using real-world data based on RECORD: systematic review. BMC Med Res Methodol. 2023 Jun 29;23(1):152.

Referências bibliográficas

1. Wang X, Kattan MW. Cohort studies: design, analysis, and reporting Chest 2020;158(1S):S72-78.
2. Hulley SB, Cummings SR, Browner WS, Grady DG, Newman T.B. Designing clinical research. 3rd ed. Lippincott Williams & Wilkins: Philadelphia; 2007.
3. Szklo M, Nieto FJ. Epidemiology beyond the basics. AN Aspen Publication: Marylan; 2000.
4. Gordis L. Epidemiologia. 5ª ed. Thieme Revinter: Rio de Janeiro; 2017.
5. Fletcher RH, Fletcher SW, Wagner EH. Clinical epidemiology: the essentials. 3rd ed. Lippincott Williams& Wlkins: Philadelphia; 1996.
6. Medronho RA, Bloch KV, Luiz RR, Werneck GL. Epidemiologia. 2ª ed. Atheneu: Rio de Janeiro, 2009.
7. Padilha FYOMM, Oenning NSX, Santos IS, Rabelo CM, Moreira RR, Bensenor IM, et al. ELSA-Brazil: a 4-year incidence of hearing loss in adults with and without hypertension. Rev Saude Publica. 2022;56:28.
8. de Alencar Ximenes RA, Miranda-Filho DB, Brickley EB, Barreto de Araújo TV, Montarroyos UR, Abtibol-Bernardino, et al. Risk of adverse outcomes in offspring with RT-PCR confirmed prenatal Zika virus exposure: An individual participant data meta-analysis of 13 cohorts in the Zika Brazilian Cohorts Consortium. Lancet Reg Health Am. 2023;17:100395.

capítulo 11

Estudos de Testes Diagnósticos

Marlos Melo Martins
Thaís Lira Cleto Yamane
Arnaldo Prata Barbosa

Os estudos de testes diagnósticos são muito utilizados para tomadas de decisões sobre o manejo de pacientes. Seu objetivo é discriminar portadores de não portadores de determinada doença ou condição de saúde. Para fazer bom uso dos estudos de testes diagnósticos é necessário saber interpretá-los. Um estudo de teste diagnóstico tem como objetivo determinar se este é capaz de identificar uma determinada doença ou condição em um indivíduo ou grupo de indivíduos. Sua qualidade é aferida de acordo com sua capacidade de discriminar um doente de um não doente. Para essa avaliação, o estudo de um teste precisa compará-lo a um padrão de referência que confirme a presença da doença ou desfecho. No caso de testes com resultados dicotômicos, a acurácia do teste pode ser estimada pelos seguintes parâmetros: sensibilidade (S), especificidade (E), valor preditivo positivo (VPP), valor preditivo negativo (VPN) e razão de verossimilhança. Para o caso de testes com resultados não dicotômicos, a avaliação utilizando uma curva ROC (do inglês *Receiver Operating Characteristic*) é recomendada. Além disso, o estudo precisa verificar se o teste é capaz de fornecer o mesmo resultado quando aplicado diversas vezes pela mesma pessoa (estabilidade ou confiabilidade intraobservador) ou quando aplicado por diferentes usuários e em diferentes indivíduos com a mesma condição ou doença (reprodutibilidade ou confiabilidade interobservador).

Neste capítulo abordaremos os principais parâmetros utilizados em estudos de avaliação de um teste diagnóstico.

▪ Acurácia de um teste diagnóstico

Para se avaliar a acurácia de um teste diagnóstico é necessário definir qual o padrão de referência (padrão-ouro) para o diagnóstico da doença ou desfecho em questão e identificar a capacidade de acerto do teste. Exemplo: o padrão-ouro para o diagnóstico de infecção do trato urinário (ITU) em crianças é a cultura de urina positiva. No entanto, se um médico atende uma criança com febre e sintomas urinários na emergência, qual a probabilidade de o diagnóstico de ITU ser feito corretamente através da urinálise (EAS – elementos anormais e sedimentos)? Considerando-se que o resultado da cultura de urina só estará disponível após de 3 a 5 dias, normalmente o médico precisa tomar uma decisão sobre iniciar ou não um tratamento baseado no exame de EAS, que tem resultado imediato. Nesse caso, para avaliação da acurácia do exame de EAS no diagnóstico de ITU, seria necessário comparar o seu resultado com o resultado da cultura de urina (padrão-ouro). O Quadro 1 ilustra as quatro situações possíveis após a aplicação de um teste diagnóstico.

Quadro 1 Tabela 2 × 2 utilizada para o estudo de testes de diagnóstico.

		Doença identificada pelo padrão ouro	
		Doença	Não doença
Resultado do teste	Positivo	Verdadeiro positivo a	**Falso positivo** b
	Negativo	**Falso negativo** c	Verdadeiro negativo d

Os resultados das células **a** e **d** (verdadeiro positivo e verdadeiro negativo) são os resultados ideais, pois conseguem identificar corretamente a presença ou ausência da doença, permitindo a tomada correta de decisão em relação a iniciar ou não um tratamento. Sendo assim, quanto maior a probabilidade de um teste ter a maior proporção dos seus resultados alocados nas células **a** e **d**, maior a sua acurácia.

Sensibilidade e especificidade

Seguindo com o mesmo exemplo, uma forma de se avaliar o valor do exame de EAS para o diagnóstico de ITU seria calculando a proporção de pacientes com e sem ITU, identificados através do padrão-ouro (cultura de urina) que foram diagnosticados corretamente através da presença de leucócitos na urina (EAS). Essas proporções são conhecidas como sensibilidade (S) e especificidade (E) do teste.

Neste exemplo, dado que a ITU esteja presente (pelo padrão-ouro), sensibilidade é a proporção de pacientes cujo EAS foi indicativo de infecção. Ou seja, é a probabilidade de pacientes com a doença serem diagnosticados corretamente. Para seu cálculo, utilizando a figura acima, a fórmula seria: S = a/a+c

Por outro lado, dado que a ITU esteja ausente (pelo padrão-ouro), especificidade é a proporção de pacientes cujo EAS não foi indicativo de infecção. Ou seja, a probabilidade de um paciente sem a doença ter resultado do teste negativo. Para seu cálculo, utilizando a figura acima, a fórmula seria: E = d/b+d.

Utilizando-se o exemplo do diagnóstico de ITU, suponha que em uma coorte de 100 pacientes, 30 tenham diagnóstico de ITU por cultura de urina positiva. Nesse grupo foi realizada urinálise e avaliada a se a presença de leucócitos na urina identificou corretamente a presença de ITU. O Quadro 2 mostra um exemplo de como calcular a sensibilidade e especificidade de um teste.

Utilizando-se a fórmula S = a/a+c, teríamos o seguinte resultado: S = 28/30 = 0,93. Isso significa que a sensibilidade da presença de leucócitos na urina para o diagnóstico de ITU foi 93%. Nesse caso, 7% dos pacientes com ITU não teriam seu diagnóstico feito (resultado **falso-negativo).**

Nesse mesmo exemplo, de acordo com a fórmula para especificidade, E = d/b+d, teríamos uma especificidade de 68% (S = 48/70 = 0,68). Isso significa que 68% dos pacientes sem ITU seriam diagnosticados corretamente, enquanto 32% teriam um resultado **falsos-positivo**.

Quadro 2 Exemplo de cálculo da Sensibilidade, Especificidade, Falso negativo e Falso positivo em uma coorte de 100 crianças, em que 30 tiveram cultura de urina positiva (diagnóstico confirmado de ITU pelo padrão-ouro).

		Doença ITU	
		Presente	Ausente
Resultado do teste (urinálise – EAS)	Positivo	28	22
	Negativo	2	48

Para definir qual o melhor teste para identificar determinada doença, é necessário conhecer qual a finalidade do teste e a gravidade da doença que se deseja diagnosticar. Testes de rastreamento para doenças potencialmente graves, como câncer e tuberculose, precisam ter sensibilidade alta (próxima a 100%), para que nenhum doente fique sem diagnóstico e tenha seu tratamento postergado. Os testes mais específicos, por sua vez, são mais desejáveis quando se precisa ter a certeza do diagnóstico para evitar tratamentos desnecessários, tais como a confirmação de infecção pelo HIV através do teste de Western blot, que confirma a presença de anticorpos específicos contra o HIV no sangue.

Para estimar a precisão da sensibilidade e especificidade a ferramenta mais utilizada é o intervalo de confiança 95%. Ele indica que, caso não haja viés no estudo, existe uma probabilidade de 95% de que o intervalo inclua o valor real de sensibilidade e especificidade. Quanto menor o intervalo de confiança, mais precisa é a estimativa.

Valor preditivo

Em estudos de testes diagnósticos, também se busca saber qual a probabilidade de o teste informar um resultado correto. Para isso, utilizamos o Valor Preditivo Positivo (VPP) e o Valor Preditivo Negativo (VPN).

VPP é a probabilidade de um teste diagnosticar corretamente a doença ou o desfecho (sempre com base no padrão-ouro), dado que o teste foi positivo, podendo ser representada pela fórmula: **VPP = a/(a + b)**. Por outro lado, VPN é a probabilidade de um paciente sem o diagnóstico ou desfecho em questão apresentar resultado negativo, sendo representada pela fórmula: **VPN = d/(c + d)**.

Entretanto, os valores preditivos de um teste são influenciados pela prevalência da doença ou condição em estudo. A prevalência pode ser representada como: **Prevalência = (a + c)/(a + b + c + d)**.

Quanto mais rara a condição, ou seja, quanto menor é a prevalência, maior a confiança de que um resultado negativo indique realmente ausência da doença ou desfecho estudado (aumenta o VPN) e menor a confiança de que um achado positivo indique presença da condição em estudo (reduz o VPP). Portanto, existe um potencial maior de testes falsos positivos quando se trata de condições raras. A faixa ideal para uso do teste é a de uma prevalência intermediária, entre 25 a 65%.

Podemos ainda dizer que quanto mais sensível for o teste, melhor o VPN e quanto mais específico, melhor o VPP. Portanto, levando-se em consideração a prevalência da condição ou doença, pode-se calcular os valores preditivos do seguinte modo:

$$VPP = \frac{\text{sensibilidade} \times \text{prevalência}}{(\text{sensibilidade} \times \text{prevalência}) + (1 - \text{especificidade}) \times (1 - \text{prevalência})}$$

$$VPN = \frac{\text{especificidade} \times (1 - \text{prevalência})}{(\text{especificidade}) \times (1 - \text{prevalência}) + (1 - \text{sensibilidade}) \times (\text{prevalência})}$$

Utilizando-se ainda o exemplo do estudo do exame de EAS para o diagnóstico de ITU (Quadro 2), vemos que a prevalência de ITU neste exemplo é: (28 + 2)/(28 + 2 + 22 + 48), ou seja 30%. Como a sensibilidade do teste foi 93% e a especificidade 68%, podemos calcular o VPP e o VPN isoladamente e ajustado pela prevalência (VPPa e VPNa), do seguinte modo:

VPP = 28/(28 + 22) = 28/50 = 0,56 ou 56%.
VPPa = (0,93) × (0,30)/(0,93) × (0,30) + (1 − 0,68) × (1 − 0,30) = 0,55 ou 55%
VPN = 48/(22 + 48) = 0,69 ou 69%
VPNa = 0,68 × (1 − 0,30)/(0,68) × (1 − 0,30) + (1 − 0,93) × (0,30) = 0,96 ou 96%

Neste exemplo, vimos que para uma prevalência de 30%, houve discreta redução do VPP e um significativo aumento do VPN. Isso significa que, diante de uma urinálise negativa, a probabilidade de a cultura de urina ser também negativa aumentou em função da prevalência. Na prática, o que levamos em consideração quando estimamos a prevalência é a chamada **prevalência pré-teste**, ou seja, a prevalência conhecida da doença ou condição através de dados epidemiológicos anteriores sobre a condição em estudo. As figuras 1 e 2 mostram a variação do VPP e da VPN em função da S, E e Prevalência pré-teste.

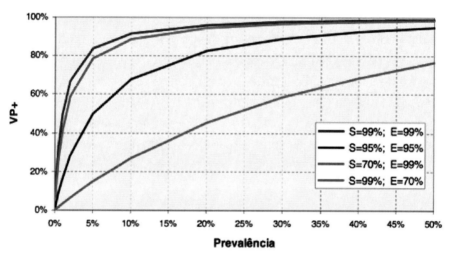

Figura 1 Variação do Valor Preditivo Positivo (VPP) em função da Sensibilidade (S), Especificidade (E) e Prevalência pré-teste da doença ou desfecho estudado.

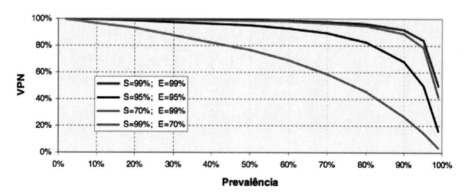

Figura 2 Variação do Valor Preditivo Negativo (VPP) em função da Sensibilidade (S), Especificidade (E) e Prevalência pré-teste da doença ou desfecho estudado.

Finalmente, a acurácia de um teste, ou seja, a proporção de verdadeiros positivos e verdadeiros negativos em relação ao total de testes realizados, pode ser calculada do seguinte modo: A = (a + d)/(a + b + c + d). No exemplo que vem sendo utilizado, a acurácia do exame de EAS para diagnóstico de ITU seria A = 28 + 48/28 + 22 + 2 + 48 = 0,76 ou 76%.

Razões de verossimilhança

As razões de verossimilhança (em inglês, *Likelihood ratio*) são outra forma de descrever o desempenho de um teste diagnóstico. Elas informam a razão entre a probabilidade de um determinado resultado de um teste diagnóstico em portadores da doença ou da condição em estudo e a probabilidade do mesmo resultado em participantes sem a doença ou desfecho.

A razão de verossimilhança para o teste positivo (RV+) indica quantas vezes é mais provável encontrar um resultado positivo em pessoas com a doença (ou condição em estudo) comparado a pessoas sem este desfecho. Ela varia de 1 a infinito, e uma RV+ igual a 1 indica que a probabilidade de resultado positivo do teste é a mesma em pacientes com e sem a doença e, portanto, o teste não é útil. Seu cálculo é feito pela seguinte fórmula: RV+ = Sensibilidade/1– Especificidade.

Por outro lado, a razão de verossimilhança para o teste negativo (RV–) indica quantas vezes é mais provável encontrar um resultado negativo em pessoas com a doença (ou condição estudada) comparativamente a pessoas sem este desfecho. Ela varia de 1 a 0 e, quanto mais próxima de 0, menor a probabilidade de doença na presença de resultado negativo do teste. Seu cálculo é feito pela seguinte fórmula: RV– = 1– Sensibilidade/Especificidade.

O Quadro 3 indica uma maneira prática de se interpretar os resultados das razões de verossimilhança.

▪ Testes Múltiplos

Na prática clínica é rara a utilização de um único teste diagnóstico para confirmação ou exclusão de determinada doença ou condição de saúde, pois na maioria das vezes os testes disponíveis são imperfeitos, com menos de 100% de sensibilidade e especificidade e razões de verossimilhança intermediárias. Para aumentar a precisão do diagnóstico geralmente são utilizados múltiplos testes diagnósticos que, analisados em conjunto, terão maior acurácia.

Quadro 3 Interpretação dos resultados das razões de verossimilhança (RV) ou likelihood ratio (LR).

RV (ou LR)	Interpretação
> 10	Chance grande e muitas vezes conclusiva da presença de doença
5-10	Aumento moderado na probabilidade da doença
2-5	Pequeno aumento da probabilidade de doença
1-2	Aumento mínimo na probabilidade de doença
1	Nenhuma mudança na probabilidade de doença
0,5-1,0	Redução mínima na probabilidade de doença
0,2-0,5	Pequena diminuição na probabilidade de doença
0,1-0,2	Diminuição moderada na probabilidade de doença
< 0,1	Diminuição grande e muitas vezes conclusiva na probabilidade de doença

Existem duas formas de realização de múltiplos testes:

Testes em paralelo

Consiste na realização de múltiplos testes em um mesmo momento. São úteis em situações de emergência, por exemplo, quando é necessária uma avaliação rápida. Geralmente são indicados quando os testes são de baixo custo, pois serão realizados independentemente dos resultados de cada um. Nesse caso qualquer resultado positivo é considerado indicativo da doença. O resultado será considerado negativo apenas se os dois testes tiverem resultado negativo. Essa abordagem deve ser utilizada nos casos em que dispomos de dois testes com baixa sensibilidade. Eles aumentam a sensibilidade e o VPN para determinada doença para valores acima dos observados para cada teste em separado. Por outro lado, há uma redução na especificidade e no VPP.

A sensibilidade combinada (SC) de dois testes em paralelo pode ser calculada pela seguinte fórmula: SC = Sensibilidade teste A + Sensibilidade do teste B – Sensibilidade teste A x Sensibilidade do teste B.

Já a especificidade combinada (EC) pode ser calculada pela fórmula: EC = Especificidade do teste A x Especificidade do teste B.

Testes em série

Consiste em aplicar os testes de forma consecutiva, ou seja, o segundo teste só é solicitado após um resultado positivo no primeiro. Essa abordagem costuma ser indicada quando se trata de exames com custo mais elevado ou mais invasivos e em casos não urgentes. O uso de testes em série aumenta a especificidade e o VPP, assegurando que um resultado positivo confirme a presença da doença ou desfecho. Por outro lado, ocorre redução da sensibilidade e do VPN. Os testes em série permitem uma menor utilização de testes diagnósticos, uma vez que cada exame só é solicitado após um resultado positivo no exame anterior. A sensibilidade combinada dos testes em série é calculada pela fórmula: SC= Sensibilidade do teste A x Sensibilidade do teste B. Por outro lado, a especificidade combinada dos testes em série é determinada pela fórmula: EC = Especificidade do teste A + Especificidade do teste B – = Especificidade do teste A x Especificidade do teste B.

▪ Reprodutibilidade de um teste

Também denominada de confiabilidade, fidedignidade, repetibilidade ou precisão, é definida como o grau de consistência ou de concordância de resultados quando o exame ou a medição se repete, em condições idênticas. Estudos que avaliam a reprodutibilidade possuem o objetivo de quantificar a variação dos resultados de um teste diagnóstico de quando, como e por quem é realizado o exame.

Para o estudo de reprodutibilidade, é importante considerar todas as fontes de variação em um estudo epidemiológico. Idealmente, neste tipo de estudo, a única fonte de variação deveria ser as encontradas entre os participantes do estudo (hábitos e comportamentos, ou variabilidade psicológica, que podem influenciar dosagens hormonais ou a pressão arterial sistêmica, por exemplo). Esta é chamada de variabilidade entre os participantes do estudo, que pode ser minimizada com a padronização do método de aferição nos testes diagnósticos. Por exemplo, em estudos de testes diagnósticos que medem parâmetros cujos valores dependem do ciclo circadiano (pressão arterial, glicemia, hormônios) ou em que fatores ambientais possam interferir nos resultados (níveis de estresse, alimentação, uso de medicações), todos os participantes devem ser submetidos aos testes diagnósticos nas mesmas condições ambientais e no mesmo horário do dia. A repetição da aferição e a utilização da média dos valores encontrado é um outro método que pode reduzir essas fontes de variação no estudo.

Outras fontes de variação incluem a variação intra-observador (falta de reprodutibilidade quando um mesmo observador ou laboratório realiza o teste repetidas vezes, utilizando a mesma técnica diagnóstica) e a variação interobservador (falta de reprodutibilidade entre dois ou mais observadores). Ainda existe a variação entre métodos, que ocorre quando o laboratório realiza os testes nos mesmos indivíduos, mas utilizando diferentes ensaios. Como exemplo, em um estudo de laboratório, em que o pesquisador adota nova técnica de aferição de cortisol sérico e queira mensurar a reprodutibilidade intra-observador e interobservador. Cada amostra, de cada participante do estudo, pode ser dividida em três alíquotas e, duas destas alíquotas seriam analisadas pelo mesmo técnico de laboratório em momentos distintos e a terceira alíquota seria analisada por um técnico diferente, em outro laboratório, todos utilizando a mesma técnica de aferição de cortisol sérico e sem identificação sobre os participantes nas alíquotas. Assim, a reprodutibilidade intra-observador pode ser aferida comparando os resultados das alíquotas analisadas pelo mesmo técnico em momentos diferentes e, a reprodutibilidade interobservador, entre as alíquotas analisadas por técnicos distintos.

Em estudos epidemiológicos, a precisão de métodos de aferição das variáveis de estudo é de suma importância, pois demonstra que a medida de aferição utilizada é capaz de avaliar o que foi planejado. Um conjunto de técnicas podem estimar o erro aleatório ou sistemático inerentes aos diferentes processos de aferição, assim, estimando a sua confiabilidade. Essas técnicas podem auxiliar no processo de calibração do teste diagnóstico estudado, treinando examinadores ou observadores a fim de assegurar uma interpretação uniforme, compreensão e aplicação dos critérios do exame, desta forma, minimizando as variações intra e inter-observadores. Dentre as principais técnicas para verificação de reprodutibilidade, destacam-se a porcentagem geral de concordância, a estatística Kappa de Cohen, o coeficiente de correlação intraclasse, os gráficos de Altman-Bland e o de concordância-sobrevivência.

Porcentagem geral de concordância

A porcentagem geral de concordância é a técnica mais simples utilizada para cálculo de concordância entre variáveis categóricas. Consiste em calcular o número de vezes em que os avaliadores concordam e dividir pelo número total de avaliações, variando de 0 a 100%. Como exemplo, imaginemos um estudo que busca estimar o grau de concordância entre dois examinadores na detecção de hemorragia intracraniana, através da ultrassonografia transfontanela em prematuros menores de 34 semanas de idade gestacional. O Quadro 4 mostra os resultados, de ambos os examinadores, quanto à presença e ausência de hemorragia intracraniana em 280 recém-nascidos.

Quadro 4 Concordância entre o primeiro e o segundo radiologista na identificação de hemorragia intracraniana (HIC) em 280 recém-nascidos menores de 34 semanas de idade gestacional.

Segundo examinador	Primeiro examinador		
	HIC	Normal	Total
HIC	82	18	100
Normal	25	155	180
Total	107	173	280

Neste exemplo a porcentagem geral de concordância é calculada do seguinte modo: Porcentagem geral de concordância = (82 + 155)/280 × 100 = 0,846 ou 84,6%.

Importante destacar que, quando se usa a porcentagem geral de concordância para diferentes avaliações intra-observador, as aferições devem ser realizadas com um intervalo de tempo suficiente para que não haja interferência entre as medidas. Apesar de sua simplicidade e facilidade de interpretação, a porcentagem geral de concordância possui duas principais desvantagens. A primeira é a sua dependência em relação a prevalência das categorias da variável. Quando a prevalência é baixa, o valor de concordância tende a ser alto. No exemplo de detecção de HIC em prematuros, se estudarmos somente a população de prematuros entre 30 e 34 semanas de idade gestacional, cuja prevalência para HIC é menor, os achados normais na ultrassonografia transfontanela tendem a ser mais altos nestes pacientes. Vejamos o que ocorre quando dividimos a população de recém-nascidos estudados em duas faixas de idade gestacional (30 a 34 semanas e menores de 30 semanas) no Quadro 5.

Quadro 5 Concordância entre o primeiro e o segundo radiologista na identificação de hemorragia intracraniana (HIC) em 280 recém-nascidos menores de 34 semanas de idade gestacional (IG).

Menores de 30 semanas IG (n = 110)			30 a 34 semanas IG (n = 170)		
Segundo examinador	Primeiro examinador		Segundo examinador	Primeiro examinador	
	HIC	Normal		HIC	Normal
HIC	78	3	HIC	13	2
Normal	10	19	Normal	20	145
Total	88	22	Total	33	147

Calculando-se novamente a porcentagem geral de concordância, desta vez para cada categoria, teremos os seguintes resultados:

- Para menores de 30 semanas de IG: Porcentagem geral de concordância = (78 + 19)/110 × 100 = 0,882 ou 88,2%.
- Para recém-nascidos entre 30 e 34 semanas IG: Porcentagem geral de concordância = (13 + 145)/170 × 100 = 0,929 ou 92,9%.

Observamos que a porcentagem geral de concordância aumenta na população com menor prevalência de HIC (maiores de 30 semanas de IG), pois a proporção do resultado "normal" é maior.

A segunda limitação desta técnica é a falta de consideração das concordâncias que podem ocorrer pelo acaso, isto é, ela não leva em conta que parte das avaliações que coincidiram entre os dois examinadores (HIC-HIC ou Normal-Normal, no exemplo acima), podem ter ocorrido ao acaso.

Porcentagem de concordância positivo

Numa tentativa de superar a limitação da Porcentagem geral de concordância em populações com baixa ou alta prevalência da condição estudada, duas medidas de porcentagem de concordância positiva foram propostas:

- **Porcentagem de concordância positiva (PPA, do inglês *Percent positive agreement*)**: uma medida alternativa onde se desconsidera os que são considerados negativos ("Normal", no exemplo dado) por ambos os observadores, utilizando-se somente os considerados positivos ("HIC", no exemplo) por pelo menos um observador. O cálculo da PPA é demonstrado utilizando-se os dados do Quadro 6.

Quadro 6 Cálculo da Porcentagem de concordância positiva (PPA).

Segundo examinador	Primeiro examinador		
	HIC	Normal	Total
HIC	a	b	a + b
Normal	c	d	c + d
Total	a + c	b + d	a + b + c + d

$$PAA = \frac{a}{\frac{(a+c)+(a+b)}{2}} \times 100 = \frac{2a}{(a+c)+(a+b)} \times 100 = \frac{2a}{(a+c)+(a+b)} \times 100$$

- **Porcentagem de concordância positiva de Chamberlain (*Chamberlain PPA*)**: número de ocorrências em que ambos os observadores reportam resultado positivo dividido pelo número total de observações em que pelo menos um observador observou resultado positivo, sendo representada pela fórmula:

$$\text{Chamberlain PPA} = [a/(a + b + c)] \times 100$$

Estatística Kappa

O cálculo de kappa de Cohen é uma das principais estratégias utilizadas na avaliação da concordância de uma medida categórica nos estudos de reprodutibilidade de testes diagnósticos. Essa técnica leva em consideração no seu cálculo a probabilidade de concordância ao acaso, assim, esta estatística pode ser definida como a proporção de concordância entre observadores após retirada a proporção de concordância ao acaso. O índice Kappa é calculado pela fórmula:

$$Kappa = \frac{Po - Pe}{1 - Pe}$$

Onde Po é a concordância observada e Pe é a concordância esperada pelo acaso, onde:

$$Po = \frac{(a + d)}{(a + b + c + d)}$$

$$Pe = \frac{[(a + b) \times (a + c)] + [(c + d) \times (b + d)]}{(a + b + c + d)^2}$$

Matematicamente, a estatística Kappa pode variar de -1 a 1, porém, na prática, teremos valores entre 0 e 1, pois -1 ocorreria no caso de todas as avaliações, dos dois observadores, sempre forem contrárias umas das outras, o que na prática é muito improvável de ocorrer. A forma de interpretação desses resultados é descrita na Quadro 7.

Quadro 7 Interpretação dos valores da estatística de kappa, segundo Landis e Koch.

Valores da estatística kappa	Interpretação
0,81 – 1,0	Praticamente perfeita
0,61 – 0,80	Muito boa
0,41 - 0,60	Moderada
0,21 – 0,40	Fraca
0,00 – 0,20	Muito fraca
< 0,00	Ruim

É importante lembrar que a estatística de Kappa é uma medida de consistência de dados, isto é, estima a precisão dos testes diagnósticos (estimativa da variabilidade). Outro importante ponto, amostras maiores em pesquisa tendem a gerar melhor precisão em seus resultados, pois reduzem erros aleatórios.

A estatística de Kappa pode ser usada em estudos de testes diagnósticos cujos resultados são variáveis categóricas dicotômicas (como no exemplo usado anteriormente: HIC x normal) ou policotômicas (embora possa se esperar valores inferiores nestes casos, por conta do aumento da oportunidade de discordâncias).

Quando há variáveis categóricas policotômicas ordinais, como ocorre quando os resultados dos testes diagnósticos podem mostrar diferentes graus de gravidade (HIC graus I, II e III, por exemplo), propõe-se a estatística de Kappa ponderada, a fim de ajustar o grau de concordância dos dados pela gravidade dos casos discordantes, a partir do estabelecimento de pesos (variando de 0 a 1). A escolha dos pesos é arbitrária, mas a ideia é atribuir 0 quando a discordância for total e 1 quando não houver discordância. Há diversas estratégias para a atribuição desses pesos, sendo a linear e a quadrática as mais utilizadas.

Coeficiente de correlação intraclasse (ICC)

O coeficiente de correlação intraclasse (ICC, do inglês *Intraclass Correlation Coefficient*) é usada quando a variável investigada for quantitativa ou numérica, pois estima o grau de concordância desconsiderando aquela concordância atribuída ao acaso. A expressão para o cálculo do ICC é dada por:

$$ICC = \frac{\sigma_e^2}{\sigma_e^2 + \sigma_d^2}$$

O cálculo do ICC corresponde à soma das distâncias quadráticas de todas as medidas em relação à média, que se relaciona ao conceito de variância, ou seja, quadrado do desvio padrão (σ^2). Essa variabilidade total é decomposta em duas partes: uma devido aos diferentes pacientes (σ_e^2 = variabilidade inter) e outra devido à variabilidade dentro de cada paciente (σ_d^2 = variabilidade intra, que avalia o erro da medida propriamente). Desta forma, se todas as medidas para o mesmo paciente são idênticas, tem-se $\sigma_d^2 = 0$, portanto, ICC = 1, por outro lado, quando não se observa variabilidade entre os pacientes, tem-se $\sigma_e^2 = 0$ (qualquer variabilidade nos dados é atribuída por erro de medida), tem-se ICC = 0.

Apesar do ICC ser adequado para estudos de concordância de uma variável numérica, suas diversas variantes e dificuldades operacionais de estimulação e a falta de uma interpretação clínica imediata para o valor estimado representam algumas limitações no seu uso rotineiro.

Testes estatísticos

Outra proposta para se verificar o grau de concordância em variáveis numéricas seria a utilização de testes de hipóteses. Nesta situação, é verificado se a média das diferenças entre as duas avaliações é estatisticamente igual a zero ou não. Isto é, havendo concordância, por vezes a primeira avaliação pode ser menor que a segunda avaliação e, por vezes, ser maior, mas em valores semelhantes, em média, espera-se que a diferença seja igual a zero. Por outro lado, se houver uma tendencia de não concordância entre as aferições, seja para maiores ou menores valores, o teste estatístico pode demonstrar a presença de viés através de um p-valor pequeno (geralmente menor que 5% ou 1%).

Diferentes testes estatísticos podem ser utilizados para essa finalidade como o teste t pareado, o teste do qui-quadrado de McNemar e o teste de Wilcoxon, a depender do tipo de variável numérica utilizada no estudo.

A principal limitação deste tipo de técnica ocorre, em situações em que metade das avaliações possuem uma média das diferenças entre para cima e a outra metade para baixo, o que geraria um p-valor maior que 0,05, dando a falta impressão de boa concordância entre os dois avaliadores estudados.

Abordagens gráficas

Gráfico de Altman-Bland

Em 1983, Douglas G. Altman e J. Martin Bland propuseram um método para verificação do grau de concordância em estudos que verificaram variáveis numéricas. Ao invés de algum índice que sintetize a concordância, a ideia central desta técnica é a caracterização das diferenças entre as duas avaliações ou métodos para cada unidade de análise (alvo). Portanto, o foco desta abordagem é na variabilidade intra-unidades e não de um índice que sintetize a concordância.

O gráfico de Altman-Bland é um diagrama de dispersão XY, onde no eixo Y se plota a diferença entre as duas avaliações e no eixo X, a média delas. Os limites de concordância também são ilustrados onde: limite inferior = média – 2 desvios padrões e limite superior = média + 2 desvios padrões. Esse gráfico ainda é complementado por uma reta de regressão das médias das avaliações (X) sobre a diferença (Y) e, opcionalmente, também pode se calcular o coeficiente de correlação de Pearson (r) e sua significância estatística (Figura 3).

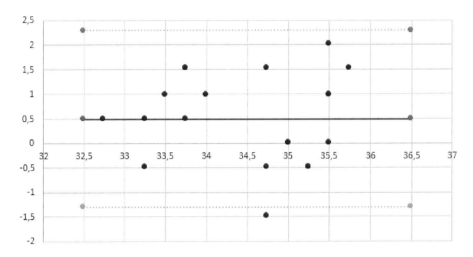

Figura 3 Gráfico de Altman-Bland para as medidas de perímetro cefálico em recém-nascidos a termo, realizadas por dois examinadores (concordância interexaminador).

Desta forma, constrói-se um gráfico onde é possível analisar o quanto a diferença entre as medidas em cada paciente varia em relação a média geral, além da detecção de eventuais outliers (diferenças ou erros absurdos, localizados fora da área entre os limites inferior e superior). Assim, quanto mais estreita a faixa entre os limites inferior e superior, mais concordância existe. Outra vantagem do gráfico de Altman-Bland é de, além de poder detectar a presença de vieses, também pode demonstrar a presença de erro aleatório de uma medida que pode inviabilizar o método. Uma desvantagem deste método é a suposição de distribuição normal para as diferenças, para a determinação dos limites e concordância.

Gráfico de concordância-sobrevivência (*Survival-agreement plot*)

Em 2003, Luiz *et al.* propuseram uma nova abordagem gráfica para estudos de concordância com a utilização de variáveis numéricas. Esta técnica cria um gráfico tal como aquele utilizado na análise de Kaplan-Meier para dados de sobrevivência. A "falha" ocorreria exatamente no valor absoluto das diferenças observadas entre os métodos. No eixo X se coloca o módulo das diferenças observadas e no eixo Y a proporção de casos com diferença de pelo menos cada diferença observada, assim, o eixo Y representa a proporção de casos discordantes.

Usando como exemplo um estudo que busca comparar a aferição do perímetro cefálico ao nascimento de 20 recém-nascidos a termo por dois avaliadores, observamos a construção do gráfico de concordância-sobrevivência na Figura 4.

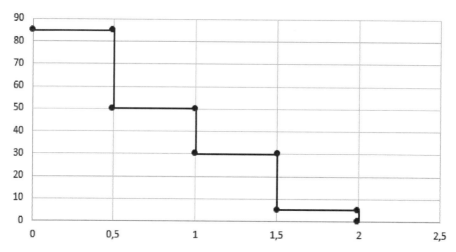

Figura 4 Gráfico de concordância-sobrevivência da aferição do perímetro cefálico em 20 recém-nascidos a termo por dois avaliadores.

Assim, o gráfico consegue demonstrar que, quando consideramos uma diferença tolerável de 0,5 cm entre as medidas de perímetro cefálico entre os dois avaliadores, ter-se-á uma concordância de 50 % e, considerando uma diferença tolerável de 1 cm entre os avaliadores, observa-se uma concord6ancia de 70%. Assim, outras estimativas de concordância em função de limites clínicos estabelecidos (eixo X) são facilmente visualizadas.

Outra vantagem deste método, diferentemente do gráfico de Altman-Bland, é permitir, num mesmo gráfico, a comparação de mais de duas avaliações, com a simples geração de mais de um traçado no mesmo gráfico.

A principal desvantagem desta técnica é, ao se utilizar o módulo das diferenças, perde-se a noção de características das diferenças, sem diferenciar valores positivos e negativos, o que é facilmente observado no gráfico de Altman-Bland, não sendo possível observador vieses fixo e proporcional. Llorca e Delgado-Rodriguez propuseram uma extensão do gráfico de concordância-sobrevivência que permite a visualização do viés fixo, simplesmente separando em dois grupos, as diferenças positivas e as negativas, assim, gerando duas curvas que, não havendo viés, devem ser bem próximas.

Curva ROC

A curva de ROC, do inglês *Receiver Operating Characteristic*, é uma forma de expressar graficamente a relação entre a sensibilidade e a especificidade de um teste diagnóstico e, assim, auxiliar na identificação do melhor ponto de corte a ser utilizado. Pode também ser utilizada para comparar dois ou mais testes diagnósticos para a mesma doença ou desfecho. Essa curva foi primeiramente desenvolvida na década de 1950 para avaliação na detecção de sinais de radar, daí sua denominação em inglês. Essa curva é construída plotando-se os valores de sensibilidade (proporção de verdadeiros positivos) na ordenada (eixo Y) e os valores do complemento da especificidade (1-especificidade), isto é, a proporção de falsos-positivos na abscissa (eixo X).

Para definição do melhor ponto de corte de um teste diagnóstico a partir da utilização da curva ROC, deve-se usar aquele ponto da curva localizado mais próximo ao canto superior esquerdo do gráfico (o "ombro" da curva). Assim, quanto mais próximo do canto superior esquerdo do gráfico, melhor o poder discriminatório do teste e, quanto mais distante, pior o poder discriminatório (Figura 5).

O teste diagnóstico perfeito deve ter sensibilidade e especificidade iguais a 1,0 (100%), ou seja, 1-Especificidade igual a 0. Se alcançássemos um ponto de corte em um teste diagnóstico capaz de obter sensibilidade e especificidade iguais a 1,0 (100%), ou seja, um teste diagnóstico perfeito, a curva de ROC se iniciaria no valor 0,0 de sensibilidade, subindo verticalmente para o valor de 1,0 no eixo Y, para qualquer valor de 1-especificidade diferente de zero. Para um teste sem nenhuma utilidade, a "curva" se apresenta como uma linha reta diagonal, partindo do canto inferior esquerdo até o canto superior direito do gráfico, ou seja, o teste não possui nenhum poder discriminatório.

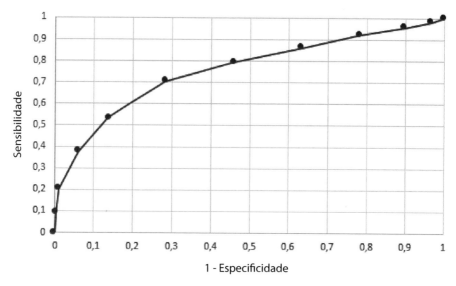

Figura 5 Curva ROC, mostrando a relação entre a Sensibilidade (valores verdadeiros positivos) e 1 - Especificidade (valores falso-positivos).

Dessa forma, o poder discriminatório do teste diagnóstico, ou seja, sua acurácia global, pode ser medido através do cálculo da área sob a curva ROC, quanto maior for a AUROC (do inglês, *area under the ROC curve*), tanto melhor será o teste diagnóstico. Um teste diagnóstico perfeito terá AUROC igual a 1,0 e um teste sem nenhuma utilidade, AUROC igual a 0,5 (nenhuma capacidade de discriminar doença de não doença). Assim, as curvas ROC auxiliam na escolha de entre dois ou mais testes diagnósticos para a mesma doença. Quanto maior a AUROC, tanto melhor será o teste diagnóstico (Figura 6).

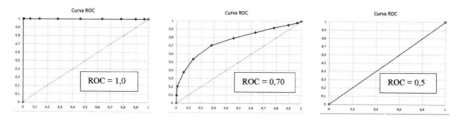

Figura 6 Diferentes curvas ROC, mostrando as áreas sob a curva (AUROC). A curva perfeita teria uma área igual a 1,0 (100%) e a curva sem nenhuma discriminação a área igual a 0,5 (50%).

Referências bibliográficas

Altman DG, Bland JM. Measurement in Medicine: the analysis of method comparison studies. The Statistician. 32:307-317, 1983.

Bewick V, Cheek L, Ball J. Statistics review 13: Receiver operating characteristic curves. Critical Care. 8(6):508-12, 2004.

Bland JM, Altman DG. Statistical Methods for assessing agreement between two methods of clinical measurement. Lancet. 1(8476):307-10, 1986.

da Silva AF, Campos Velo MMA, Pereira AC. Importância da reprodutibilidade dos métodos para diagnóstico em odontologia. RFO UPF. 21(1): 115-20, 2016.

Ferreira JC, Patino CM. Entendendo os testes diagnósticos. J Bras Pneumol. 44(1): 4, 2018.

Fletcher RW, Fletcher SE, Fletcher GS. Epidemiologia Clínica. 5ª ed. Porto Alegre: Artmed, 2014.

Landis JR, Koch GG. The measurement of observer agreement for categorical data. Biometrics. 33(1):159-74, 1977.

Llorca J, Delgado-Rodrigues M. Survival analytical techniques were used to assess agreement of a quantitative variable. Journal of Clinical Epidemiology. 58(3): 314-315, 2005.

Luiz RR, Costa AJL, Kale PL, Werneck GL. Assessment of agreement of a quantitative variable: a new graphical approach. Journal of Clinical Epidemiology, 56(10):593-597, 2003.

Medronho RA, Bloch KV, Luiz RR, Werneck GL (Orgs). Epidemiologia. 2 ed. São Paulo: Editora Atheneu, 2009.

Neves DD, Dias RM, Cunha AJLA. Testes diagnósticos na prática clínica. Pulmão. 12(4): 257-260, 2003.

Staffa SJ, Zurakowski D. Statistical evaluation of diagnostic tests: A primer for pediatric surgeons. J Pediatr Surg. 54[4]:799-804, 2019.

Szklo M, Nieto FJ. Epidemiology: Beyond the Basics. 4th Edition. Burlington: Jones & Bartlett Learning LLC, 2019.

Waterfield T, Foster S, Platt R, Barrett MJ, et al. Diagnostic test accuracy of dipstick urinalysis for diagnosing urinary tract infection in febrile infants attending the emergency department. Arch Dis Child. 107(12):1095-1099, 2022.

Ensaios Clínicos: Porque e Como Randomizar o Estudo

Shieh Huei Hsin
Daniela Carla de Souza

A geração de números aleatórios é importante demais para ser deixada ao acaso.

Robert R. Coveyou

■ Introdução

Após a difícil escolha da pergunta clínica e a clara decisão de seguir com estudo intervencionista controlado, o pesquisador pode ficar atônito diante da necessidade de randomização*. A randomização é um aspecto crucial da pesquisa científica e este capítulo fornecerá uma visão geral da randomização, incluindo definição, motivos de uso, vantagens, tipos de randomização, o uso da análise de intenção de tratar (*intention-to-treat*) e ferramentas para iniciar a randomização do seu estudo.

Conceito

A. Definição: Randomização refere-se ao processo de designar aleatoriamente os participantes do estudo para diferentes grupos ou intervenções.

B. Motivo da randomização: A randomização ajuda a reduzir o viés** de seleção através da imprevisibilidade na alocação de pacientes. Ela fortalece a validade interna de um estudo ao promover maior homogeneidade entre os participantes, garantindo que cada participante tenha uma chance igual de ser designado para qualquer grupo específico. Nestes termos, a visão dominante é de que a randomização é um instrumento de justiça na pesquisa clínica ao dar a mesma oportunidade do paciente receber a intervenção proposta. Desta forma, os pacientes alocados aleatoriamente albergam iguais chances de obter possíveis benefícios de um tratamento intervencionista assim como iguais chances de sofrer efeitos colaterais inesperados do mesmo.

C. Vantagens da randomização: A randomização elimina a subjetividade de alocação de pacientes e ajuda a garantir que quaisquer diferenças observadas entre os grupos se devam à intervenção que está sendo estudada e não a outros fatores como idade, sexo, estado de saúde, ou preferência do médico por um grupo. Sem a randomização é impossível publicar estudos randomizados controlados – *Randomized Controlled Trial* (RCT) – em revistas médicas de alto fator de impacto que seguem as recomendações do CONSORT Statement. Os estudos randomizados controlados são considerados os estudos de excelência de qualidade para avaliação da eficácia de intervenções de forma que a única diferença entre os grupos seja a intervenção em si. A avaliação do desfecho a ser pesquisado e dos resultados permite concluir a eficácia da intervenção. O estudo randomizado controlado é definidor do padrão-ouro da pesquisa clínica.

D. Desvantagens da randomização: Pode ser difícil de implementar em alguns estudos, principalmente quando se tem muitas variáveis a randomizar. Pode não ser viável/efetivo para tamanhos de amostra pequenos. Um grupo de 20 pacientes, por exemplo, dificilmente alcançará homogeneidade com randomização. E finalmente, pode não levar em consideração diferenças individuais entre os participantes.

Tipos de randomização

A. Randomização Simples: Esta é a forma mais básica de randomização, onde os participantes são designados aleatoriamente para diferentes grupos ou intervenções. Embora possa usar randomização simples em qualquer estudo controlado, uma boa recomendação para melhor uso da randomização simples é quando temos uma amostra grande (n acima de 200) onde podemos alcançar maior chance de grupos homogêneos. Toda randomização simples pode causar desbalanceamento e deve ser levado em conta para não fazer um estudo, p.ex., com 30 pacientes e o acaso delimitar 20 pacientes num grupo e 10 em outro, o que pode não ser desejável. Recomendamos usar randomização simples com cuidado e crítica.

B. Randomização em bloco: envolve dividir os participantes em blocos menores e em cada bloco observar o mesmo número de pacientes entre grupo intervenção e controle, evitando desbalanços de participantes por grupo. Recomendado para estudos com amostra menor ou estudos com análise interina, onde o estudo clínico pode terminar prematuramente por benefício ou malefício comprovado da intervenção. Um estudo prospectivo de 200 pacientes pode ser dividido, por exemplo, em blocos de 20 e assim, cada um dos 10 blocos terá 20 pacientes sendo 10 pacientes do grupo intervenção e 10 do grupo controle. Se na análise interina com 120 pacientes, o resultado apontasse para um benefício evidentemente maior na mortalidade no grupo intervenção, seria antiético continuar o estudo com o uso de grupo controle, mas ficaria assegurado pela randomização em bloco que teria um equilíbrio de 60 pacientes em cada grupo. Recomendamos o uso da randomização em bloco sempre que possível.

C. Randomização estratificada: envolve dividir os participantes em estratos com base em certas características (por exemplo, idade, sexo ou gravidade da doença principal) e, em seguida, designar aleatoriamente os participantes dentro de cada estrato para diferentes grupos. Quanto mais estratos, mais difícil a randomização, mas a ideia é prover dentro de cada estrato uma randomização para o grupo controle ou grupo intervenção. De forma simples, podemos exemplificar com um estudo sobre bronquiolite na faixa pediátrica em que os fatores prematuridade extrema e cardiopatia com hiperfluxo pulmonar foram considerados estratos importantes por serem considerados pacientes de maior gravidade para evolução de bronquiolite grave. A alocação dos pacientes seguirá através de 2 listas de randomização independentes de pacientes normais ou pacientes graves (prematuro extremo e cardiopata) com igual chance de serem alocadas no grupo A ou B; promovendo assim o balanceamento na randomização tanto nos pacientes normais como para os pacientes graves. Recomendamos o uso da randomização estratificada quando existe um fator de risco que tenha um grande impacto no desfecho da pesquisa.

D. Randomização adaptativa covariável: técnica usada em ensaios clínicos para melhorar o equilíbrio das características do paciente entre os grupos de tratamento. Nessa abordagem, os pacientes são randomizados para grupos de tratamento com base em certas características como idade ou gravidade da doença, além do acaso. Ao fazer isso, aumenta-se a probabilidade de equilibrar importantes variáveis de prognóstico entre os grupos de tratamento, o que pode melhorar a eficiência estatística e a validade do estudo. Suas principais desvantagens consistem na complexidade, exigir mais recursos, apresentar risco potencial de introduzir viés e ter aplicabilidade limitada, já que não se aplica a todos os estudos.
Pela dificuldade de implementação, a randomização adaptativa covariável é bastante rara de ser recomendada, embora possa ser particularmente útil na pesquisa pediátrica onde pode haver fatores prognósticos importantes que diferem entre faixas etárias ou subtipos de doenças. Por exemplo, em um ensaio clínico avaliando um

novo medicamento para asma pediátrica, os pesquisadores podem querer garantir que os grupos de tratamento sejam equilibrados para importantes variáveis de prognóstico como idade, gravidade dos sintomas da asma e uso de outros medicamentos para asma.

E. Randomização por *clusters*: trata-se de uma abordagem utilizada para distribuir aleatoriamente os participantes do estudo em grupos ou unidades maiores, em vez de indivíduos isolados. Esses grupos, também chamados de *clusters*, podem ser escolas, comunidades, hospitais, clínicas ou qualquer outra unidade que seja relevante para a pesquisa em questão. Um exemplo pediátrico seria fazer um estudo randomizado de um antiparasitário novo nas UBS de uma cidade onde o tratamento intervencionista seria comparado ao tratamento padrão e as Unidades Básicas de Saúde (UBS) seriam sorteadas ao invés de crianças individuais.

A randomização por *clusters* é frequentemente utilizada em estudos que envolvem intervenções em larga escala, nos quais é inviável ou impraticável randomizar indivíduos isoladamente. Ela ajuda a evitar a contaminação entre os grupos de tratamento, já que os participantes dentro de um mesmo *cluster* tendem a ser mais semelhantes entre si do que com os participantes de outros *clusters*.

F. Randomização por minimização. A randomização por minimização é um método utilizado em estudos clínicos para equilibrar as características dos pacientes nos grupos de tratamento, a fim de reduzir o viés de seleção e aumentar a validade dos resultados. Nesse método, são utilizadas características dos pacientes para minimizar as diferenças entre os grupos, garantindo uma distribuição equilibrada das variáveis de interesse.

Apresentamos um exemplo de como realizar a randomização por minimização em um estudo pediátrico passo a passo:

Passo 1: Definir as características de minimização

Identifique as características dos pacientes que você deseja equilibrar nos grupos de tratamento. Por exemplo, suponha que você esteja conduzindo um estudo para avaliar a eficácia de dois medicamentos diferentes para tratar uma condição pediátrica. As características de minimização podem incluir a idade, a gravidade da condição no início do estudo e a presença de comorbidades.

Passo 2: Atribuir escores às características de minimização

Atribua escores numéricos às características de minimização. Por exemplo, você pode atribuir o valor. Assim você pode atribuir escores de acordo com faixas etárias, como 1 para pacientes com menos de 1 ano, 2 para pacientes de 1 a 5 anos e assim por diante. Para a gravidade, pode atribuir 1 para leve, 2 para moderada e 3 para grave. Continue atribuindo escores para cada característica de minimização.

Passo 3: Calcular a soma dos escores para cada paciente

Some os escores atribuídos a cada paciente com base nas características de minimização. Por exemplo, se um paciente de menos de 1 ano, gravidade moderada e 3 comorbidades será atribuído como 1 + 2 + 3, a soma dos escores será igual a 6.

Passo 4: Alocar os pacientes em grupos de tratamento

Ordene os pacientes em ordem crescente com base na soma dos escores. Em seguida, aloque alternadamente os pacientes aos grupos de tratamento, começando pelo grupo de tratamento A e, em seguida, atribuindo o próximo paciente ao grupo de tratamento B. Continue esse processo até que todos os pacientes tenham sido alocados.

Passo 5: Verificar o equilíbrio das características de minimização

Após a alocação dos pacientes nos grupos de tratamento, avalie se as características de minimização foram equilibradas. Calcule as médias ou proporções para cada grupo de tratamento e compare-as. Você pode usar testes estatísticos apropriados para verificar se existem diferenças significativas entre os grupos em relação às características de minimização.

Passo 6: Análise estatística

Realize a análise estatística para comparar os resultados entre os grupos de tratamento, levando em consideração as características de minimização equilibradas. Utilize os métodos estatísticos adequados para testar a hipótese em questão e interpretar os resultados.

Lembrando que esse é apenas um exemplo ilustrativo de como realizar a randomização por minimização em um estudo pediátrico. A implementação prática pode variar dependendo do design do estudo, das características dos pacientes e das necessidades específicas da pesquisa. É sempre recomendado buscar orientação de um especialista em estudos clínicos ao realizar esse tipo de análise.

▪ Análise de intenção de tratar (*intention-to-treat analysis*)

O pesquisador uma vez iniciado o estudo clinico intervencionista randomizado se depara, às vezes, com violações de protocolo como algum paciente receber erroneamente o tratamento do grupo não sorteado ou haver desistência do termo de consentimento podendo alterar a randomização, abalando a randomização do estudo. Para esta questão, a maioria dos autores adota análise de intenção de tratar.

A. **Definição**: A análise por intenção de tratar envolve a análise dos participantes de acordo com o grupo ao qual foram originalmente sorteados, independentemente de terem recebido ou não a intervenção.

B. **Vantagens da Análise de Intenção de Tratar**: Este tipo de análise ajuda a manter a randomização do estudo e evitar viés devido a não adesão ou desistências.

C. **Desvantagens e viés**: No entanto, a análise de intenção de tratar pode introduzir viés se a não adesão ou desistências estiverem relacionadas ao resultado que está sendo medido. Esse tipo de viés é conhecido como "viés de atrito" e pode levar a uma subestimação ou superestimação dos efeitos do tratamento. Um exemplo de uso abusivo do *intention-to-treat* é quando existe muita violação de protocolo o que deveria gerar na publicação uma análise "per protocolo" adicional, ou seja, além dos resultados do intention to treat, publicar tabela adicional com o resultado de acordo com o que cada paciente recebeu de fato como intervenção. Embora não tenha um "*cutt-off*" publicado, recomendamos que seja obrigatório aos autores que publique a análise *per protocolo* se houver violação de mais de 5%-10% do protocolo de randomização ou quando o resultado da análise per protocolo difira substancialmente do resultado do *intention-to treat*.

Como randomizar

Há diversos métodos para gerar sequência aleatória que torna imprevisível a alocação do próximo paciente. A imprevisibilidade na alocação vale ouro e o pesquisador hasteia uma bandeira branca de honestidade quando intenta fazer randomização do seu estudo, delegando ao acaso o poder de escolher qual paciente irá receber a intervenção proposta. Portanto, apresentaremos uma versão prática de randomização que poupa tempo e esforço para o seu ensaio randomizado. É interessante notar que por outro lado, os estudos com alto risco de viés como estudos **não-randomizados** (p.ex.: alocação feita por escolha do paciente, vontade do médico ou por disponibilidade) e os estudos quasi-randomizados (p.ex., alocação por mês do ano, por alocação alternada ou por dia ímpar/par) devem ser evitados por apresentarem uma variação previsível e promoverem uma quebra de sigilo de alocação.

Métodos com baixo risco de viés (alocação IMPREVISÍVEL)

Métodos de baixo custo e baixa tecnologia: A premissa conhecida por todos é que qualquer randomização é superior a qualquer estudo não randomizado. Embora possível e de baixo custo, não recomendamos como primeira escolha jogar moedas (cara ou coroa), lançar dados (p.ex., 1 e 2 >>> grupo A; 3 e 4 >>> grupo B; 5 e 6 >>> grupo C), sortear cartas (copas grupo A, espadas grupo B, ouro grupo C, paus grupo D) ou pedir para que a próxima pessoa que entre em sua sala escolha A ou B. Todos eles estão sujeitos a produzir viés por haverem moedas, cartas, dados e escolhas viciadas. Existem dados irregulares, moedas desgastadas de forma não uniforme ou pessoas que atribuem inconscientemente o grupo A como melhor que grupo B. Embora seja randômico, só use estas técnicas na ausência de uma técnica melhor.

Tabela de números aleatórios impressas em livros de epidemiologia: são confiáveis já que foram geradas na maioria das vezes por um sistema computacional. Embora seja possível pegar em livros de estatística, decidimos criar algumas tabelas permutáveis geradas aleatoriamente com um programa computacional de randomização nosso (HU-USP) apresentadas no apêndice. As tabelas de randomização incluem randomização simples para 2 grupos (*Tabela 1*); randomização em blocos para 2 grupos (*Tabela 3*), randomização 1:2 (*Tabela 5*) e randomização de 3 grupos simples (Tabela 2) e em blocos de 15 (Tabela 4). A maneira mais fácil de usar as tabelas de randomização é usar a sequência crescente na ordem habitual em algarismo romano (I a X). Para usar como tabela permutável, vamos usar o exemplo da Tabela 3 em blocos. O pesquisador pode fazer um sorteio ÍMPAR (colunas I, III, V, VII e IX), um sorteio PAR (II, IV, VI, VIII, X), um sorteio decrescente (X a I), um sorteio ÍMPAR decrescente, um sorteio PAR decrescente. Se preferir, pode usar aleatório numeradas em algarismo romano e, assim, a randomização da sequência das colunas sorteadas. Por exemplo, numa randomização de blocos de 20 foi sorteado as colunas V, II, X e IV para um estudo de 80 pacientes em vez da sequência habitual I, II, III, IV. Assim, copia-se em ordem para a planilha de pacientes a randomização os 20 primeiros pacientes da coluna V, depois as 20 da coluna II, depois as 20 da coluna X e finalmente as 20 da coluna IV, obtendo um resultado randômico do seu estudo que será diferente de outros pesquisadores que utilizarem a mesma tabela impressa.

Softwares geradores de tabela de números aleatórios

Os softwares geralmente são confiáveis em gerar números aleatórios, mas estes programas computadorizados podem conter erros de programação e devem ser testados incansavelmente até obterem a credibilidade para serem utilizados em sua randomização. Testamos e aprovamos alguns sites gratuitos de randomização *on-line* assim como programas (aplicativos) que podem funcionar aparentemente bem, mas que podem ter a desvantagem de possível falta de segurança por eventual código malicioso (vírus ou malware) no programa de randomização. Num mundo ideal, a randomização seria feita individualmente por um profissional de tecnologia de informação ou através de um pacote estatístico gerador de números aleatórios de uma empresa idônea. Em programação, pode-se criar *software* para uso pessoal e reside basicamente em usar a função *random* do computador que retorna um número entre 0 e 1. Através de lógica matemática, pode-se, por exemplo, designar valores menores que 0,5 para grupo A e valores maiores que 0,5 para grupo B, obtendo-se 2 grupos. Uma lógica computacional mais elaborada permite sorteio de quantos grupos forem necessários de forma aleatória.

Em conclusão, a randomização é um aspecto valioso e crítico da pesquisa científica que ajuda a reduzir o viés e aumentar a validade interna de um estudo. Para o bom funcionamento da randomização, os investigadores e os participantes devem ser incapazes de prever em qual grupo cada participante será alocado. O sigilo de alocação de todos os participantes do estudo deve ser estrito para que o benefício da randomização não se perca. Existem diferentes tipos de randomização que devem ser adequadas para seu estudo. Ao compreender a randomização e suas potenciais vantagens, os pesquisadores podem tomar decisões informadas sobre como projetar e analisar seus estudos utilizando preferencial ferramentas confiáveis.

Para se aprofundar no assunto

Vídeos

    https://www.youtube.com/watch?v=e-RH60crR64 (1:32 min)
    https://www.youtube.com/watch?v=RrzlCTnp1Wk (7:04 min)
    https://www.youtube.com/watch?v=YreT2eQWJ-E (3:51 min)
    https://www.youtube.com/watch?v=UB1A62u9fBE (2:25 min)
    https://www.youtube.com/watch?v=FlQVQz5d02s (22:05 min)

** ***Random*** *em estudo clínico é a palavra do vocabulário inglês que denota aleatório, não previsível, ausência de padrão*

** ***Viés ou bias*** *são termos que significam distorção ou tortuosidade na maneira de observar, de julgar ou de agir, devendo ser evitados em pesquisas científicas.*

Referências bibliográficas

1. Schulz KF, Grimes DA. Generation of allocation sequences in randomised trials: chance, not choice. Lancet. 2002 Feb 9;359(9305):515-9
2. Schulz KF, Grimes DA. Allocation concealment in randomised trials: defending against deciphering. Lancet. 2002 Feb 16;359(9306):614-8.
3. Altman DG, Schulz KF. Statistics notes: Concealing treatment allocation in randomised trials. BMJ. 2001 Aug 25;323(7310):446-7
4. Schulz KF, Altman DG, Moher D, et al. CONSORT 2010 Statement: updated guidelines for reporting parallel group randomised trials. BMC Med. 2010;8:18
5. Boutron I, Altman DG, Moher D, Schulz KF, Ravaud P; CONSORT NPT Group. CONSORT Statement for Randomized Trials of Nonpharmacologic Treatments: A 2017 Update and a CONSORT Extension for Nonpharmacologic Trial Abstracts. Ann Intern Med. 2017;167(1):40-47.
6. Deaton A, Cartwright N. Understanding and misunderstanding randomized controlled trials. Soc Sci Med. 2018;210:2-21
7. Altman DG. Avoiding bias in trials in which allocation ratio is varied. J R Soc Med. 2018;111(6):205-206.
8. Zabor EC, Kaizer AM, Hobbs BP. Randomized Controlled Trials. Chest. 2021;159(2):650-662
9. Schulz KF. Subverting randomization in controlled trials. JAMA. 1995;273(21):1677-1678.
10. Technologies for Automating Randomized Treatment Assignment in Clinical Trials. Ther Innov Regul Sci [Internet]. 1998;32(2):599-602.8;274(18):1456-8.
11. Scott W, McPherson GC, Ramsay CR. The method of minimization for allocation to clinical trials: a review. Control Clin Trials. 2003;24(6):105-112.

APÊNDICE

Tabela 1 Randomização Simples: Pacientes divididos em grupo A e B.

Simples	I	II	III	IV	V	VI	VII	VIII	IX	X
1	A	B	B	B	B	A	B	B	B	B
2	B	B	B	B	B	B	B	A	A	B
3	B	B	B	B	B	A	B	A	B	A
4	A	B	B	B	B	A	A	A	A	B
5	B	A	A	B	A	A	B	B	B	A
6	A	B	A	B	B	B	A	A	A	B
7	B	B	B	A	A	B	B	A	B	B
8	B	B	B	B	B	B	A	B	B	B
9	B	B	A	A	A	B	B	A	B	A
10	A	A	B	B	B	A	B	B	A	B
11	A	A	B	A	A	B	A	A	B	B
12	B	A	A	B	A	B	A	A	A	A
13	A	B	A	A	B	B	B	A	A	A
14	B	B	A	A	B	A	A	B	A	B
15	A	B	B	A	A	B	B	B	B	A
16	B	A	A	B	A	B	A	B	A	A
17	A	B	A	A	B	A	A	B	B	A
18	B	A	B	A	A	A	A	A	A	A
19	A	A	B	A	A	A	B	A	A	B
20	A	B	B	B	A	A	A	A	B	A

Tabela 2 Randomização Simples: Pacientes – grupo A, B, C.

Simples	I	II	III	IV	V	VI	VII	VIII	IX	X
1	B	B	A	C	C	C	A	A	B	B
2	B	A	A	A	B	A	B	C	A	A
3	B	A	B	A	A	B	A	A	C	A
4	B	C	B	A	C	B	A	A	C	A
5	A	B	B	A	B	B	B	A	B	A
6	C	B	B	B	C	C	C	A	C	C
7	B	A	A	A	B	B	C	C	B	C
8	B	B	C	B	B	C	B	B	C	C
9	C	B	C	C	B	C	A	A	B	A
10	C	A	C	A	A	C	A	B	B	B
11	A	C	C	A	B	A	C	B	A	A
12	A	C	C	A	C	A	B	B	A	A
13	B	A	B	B	C	B	C	B	A	A
14	C	C	B	B	A	B	B	A	B	B
15	C	B	B	C	C	C	C	C	A	C

Tabela 3 Tabela de Randomização em blocos de 20 – Grupo A e B

bloco 20	I	II	III	IV	V	VI	VII	VIII	IX	X
1	B	A	B	B	A	B	A	B	A	A
2	B	A	B	A	B	B	B	A	B	B
3	A	B	A	A	A	A	B	B	A	A
4	B	B	A	B	B	B	A	A	A	A
5	A	B	B	A	B	A	B	B	A	B
6	A	A	A	A	A	B	A	B	A	B
7	A	B	B	A	A	A	B	A	A	A
8	B	A	B	B	B	A	A	B	B	B
9	B	A	A	B	B	B	A	A	B	B
10	B	B	A	B	A	A	B	B	A	A
11	B	B	A	A	B	B	B	A	B	B
12	A	A	A	B	B	B	A	A	B	B
13	A	A	B	B	B	A	A	B	A	B
14	B	B	A	A	A	B	B	A	B	A
15	A	A	A	A	A	B	B	B	B	B
16	A	B	B	B	B	A	A	B	B	A
17	B	A	A	B	A	A	B	A	B	A
18	A	B	B	A	A	B	A	A	A	B
19	A	B	B	B	A	A	B	B	A	A
20	B	A	B	A	B	A	A	A	B	A

Tabela 4 Tabela de Randomização em blocos de 15 – Grupo A, B e C.

bloco 15	I	II	III	IV	V	VI	VII	VIII	IX	X
1	C	C	A	B	B	B	B	A	C	A
2	B	A	C	C	C	B	A	A	A	C
3	B	C	B	B	C	B	A	B	B	A
4	B	C	A	C	B	C	A	A	C	C
5	C	B	A	B	A	B	C	B	C	C
6	B	B	B	A	C	A	A	C	B	B
7	A	A	C	C	B	A	B	B	B	C
8	C	A	B	B	A	C	B	C	C	B
9	C	B	C	A	B	A	C	C	A	A
10	A	A	C	C	A	C	B	B	A	B
11	C	C	C	C	C	A	C	B	B	A
12	A	B	A	A	A	A	A	A	A	C
13	A	B	B	A	A	C	C	C	B	B
14	B	C	B	B	C	B	B	C	A	A
15	A	A	A	A	B	C	C	A	C	B

Tabela 5 Tabela de Randomização 1:2 – Grupo A e B

R_1:2	I	II	III	IV	V	VI	VII	VIII	IX	X
1	B	A	B	B	B	A	B	A	B	A
2	A	B	B	A	B	B	A	B	B	B
3	B	B	A	A	B	B	B	B	A	B
4	B	A	B	B	A	A	A	B	B	B
5	A	B	B	A	A	A	B	B	B	B
6	B	B	B	B	A	B	B	B	B	B
7	B	A	B	B	B	B	B	A	A	A
8	A	B	A	B	B	B	B	A	B	A
9	B	A	B	A	B	A	B	B	B	B
10	B	B	B	B	B	B	A	B	B	A
11	A	B	B	B	A	B	B	B	A	B
12	A	B	B	A	B	B	A	A	A	B
13	B	A	B	B	B	A	B	B	B	A
14	B	B	A	B	A	B	A	B	B	B
15	B	B	A	B	B	B	B	A	A	B

capítulo 13

Desafios e Considerações ao Implementar o Cegamento em Estudos

Shieh Huei Hsin
Daniela Carla de Souza

"A primeira barreira a ser derrubada em um estudo cego é a descrença do pesquisador sobre o sucesso de sua implementação

Shieh H. Hsin

■ Introdução

Boas práticas em pesquisa clínica elevam o padrão de um estudo. Boas definições de critério de inclusão e exclusão, por exemplo, definem os pacientes que podem realmente benefiar-se de um tratamento. O padrão ouro em estudo clínico inclui obrigatoriamente o cegamento com randomização. Enquanto a randomização é o *padrão mínimo* necessário para avaliar uma intervenção, o cegamento representa o *padrão ouro* da não interferência dos participantes nos resultados do estudo clínico. Não há elemento mais precioso do que ter os resultados sem a contaminação de viés. Notadamente, temos muitas publicações de estudos randomizados controlados na atualidade, isto é, muitos estudos alcançaram o padrão mínimo. Outrossim, a maioria destes estudos randomizados desistiu de implementar o cegamento em seu projeto, o que torna o trabalho cego uma exceção quando deveria ser a regra em estudos randomizados.

O tema deste capítulo almejará o entendimento do cegamento em pesquisa clínica. Como ilustração, pode-se fazer dezenas de estudos observacionais sobre o uso de frutose e glicose para avaliar a dor do recém-nascido, mas somente um estudo controlado e cego chegará a conclusões definitivas como aconteceu em 2018 com um estudo publicado por Mustafa Akçam[1]. Os trabalhos não cegos podem sugerir a eficácia de uma intervenção, mas raramente são definitivos em seus resultados porque são ferramentas circunstancias, podendo ter sofrido interferência pelos participantes do estudo. Assim, apenas o trabalho cego tem o poder de prover resultados totalmente imparciais.

Forneceremos uma visão geral da definição, motivos de uso, vantagens, tipos de cegamento e dicas práticas para iniciar o cegamento do seu estudo.

■ Cegamento em estudos[2-7]

A. **Definição**: Cegamento ou mascaramento refere-se ao processo intencional de não permitir aos participantes do estudo (pacientes, familiares, médicos, avaliadores de resultados ou estatísticos) de saber para qual intervenção o paciente foi alocado.

B. **Racionalidade do cegamento:** O cegamento é o componente complementar essencial da randomização, ajudando a reduzir o viés de tratamento, fortalecendo a validade interna de um estudo ao instrumentar a ausência de interferência dos participantes do estudo na avaliação dos desfechos clínicos. Assim, o resultado das intervenções será atrelado apenas ao tratamento intervencionista do estudo. O conhecimento prévio do paciente ou do médico sobre a intervenção recebida pode prejudicar na avaliação dos resultados. Pacientes que acreditam estar recebendo uma intervenção nova experimental podem ter resultados melhores se houver uma crença pessoal que o tratamento funcione. O simples fato de receber um placebo da cor vermelha já é suficiente para alterar o resultado do tratamento a ser percebido pelo paciente. Médicos com convicções próprias sobre possível eficácia do tratamento podem interferir na coleta tendenciosa de resultados e efeitos alcançados. Um médico negativista quanto à intervenção dada pode documentar mais efeitos colaterais e, assim, alterar a pontuação de escore clínico de forma parcial. Médicos sugestionados pela força de uma marca da indústria farmacêutica ou pela crença pessoal de eficácia de novas medicações podem superestimar os efeitos desta terapêutica. Ao destacar a importância do cegamento em estudos pediátricos, é possível enfatizar que a validade dos resultados depende em grande parte da garantia de que o estudo foi conduzido de forma cega, minimizando assim a introdução de viés que poderiam comprometer a confiabilidade dos achados.

O processo de cegamento inclui análise e planejamento pré-estudo, implementação racional, controle do cegamento, descrição pormenorizada e monitorização que geralmente envolve questionários pós estudo para verificar se houve violação de cegamento.

C. **Vantagens do cegamento:** O cegamento elimina ou minimiza a subjetividade e a interferência dos participantes do estudo, ajudando a garantir que quaisquer diferenças observadas entre os grupos sejam devidas à intervenção que está sendo estudada, e não devido a outros fatores. O cegamento é um aspecto essencial para garantir a efetividade da randomização na pesquisa clínica, selando o padrão ouro do *CONSORT Statement* que rege as diretrizes de publicação científica para estudo randomizado controlado. As diretrizes do *Consort Statement* quanto à randomização e ao cegamento estão relatadas na tabela 1.

Ainda que o cegamento de um estudo científico fique inviável, as diretrizes pedem a transparência da publicação do motivo do não cegamento no estudo. O pesquisador que opta por randomização

Tabela 1 CONSORT Statement* para a publicação de trabalhos randomizados cegos.

Randomização	Cegamento (mascaramento)
Indicar que o estudo foi um ensaio clínico randomizado	Indicar se o estudo foi cego (cegado)
Descrever o método de randomização utilizado	Descrever como o cegamento foi realizado e mantido
Especificar o tipo de randomização empregada	Fornecer informações sobre a eficácia do cegamento
Indicar como a randomização foi ocultada	Relatar qualquer violação do cegamento
Relatar o n de participantes randomizados em cada grupo	e medidas tomadas para minimizar o viés

num trabalho científico, concorda em não interferir na escolha de qual tratamento o paciente irá receber. Já o pesquisador que faz randomização e cegamento em seu estudo, confia tanto no tratamento que não só concorda na alocação aleatória, mas implementará medidas para não interferir na coleta de dados, na avaliação dos resultados e minimizará ativamente a subjetividade dos participantes do estudo através do cegamento. Este é o padrão ouro a ser conquistado em todo estudo clínico. Em desfechos objetivos como a mortalidade, o uso do cegamento pode ser útil para que a reanimação cardiovascular não seja diferente para os grupos do estudo.

D. Desvantagens do cegamento: Existem muitas desculpas para o não cegamento do estudo clínico, mas poucas delas são realmente dignas de serem consideradas justificativas válidas. A maioria das desculpas referem-se a pouca familiaridade com o cegamento, à dificuldade de implementação, ao custo adicional envolvido, à falta de ferramentas para cegamento, maior demanda de tempo e ao fato do cegamento não ser o "design do estudo". A maioria das desculpas, incluindo a desculpa financeira, pode ser solucionada com maior aprofundamento no assunto, mais planejamento, mais informação, mais engajamento de outros setores (farmácia clínica, enfermagem, informática, ajuda externa), mais desempenho e criatividade. A questão que o pesquisador deve responder é se vale fazer três estudos randomizados controlados para responder uma questão ou apenas um único estudo randomizado controlado e cego. Em alguns estudos, o cegamento poderá ser difícil de implementar como em casos de pacientes cirúrgicos (justificativa válida). Embora possa ser simulado uma cicatriz cirúrgica no grupo controle com curativos no esquema de duplicação de tratamentos (*dummy intervention*), fica difícil não identificar o paciente submetido à intervenção cirúrgica pelo médico. Nos casos de exceção de cegamento, o SIGILO DE ALOCAÇÂO deverá ser sempre mantido. O sigilo de alocação sempre será possível em todos os estudos randomizados, pois refere-se à ocultação prévia da randomização para o paciente e participantes do estudo. O modo de implementar geralmente vale-se de uma central de informação, envelopes selados duplamente (não visíveis à exposição à luz por transparência) ou *software* de randomização com avaliadores externos. Entretanto, vale lembrar que a única desculpa que não deve ser aceita sem críticas é que "o cegamento do estudo randomizado não estava previsto no *design* do estudo", pois implica que o pesquisador não teve compromisso com possíveis interferências nos resultados do estudo. Uma coisa é o cegamento ser impossível para o estudo e outra é desistir antes de esgotar todos os recursos possíveis. Desistir do cegamento é desistir da avaliação imparcial dos resultados. Desistir da imparcialidade significa que o autor tem medo que a verdade sobre a real efetividade da intervenção pode já estar comprometida.

Tipos de Cegamento

Teoricamente todos os participantes de um estudo clínico poderiam ser cegados se houvesse como contratar equipes distintas do serviço de origem. Os principais envolvidos no estudo são relacionados a pacientes, médicos, aplicadores de intervenções (geralmente enfermagem ou fisioterapia), coletores de dados, e estatísticos (análise de dados). Resumidamente, existem três diferentes tipos de cegamento que podem ser aplicados em um estudo clínico[3]:

- **Cegamento simples**: Nesse caso, os participantes do estudo (pacientes e familiares) não têm conhecimento se estão recebendo o tratamento intervencionista ou o placebo. Os pesquisadores e avaliadores, no entanto, estão cientes da alocação *(Figura 1)*. É o cegamento mais fácil de ser realizado e a maioria dos trabalhos cegos o utilizam. A maior desvantagem consiste que os médicos e pesquisadores conhecem a medicação em uso e poderiam, voluntariamente ou involuntariamente, revelar a alocação do paciente e comprometer o mascaramento.

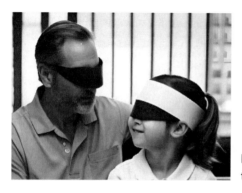

Figura 1 Cegamento simples: paciente e familiares cegos.

- **Duplo cegamento**: Aqui, tanto os participantes quanto os pesquisadores e avaliadores são mantidos no escuro sobre a alocação do tratamento. Isso significa que nem o grupo de intervenção nem o grupo de controle/padrão sabem qual tratamento estão recebendo, e os pesquisadores que interagem com os participantes e avaliam os resultados também não sabem *(Figura 2)*. Este é o método de cega-

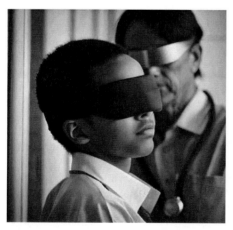

Figura 2 Cegamento duplo: paciente e médicos cegos para a intervenção.

mento mais recomendado para publicação e requer um pouco mais de planejamento e criatividade para a implementação ou, em havendo financiamento, contratar equipes externas independentes para fazer a prescrição de medicamentos, a efetivação do tratamento, a manutenção do sigilo de alocação e a coleta de dados.

- **Triplo cegamento**: Além do cegamento duplo, um terceiro grupo (geralmente os estatísticos envolvidos na análise dos dados) também é mantido no escuro sobre a alocação do tratamento. Esse tipo de cegamento é menos comum, mas pode ser usado em estudos complexos ou com múltiplas intervenções (*Figura 3*). Quando todos os envolvidos no estudo estão cegos em relação ao tratamento administrado, as expectativas pessoais e preconceitos podem ser reduzidos, garantindo uma avaliação mais imparcial dos resultados. Vale lembrar que embora muitos estudos relatem apenas como sendo duplo-cego, ao analisarmos rigorosamente, veremos que os estatísticos têm pouco poder de influenciar no resultado e a maioria dos estudos duplo-cegos poderiam ter um comportamento triplo cego, onde o estatístico não interferiu de forma ativa para a produção de resultados que favoreça um determinado grupo. Por exemplo, um estudo com desfecho principal objetivo e único, como mortalidade, o estatístico mesmo não sendo cego aos grupos, não afetará o desfecho final de cada grupo e, assim, mesmo não cegando o estatístico, o trabalho comporta-se como triplo cego. O estatístico ser cego não é primordial na maioria dos estudos clínicos randomizados, sendo pre-

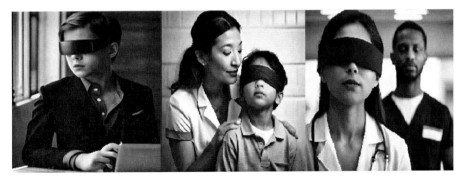

Figura 3 Triplo cegamento: o estatístico, o paciente e o médico são cegos ao tratamento intervencionista.

ferencialmente recomendado o duplo cego. Em casos em que possam haver desvios do estudo, por exemplo, por pressão ativa do pesquisador principal para torturar os dados da pesquisa para explicitar uma conclusão que pode não ter sido contemplada nos resultados principais ou para favorecer algum tratamento, a segurança para este comportamento é blindar o trabalho com triplo cegamento. Dessa forma, toda análise de subgrupos que não foram definidos previamente no registro do estudo principal, por exemplo, no *clinicaltrials.gov*, deve ser analisado com suspeição. O jeito mais simples de um trabalho duplo cego virar triplo cego é entregar a planilha de dados codificada ao estatístico pelos grupos de randomização, por exemplo, grupo A e B, já preparada na fase de coleta de dados, substituindo os títulos de grupo intervenção ou controle.

É importante enfatizar que o objetivo do cegamento é minimizar a influência dos preconceitos e expectativas tanto dos participantes quanto dos pesquisadores e avaliadores, permitindo uma avaliação imparcial dos resultados.

Métodos de cegamento em pesquisa clínica pediátrica

- **Placebo**: O uso de um placebo que é uma substância inerte ou tratamento simulado, pode ser uma estratégia eficaz para cegar os participantes. Isso envolve fornecer um tratamento sem efeito ativo para o grupo de controle, enquanto o grupo de intervenção recebe o tratamento real. A vantagem está em não ter efeito colateral, mas poderá ser questionado como antiético se houver um tratamento eficaz disponível para a doença estudada. Geralmente são usadas pílulas de amido, soro fisiológico ou outra substância inerte com a colaboração da farmácia clínica. O estudo inalatório de L-Adrenalina na laringite pós intubação envolveu um placebo produzido na farmácia (SF 0,9% em frascos de 5 ml, semelhantes em suas características físicas a de frascos de 5 ml de L-Adrenalina previamente preparada)[8]. Para evitar reação da luz na L-adrenalina os frascos com substância ativa e placebo foram envolvidos com papel alumínio e descartados de tempos em tempos, caso nenhum paciente tenha preenchido os critérios de inclusão e termo de consentimento livre e esclarecido na validade da medicação.

- **Placebo ativo**: Em alguns casos, é necessário desenvolver uma intervenção de placebo que seja semelhante em aparência, sabor ou formato ao tratamento real. Isso é especialmente relevante em estudos que envolvem medicamentos ou intervenções com características distintas. Um exemplo de placebo ativo é o trabalho de 1964 de Shader e cols. que usaram uma combinação de baixas doses de fenobarbital mais atropina para imitar a sedação e a boca seca produzidas pelas fenotiazinas[9].

- ***Double dummy***: É a técnica de duplicar tratamentos recebidos. É a repetição monótona de tratamentos tantos quanto forem os tratamentos instituídos. Digamos que a intervenção seja comparar um novo tratamento inalatório para asma comparado a um tratamento via oral de metilprednisolona. Por motivos óbvios visuais, tanto para pacientes como avaliadores ficará fácil identificar a que grupo pertencem se não houver o cegamento. Para manter o cegamento, todos os pacientes receberão uma medicação via oral e uma inalatória, sendo que o placebo depende do grupo em que foi randomizado. Por exemplo, o paciente do grupo *spray* inalatório, receberá o tratamento ativo inalatório mais um placebo de comprimido oral inerte. Para o paciente alocado no grupo de metilprednisolona via oral, este receberá um *spray* inalatório placebo. Como os dois grupos recebem as duas apresentaçoes de tratamentos (um ativo e um placebo), há o cegamento desejado. O uso de *double dummy* requer uma preparação centralizada em farmacia clínica e pode usar cápsulas, tabletes de medicação em gelatinas, seringas similares, frascos similares, adição de cores (multivitaminicos num frasco), adição de sabores (menta ou açúcar) para mascarar gosto da medicação e cobertura opaca de medicação intravenosa.

- **Controlado**: um estudo cego randomizado onde o tratamento intervenção é comparado com um tratamento já consagrado, denominado tratamento padrão. As formulações são duplicadas em forma de placebo.

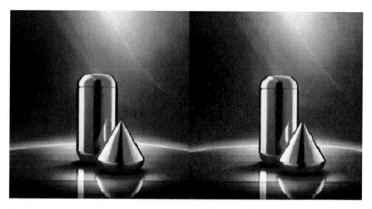

Figura 4 Exemplo de estudo controlado onde o tratamento intervencionista (medicação de forma triangular) é comparado com medicação padrão já consagrado (cápsula cilíndrica). O paciente intervencionista receberá o tratamento intervencionista e placebo em cápsula cilindrica e o paciente controle receberá a medicação padrão cilíndrico com placebo em cápsula cilíndrica. Visualmente os tratamentos são indistinguíveis.

- **Cegamento por equipe**: Além de cegar os participantes, é importante cegar os pesquisadores e profissionais de saúde envolvidos no estudo. Isso pode ser alcançado por meio de estratégias como a codificação dos tratamentos de modo que nem os pesquisadores nem os profissionais de saúde saibam qual tratamento está sendo administrado a cada participante. Isto pode ser obtido com uma central ou observador que não participa da intervenção e nem da coleta de dados que diz que o paciente vai receber o "tratamento do protocolo de pesquisa" sem especificar se o paciente foi sorteado para o grupo A ou B.

- **Cegamento por avaliadores**: Para garantir uma avaliação imparcial dos resultados, é necessário cegar os avaliadores que estão medindo os desfechos do estudo. Isso pode ser feito por meio da ocultação das informações de alocação do tratamento durante a análise dos resultados ou o uso de avaliadores externos para coleta de dados após a intervenção.

- **Uso de testes de mascaramento**: Os testes de mascaramento, também conhecidos como "testes de cegamento", podem ser realizados para avaliar a eficácia do cegamento. Esses testes são administrados aos participantes e aos pesquisadores para verificar se eles conseguem identificar corretamente o tratamento que está sendo administrado. Podem ser feitos no meio da pesquisa e no fim da pesquisa para melhor efetividade.

▪ Como realizar o cegamento

O sucesso de um cegamento em ensaio clínico consiste no planejamento detalhado na fase de *design* do estudo com consulta a especialistas. Se puder optar, opte pelo duplo cego ou triplo cego, por serem mais efetivos. Fazer um estudo piloto permite averiguar pontos de fraqueza no cegamento e permite aprimorar o protocolo definitivo. Alguns estudos são mais complexos para o cegamento. Mesmo que pareça inviável, não se deve desistir do cegamento até o último recurso. Exemplos não faltam de soluções aparentemente impossíveis serem implementadas para responder a pergunta da pesquisa. O trabalho duplo cego randomizado de dopamina e epinefrina na fase inicial do choque séptico pediátrico do Hospital Universitário da USP parecia impossível de ser realizado[10]. Havia ausência de recursos financeiros necessários para o cegamento por uma equipe externa, além de uma dificuldade matemática em acertar paridade de doses de drogas vasoativas que não tinham uma correlação linear. Chegamos a pensar em desistir do cegamento, mas no último momento foi obtido uma solução computacional para prescrever as drogas vasoativas equalizando dose, velocidade de infusão e o volume total que foi configurado para a droga de maior volume (dopamina) com ajuste de seus incrementos sem o contato do médico coletor de dados. Na prescrição médica, o software imprimia as prescrições completas da droga vasoativa randomizada pelo *software* com dose inicial e dose de incremento.

Mais do que ensinar tudo o que se deve fazer, o mais importante é saber o que não fazer para não violar um estudo randomizado cego. Cometer um ou mais erros podem comprometer irremediavelmente o estudo clínico, por isso, a importância de seguir as melhores práticas. Isto consubstanciará um ensaio randomizado cego confiável, construindo práticas éticas e confiáveis. Iniciado o protocolo, seguir rigorosamente as boas práticas e o protocolo determinado, monitorando com entrevistas ou questionários para saber se não houve uma violação do cegamento. Abaixo deixamos as tabelas 2 e 3 com práticas não recomendadas em randomização e cegamento de estudo clínico que servirá de base para implementar um estudo randomizado cego.

Tabela 2 10 práticas não recomendadas em randomização.

1. Violar o sigilo da alocação do tratamento
2. Fazer ajustes na randomização durante o estudo
3. Realizar análises exploratórias sem pré-especificação
4. Não monitorar nem garantir a adesão estrita ao protocolo
5. Não documentar adequadamente a randomização
6. Não relatar quebras de randomização
7. Não realizar análises de intenção de tratar (ITT)
8. Realizar análises interinas frequentes sem controle
9. Não considerar o tamanho da amostra adequadamente
10. Não seguir as diretrizes éticas e regulatórias

Tabela 3 15 práticas não recomendadas em cegamento de pesquisa clínica.

1. Não planejar o cegamento durante a fase de design do estudo
2. Revelar o sigilo da alocação do tratamento
3. Não usar grupo controle adequado
4. Não adotar um método de cegamento adequado para ocultação
5. Não comunicar claramente o cegamento a todos os participantes
6. Não monitorar nem garantir a adesão ao cegamento
7. Não documentar adequadamente o cegamento
8. Não relatar quebras de cegamento ou desvios
9. Não treinar adequadamente os pesquisadores e profissionais
10. Realizar análises interinas frequentes sem controle
11. Não considerar o tamanho da amostra adequadamente
12. Não buscar orientaçao de especialistas em pesquisa clínica
13. Não realizar questionários para avaliar a eficácia do cegamento
14. Não realizar auditorias internas ou externas para avaliar a conformidade com os procedimentos de cegamento.
15. Não controlar adequadamente os fatores que podem quebrar o cegamento

Conclusão

Embora existam bons estudos de coorte, estudos observacionais e ensaios clínicos, o padrão ouro de excelência só será alcançado nos estudos clínicos randomizados com cegamento. O cegamento é a última chave para trancar a possibilidade de influência indevida nos resultados, proporcionando evidências científicas robustas, imparciais e confiáveis, pois é a única salvaguarda contra a força da expectativa de todos os participantes, garantindo uma avaliação imparcial dos desfechos clínicos provendo a objetividade tão necessária nesse mar de dúvidas de um estudo clínico.

Para se aprofundar no assunto

Vídeos

https://www.youtube.com/watch?v=7_lZpPO-Vxg 6:04 min
https://www.youtube.com/watch?v=LhQKWV_fFFo 7:14 min
https://www.youtube.com/watch?v=oQt8jR5RgVQ 5:33 min
https://www.youtube.com/watch?v=6wN2dJeWRf0 7:06 min
https://www.youtube.com/watch?v=pmnO_VolugA 7:48 min

Referências

1. Akçam M. Oral fructose solution as an analgesic in the newborn: a randomized, placebo-controlled and masked study. Pediatr Int. 2004;46(4):459-62.
2. Moustgaard H, Clayton GL, Jones HE, Boutron I, Jørgensen L, Laursen DRT, et al. Impact of blinding on estimated treatment effects in randomised clinical trials: meta-epidemiological study. BMJ. 2020;368:l6802.
3. Day SJ, Altman DG. Statistics notes: blinding in clinical trials and other studies. BMJ. 2000;321(7259):504.
4. Karanicolas PJ, Farrokhyar F, Bhandari M. Practical tips for surgical research: blinding: who, what, when, why, how? Can J Surg. 2010;53(5):345-8.
5. Christian JB, Brouwer ES, Girman CJ, Bennett D, Davis KJ, Dreyer NA. Masking in Pragmatic Trials: Who, What, and When to Blind. Ther Innov Regul Sci. 2020;54(2):431-6.
6. Boutron I, Estellat C, Guittet L, Dechartres A, Sackett DL, Hróbjartsson A, et al. Methods of blinding in reports of randomized controlled trials assessing pharmacologic treatments: a systematic review. PLoS Med. 2006;3(10):e425.

7. Jadad AR, Moore RA, Carroll D, Jenkinson C, Reynolds DJ, Gavaghan DJ, et al. Assessing the quality of reports of randomized clinical trials: is blinding necessary? Control Clin Trials. 1996;17(1):1-12.
8. Fernandes IC, Fernandes JC, Cordeiro A, Hsin SH, Bousso A, Ejzenberg B, et al. [Efficacy and safety of nebulized L-epinephrine associated with dexamethasone in postintubation laringitis]. J Pediatr (Rio J). 2001;77(3):179-88.
9. SHADER RI, COHLER J, ELASHOFF R, GRINSPOON L. PHENOBARBITAL AND ATROPINE IN COMBINATION, AN ACTIVE CONTROL SUBSTANCE FOR PHENOTHIAZINE RESEARCH. J Psychiatr Res. 1964;2:169-83.
10. Ventura AM, Shieh HH, Bousso A, Góes PF, de Cássia F O Fernandes I, de Souza DC, et al. Double-Blind Prospective Randomized Controlled Trial of Dopamine Versus Epinephrine as First-Line Vasoactive Drugs in Pediatric Septic Shock. Crit Care Med. 2015;43(11):2292-302.

Estudos Adaptativos

Shinya Miura
Atsushi Kawaguchi

■ Introdução

Os ensaios clínicos randomizados (ECR) há muito desempenham um papel fundamental na melhoria do atendimento a pacientes gravemente enfermos, avaliando os efeitos de várias intervenções. No entanto, os ECR frequentemente exigem tempo e recursos significativos, tais como participantes, pessoal de investigação e financiamento. Para mitigar este problema, foram introduzidos desenhos de ensaios adaptativos como uma alternativa mais flexível e eficiente aos ECR convencionais. Visam aumentar a eficiência dos ECR, beneficiando potencialmente tanto os atuais participantes do ensaio como os futuros pacientes, ao mesmo tempo que diminuem os custos e aumentam a probabilidade de identificar benefícios genuínos da intervenção, caso estes realmente existam.[1]

■ Objetivos dos desenhos de estudo adaptativos

Incorporando análises interinas de dados acumulados, os desenhos de estudo adaptativos nos permitem ajustar aspectos-chave do desenho do estudo de uma forma pré-planejada com três objetivos principais: i) aumentar a eficiência do ensaio, a qualidade da informação científica e a precisão do desenho do estudo, ii) diminuir o tamanho da amostra, o tempo e os custos para conduzir o estudo, e iii) reduzir os riscos associados às intervenções do ensaio, tanto para os sujeitos quanto para a organização de apoio (Tabela 1).

Tabela 1 Benefícios dos estudos adaptativos.

Aumentar a eficiência dos ensaios e a informação científica
Reduzir o tamanho da amostra, o tempo e o custo
Minimizar o risco para os sujeitos e organizações de apoio

Incertezas durante o planejamento do desenho do estudo

O planejamento de um estudo apresenta desafios devido a diversas incertezas em relação à população de pacientes a ser incluída e aos desfechos a serem medidos. Estas incertezas podem variar desde a estimativa do efeito do tratamento até à variação da resposta ao tratamento devido a fatores relacionados com a heterogeneidade da coorte, o efeito placebo ou o efeito do tratamento padrão, potenciais desistências e dose e regime ótimos desconhecidos.

Tabela 2 Incertezas durante o planejamento do ensaio e desenhos adaptativos apropriados.

Incerteza	Desenho adaptativo para resolver
Probabilidade de evento e variação de desfecho	Reestimativa do tamanho da amostra
Efeito do tratamento	Reestimativa do tamanho da amostra, desenho de grupo sequencial
Dose e posologia ótimos	Projeto de fase II/III contínuo
Efeito heterogêneo por subpopulação	Enriquecimento populacional

Desenhos adaptativos permitem que o estudo estime os efeitos do tratamento de maneira mais eficiente, científica, ética e estatisticamente, com base em análises provisórias (análise interina) de dados coletados durante o estudo, de acordo com planos de modificação predeterminados (Figura 1).

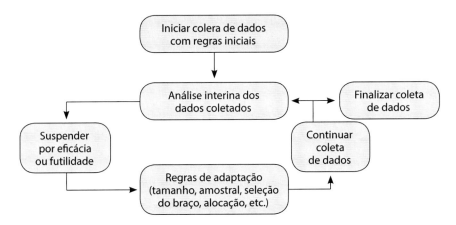

Figura 1 Processo de adoção de desenhos de estudo.

■ Tipo de desenhos de estudos adaptativos

Vários tipos de desenhos de estudos adaptativos estão sendo cada vez mais utilizados em ECRs (Tabela 3). Uma revisão de 142 ensaios usando desenhos adaptativos revelou que o desenho de fase II/III contínuo foi o mais frequentemente usado (57%), seguido pelo desenho de grupo sequencial (21%), desenho adaptativo de biomarcador (20%), desenho adaptativo de determinação de dose (16%).[2] O desenho adaptativo de biomarcadores é categorizado em enriquecimento populacional; e o desenho adaptativo de determinação de dose se enquadra no desenho de fase II/III contínuo.

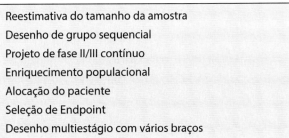

Tabela 3 Tipos de desenhos de estudo adaptativos.

Reestimativa do tamanho da amostra
Desenho de grupo sequencial
Projeto de fase II/III contínuo
Enriquecimento populacional
Alocação do paciente
Seleção de Endpoint
Desenho multiestágio com vários braços

■ Principais aspectos a serem considerados em projetos adaptativos

É importante considerar dois aspectos durante o planejamento de projetos adaptativos. Primeiro, a probabilidade de erro tipo I poder aumentar se a estatística final fosse realizada da mesma forma que no ensaio tradicional, porque as análises interinas produzem erros adicionais do tipo I. Abordagens estatísticas podem ser usadas para controlar o aumento do erro tipo I.[3,4] Segundo, as análises interinas podem ser categorizadas em dois tipos com base no conhecimento da atribuição do tratamento: análises de dados cega e não cega. Adaptações pré-especificadas baseadas em análises cegas de dados têm pouco ou nenhum efeito na probabilidade de erro tipo I. Em contraste, as adaptações baseadas em análises de dados não cegas muitas vezes aumentam a probabilidade de erro tipo I e podem induzir vieses nas estimativas do efeito do tratamento. Portanto, para manter a validade e integridade do ensaio, é crucial preespecificar a abordagem estatística, o número e o momento das análises interinas e a modificação do algoritmo.

Desenhos de estudos adaptativos

1. Reestimativa do tamanho da amostra

Na fase de planejamento, o tamanho da amostra é calculado com base em vários fatores, incluindo o nível de significância, poder, efeito esperado do tratamento e parâmetros de perturbação (ou seja, variáveis que podem influenciar a estimativa do efeito do tratamento). Os parâmetros de perturbação podem incluir a probabilidade de um resultado dicotômico e a variância de um resultado contínuo. Uma vez que os parâmetros de perturbação que podem afetar o tamanho da amostra são por vezes desconhecidos ou estimados de forma imprecisa na fase de planeamento, a reestimação do tamanho da amostra através de uma análise interina dos dados recolhidos durante o ensaio é útil para ajustar o tamanho da amostra para garantir um poder desejável do estudo.

Na reestimativa do tamanho da amostra cega, os ajustes são feitos com base em parâmetros de perturbação coletados durante um estudo, de forma que os dados de resultados agrupados sejam usados com as atribuições de tratamento sendo cegadas. Este método garante o poder desejado do teste e tem mínima ou nenhuma influência no erro tipo 1. Por exemplo, num ERC que avalie a eficácia de um novo medicamento em adultos com choque séptico, aumentar o tamanho da amostra para garantir o poder adequado poderia ser estatística e cientificamente racional, se a mortalidade dos indivíduos inscritos numa análise interina for inferior à mortalidade esperada no planejamento do ensaio.

Na reestimativa do tamanho da amostra não cega, os ajustes são feitos com base em parâmetros de perturbação com atribuição de tratamento (ou seja, uma estimativa provisória do efeito do tratamento). Para decidir se devemos aumentar o tamanho da amostra, a estimativa provisória do efeito do tratamento é mapeada em uma das três zonas predefinidas; favorável, promissor e desfavorável (Figura 2).[5] Se o resultado provisório cair na zona favorável ou desfavorável, o tamanho da amostra permanece o mesmo. Considerando que, se o resultado cair na zona promissora, o tamanho da amostra é ajustado ou aumentado para manter o poder condicional suficiente em um nível aceitável. Esta estratégia ajuda a garantir que um ensaio mantenha o poder adequado quando a verdadeira magnitude do efeito do tratamento é menor do que a hipótese, mas ainda é clinicamente significativa.

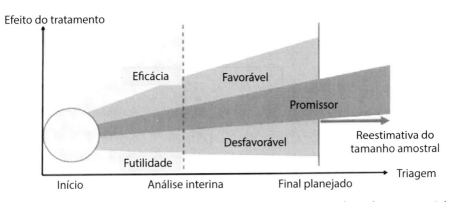

Figura 2 Conceito de reestimação do tamanho da amostra e desenho sequencial de grupo.

Nestes desenhos adaptativos, um ensaio pode começar com um tamanho de amostra baseado no efeito hipotético do tratamento, mas com a flexibilidade de um aumento potencial no tamanho da amostra para manter um poder adequado para avaliar efeitos clinicamente significativos do tratamento, se o resultado provisório cair na zona promissora.

Entretanto, existem algumas limitações no desenho adaptativo. Primeiro, ajustar o tamanho da amostra sem a abordagem estatística adequada pode aumentar a probabilidade de erro tipo I. Assim, uma abordagem estatística apropriada deve ser usada para controlar a probabilidade de erro tipo I.[3] Uma abordagem bem adotada é ajustar o tamanho da amostra com base no conceito de poder condicional combinado do efeito do tratamento nas análises interinas dos dados e na análise final.[6] Em segundo lugar, é importante notar que o conhecimento do ajuste do tamanho da amostra poderia permitir o cálculo do resultado provisório do efeito do tratamento. Este conhecimento pode potencialmente impactar investigadores e sujeitos. Para mitigar este problema potencial, as seguintes medidas devem ser consideradas prospectivamente:

a) protocolo fechado acessível apenas ao comitê de monitoramento de dados,
b) pré-especificando os pontos para análises interinas,
c) definindo regras de julgamento e plano de modificação e
d) 'mantendo comunicação regular com os investigadores.

2. Desenho de grupo sequencial

O estudo pode ser encerrado antecipadamente se as análises provisórias indicarem evidências suficientes de eficácia, futilidade ou danos da intervenção. Essa abordagem pode levar à redução do tamanho da amostra, do tempo e do custo para que o estudo chegue a uma conclusão. Freqüentemente, os comitês de gerenciamento de dados decidem se devem continuar ou encerrar o estudo com base em regras de parada predeterminadas, usando dados não cegos em pontos de análise interina predeterminados (Fig. 2). Por exemplo, se o resultado provisório ultrapassar o limite de eficácia, o ensaio é interrompido devido à eficácia comprovada. Por outro lado, se ultrapassar o limite da futilidade, o ensaio é interrompido, pois é improvável que demonstre a eficácia do tratamento (Fig. 3).

Um ensaio randomizado de agrupamento poderia ser um exemplo, avaliando a eficácia das vacinas contra o Ebola incluindo um plano de modificação para ajustar o tamanho da amostra (ou seja, número de agrupamentos) com base em análises interinas das taxas de transmissão dentro dos agrupamentos e da eficácia do tratamento da vacina.[7] Consequentemente, este ECR foi encerrado precocemente devido à eficácia acentuada numa análise

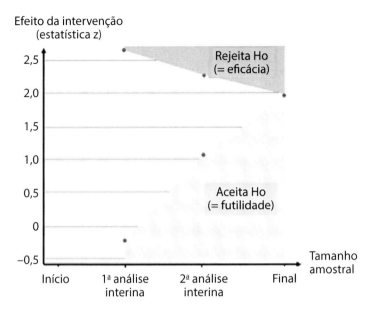

Figura 3 Exemplo de regras de interrupção usando limites para eficácia e futilidade.

interina, uma vez que a implementação da vacina foi priorizada em vez da randomização contínua para aumentar a certeza científica dos resultados.

Quando comparado a um ensaio de amostra fixa, um desenho de grupo sequencial com uma análise interina pode reduzir o tamanho amostral esperado do ensaio em aproximadamente 15%.[4] As regras de interrupção do estudo podem ser formuladas por outras escalas, como o valor p da amostra fixa, probabilidade condicional de sucesso do teste ou probabilidade preditiva bayesiana de sucesso do teste. Além disso, outro tipos de projetos adaptativos pode ser incorporado nos desenhos adaptativos de grupos sequenciais.

Várias desvantagens devem ser consideradas ao aplicar o desenho de grupo sequencial. Primeiro, as abordagens estatísticas para controlar o aumento da probabilidade de erro tipo I devem ser pré-especificadas, com possíveis abordagens incluindo a abordagem de O'Brien-Fleming e a abordagem de Pocock.[8,9] Os planos para o número e o cronograma das análises interinas também devem ser pré-especificados. Além disso, deve-se pré-especificar uma regra de futilidade não vinculativa (ou seja, os critérios de interrupção de futilidade são diretrizes que podem ou não ser seguidas, dependendo da totalidade dos resultados provisórios disponíveis) ou regra de futilidade vinculativa (ou seja, o estudo deve sempre ser interrompido se os critérios de futilidade forem atendidos). Em segundo lugar, há desvantagens em encerrar um ensaio precocemente porque o tamanho menor da amostra pode prejudicar a avaliação da segurança e dos parâmetros de eficiência secundários potencialmente importantes. A decisão de interromper um estudo precocemente deve ser reservada quando houver benefícios éticos evidentes e o efeito estimado do tratamento for suficientemente forte para uma se chegar a uma conclusão.

3. Desenho de fase II/III contínuo

Vários braços de tratamento podem ser avaliados no desenho de fase II/III contínuo. Inicia comparando diferentes doses de um medicamento mais placebo, com uma análise interina usada para selecionar a dose de medicamento mais eficaz (com base na relação dose-resposta) e quaisquer danos associados a doses variadas de medicação. O ensaio avança sequencialmente para a fase confirmatória, onde é avaliado o efeito do tratamento da dose do medicamento selecionado.

Após a conclusão do recrutamento, os dados da primeira e da segunda fases podem ser combinados para estimar o efeito do tratamento, o que reduz o tamanho geral da amostra em comparação com a condução das duas fases de forma independente.

Um exemplo é um ensaio de um broncodilatador agonista do receptor β_2-adrenérgico de ação prolongada, no qual pacientes com doença pulmonar obstrutiva crônica receberam doses diferentes (75 µ, 150 µ, 300 µ ou 600 µ diariamente) durante os primeiros 14 dias. As doses que foram fisiologicamente eficazes foram selecionadas no 14º dia com base em critérios de eficácia pré-determinados, que sugeriram que 150 µ ou dose superior foram eficazes. O estudo avançou então para a fase confirmatória, onde avaliou a eficácia e segurança das doses de 150 ▢ e 300 ▢.[10]

Este desenho oferece oportunidades para ajustar outros aspectos do desenho do estudo em análises interinas, como tamanho da amostra, proporção de atribuições e população-alvo. Tal como acontece com outros desenhos adaptativos, as regras de adaptação e a abordagem estatística para controlar a probabilidade de erro tipo I devem ser predeterminadas.

4. Enriquecimento populacional

A inclusão de sujeitos pode ser modificada para incluir apenas sujeitos que provavelmente se beneficiarão de um efeito de tratamento (ou seja, a população-alvo) com base em uma análise interina, de acordo com planos predeterminados para enriquecimento populacional. Para a análise final, os dados sobre a população-alvo recolhidos antes e depois da análise interina são combinados para chegar a uma conclusão. Este tipo de estudo pode fornecer um poder estatístico maior no mesmo tamanho de amostra do que projetos não adaptativos, restringindo a inclusão a uma população-alvo, o que pode ajudar a evitar a diluição do efeito do tratamento quando a população geral é heterogênea. Ao mesmo tempo, este desenho permite a comparação dos efeitos do tratamento entre populações-alvo e não-alvo. Os ajustes podem ser baseados em características demográficas ou clínicas de dados acumulados, como biomarcadores ou marcadores genômicos.

A aplicação de desenhos de enriquecimento populacional requer alguns cuidados. Primeiro, as modificações adaptativas planejadas devem ser racionalizadas com base em evidências biológicas ou clínicas de estudos anteriores que sugerem um efeito aumentado do tratamento na subpopulação estudada. Segundo, restringir a inclusão a uma população-alvo pode limitar a generalização da conclusão. Isto pode impedir que a população não-alvo se beneficie do tratamento, caso tal benefício exista. Por último, tal como acontece com outros desenhos adaptativos, regras de modificação predeterminadas e métodos estatísticos devem ser considerados prospectivamente.

5. Adaptações à alocação de pacientes

Atribuição de tratamento adaptativo covariável

A atribuição de tratamento adaptativo covariável é um tipo de adaptação que emprega técnicas para equilibrar as características iniciais do paciente entre grupos de tratamento, sem conhecimento dos resultados. Um método comum é a "minimização", que aloca os pacientes subsequentes de uma forma que minimiza quaisquer desproporções que possam influenciar as covariáveis entre os grupos de tratamento. Esta abordagem não aumenta diretamente a probabilidade de erro tipo I e aumenta a probabilidade de uma randomização bem equilibrada.

Randomização adaptativa à resposta

A randomização adaptativa à resposta envolve a modificação da taxa de randomização com base em análises interinas para aumentar o número de indivíduos em um braço de tratamento que parece mais benéfico. Este tipo de desenho adaptativo é frequentemente referido como "escolha os vencedores". Esta abordagem tem vantagens éticas, pois aumenta a probabilidade de os pacientes receberem uma intervenção promissora. Isto também pode tornar o ensaio mais atraente para potenciais participantes.

No entanto, é necessária cautela com desenhos de randomização adaptativos à resposta. Podem produzir estimativas tendenciosas dos efeitos do tratamento se existirem variações temporais ou geográficas na doença e nos cuidados, particularmente se os locais participantes diferirem antes e depois da modificação da proporção de aleatorização. Como tal, esta abordagem pode não ser apropriada para ensaios em doenças infecciosas ou com longo período de acompanhamento. Há também um debate sobre se esse ajuste não é compatível com o princípio do equilíbrio, que é a base dos ECRs. Além disso, uma proporção de randomização modificada pode não ser estatisticamente eficiente, pois o tamanho da amostra é geralmente numa proporção de randomização de 1:1.

■ Considerações e limitações dos estudos adaptativos

Planejamento

Conforme discutido anteriormente, é crucial pré-especificar os detalhes dos desenhos adaptativos, incluindo o número e o momento previstos das análises interinas, o tipo de adaptação, os métodos estatísticos para controlar o erro tipo I e o algoritmo para possíveis adaptações baseadas em análises interinas. Recomenda-se a realização de simulações detalhadas do algorismo adaptativo antes do início do ensaio para garantir a validade e integridade do estudo.

Riscos que afetam a conduta e a integridade do ensaio

O acúmulo de dados pode impactar as organizações de apoio, investigadores e participantes de diversas maneiras. Mesmo informações abertas sobre modificações após análises interinas, como a reestimativa do tamanho da amostra, podem levar os investigadores a especular sobre nenhum ou pequeno efeito do tratamento. Isso poderia afetar potencialmente a inscrição de pacientes, a adesão ao protocolo de tratamento e a qualidade das pós-modificações dos dados. Para mitigar estes riscos, devem ser consideradas diversas abordagens:

a) limitar o acesso a resultados provisórios não cegos a especialistas independentes daqueles que conduzem o estudo,
b) manter comunicação regular com os investigadores e
c) 'garantir características consistentes do paciente antes e depois das modificações.

Resultado a curto prazo

Projetos adaptativos podem não ser adequados para ensaios com longos períodos de acompanhamento. Os desenhos adaptativos funcionam bem com resultados que podem ser claramente definidos, obtidos num curto período de observação e recolhidos prontamente nos locais participantes porque as modificações adaptativas ocorrem enquanto o ensaio está em curso. Modificações baseadas em resultados complexos e demorados podem ser inviáveis e pouco confiáveis.

Controvérsias

Há um debate sobre se resultados provisórios inconclusivos devem ser usados para alterar a randomização num ensaio em curso, uma vez que os ajustes baseados em análises interinas podem não ser suficientemente confiáveis. Por exemplo, no desenho de fase II/III contínuo, existe o risco de descontinuar prematuramente um braço de tratamento que, apesar de parecer menos eficaz com base em resultados provisórios de um grupo com um tamanho de amostra limitado, poderia ser genuinamente eficaz. Preocupações semelhantes rodeiam os projetos de enriquecimento populacional. Equilibrar estes riscos é crucial – tanto o risco de perder a oportunidade de avaliar grupos de tratamento inteiros ou a população de acordo com o desenho original do estudo, como a oportunidade de melhorar a eficiência científica reduzindo ao mesmo tempo o custo do ensaio.

Conclusão

Este capítulo revisou o conceito fundamental, os tipos, os benefícios e as limitações dos desenhos de estudo adaptativos. Apesar dos desafios na sua aplicação em ensaios clínicos, o uso destes desenhos tem aumentado consideravelmente nos últimos anos. Espera-se que esta tendência continue, considerando as características benéficas destes desenhos, tais como a mitigação de incertezas sobre os parâmetros durante o planeamento do estudo e o aumento da eficácia científica dos ensaios, além da potencial redução dos custos envolvidos.

Referências bibliográficas

1. Bhatt DL, Mehta C. Adaptive Designs for Clinical Trials. Drazen JM, Harrington DP, McMurray JJV, Ware JH, Woodcock J, eds. *New England Journal of Medicine*. 2016;375(1):65-74. doi:10.1056/NEJMra1510061
2. Bothwell LE, Avorn J, Khan NF, Kesselheim AS. Adaptive design clinical trials: A review of the literature and ClinicalTrials.gov. *BMJ Open*. 2018;8(2). doi:10.1136/bmjopen-2017-018320
3. Bauer P, Bretz F, Dragalin V, König F, Wassmer G. Twenty-five years of confirmatory adaptive designs: Opportunities and pitfalls. *Stat Med*. 2016;35(3):325-347. doi:10.1002/sim.6472
4. U.S. Department of Health and Human Services Food and Drug Administration, Center for Drug Evaluation and Research (CDER), Center for Biologics Evaluation and Research (CBER). *Adaptive Designs for Clinical Trials of Drugs and Biologics Guidance for Industry*.; 2019. Accessed May 29, 2023. https://www.fda.gov/media/78495/download
5. Mehta CR, Pocock SJ. Adaptive increase in sample size when interim results are promising: A practical guide with examples. *Stat Med*. 2011;30(28):3267-3284. doi:10.1002/sim.4102
6. Proschan MA, Hunsberger SA. Designed Extension of Studies Based on Conditional Power. *Biometrics*. 1995;51(4):1315-1324.

7. Henao-Restrepo AM, Longini IM, Egger M, et al. Efficacy and effectiveness of an rVSV-vectored vaccine expressing Ebola surface glycoprotein: interim results from the Guinea ring vaccination cluster-randomised trial. *The Lancet*. 2015;386(9996):857-866. doi:10.1016/S0140-6736(15)61117-5
8. O'brien PC, Fleming TR. *A Multiple Testing Procedure for Clinical Trials A Multiple Testing Procedure for Clinical Trials*. Vol 35.; 1979.
9. Pocock SJ. *Biometrika Trust Group Sequential Methods in the Design and Analysis of Clinical Trials Group Sequential Methods in the Design and Analysis of Clinical Trials*. Vol 64.; 1977.
10. Barnes PJ, Pocock SJ, Magnussen H, et al. Integrating indacaterol dose selection in a clinical study in COPD using an adaptive seamless design. *Pulm Pharmacol Ther*. 2010;23(3):165-171. doi:10.1016/j.pupt.2010.01.003

capítulo 15

Análise Interina

Marina Carvalho de Moraes Barros
Ruth Guinsburg

■ Introdução

Os ensaios clínicos são estudos que visam verificar a eficácia e a segurança de uma intervenção diagnóstica ou terapêutica na abordagem de pacientes com uma determinada condição clínica. Nesses estudos, os pesquisadores devem assegurar que os pacientes não sejam expostos a uma intervenção que lhes cause danos, não deixem de receber uma intervenção que apresente resultados benéficos e não sejam mantidos em um estudo que provavelmente não responderá à pergunta da pesquisa. Diante de cada uma das três situações acima, deve-se considerar a interrupção do estudo. Outras situações nas quais ensaios clínicos são interrompidos incluem a dificuldade para recrutar o número de participantes suficiente para que o estudo tenha um poder amostral adequado e/ou a baixa adesão dos participantes às intervenções em análise. O estudo também pode ser interrompido quando a pergunta da pesquisa é respondida por outras pesquisas que estejam ocorrendo simultaneamente. Assim, os ensaios clínicos devem ser preferencialmente monitorados durante a sua execução e as análises realizadas durante a sua execução são importantes para decidir quanto ao seu prosseguimento.

Quando monitorar um ensaio clínico?

Todo ensaio clínico necessita de um monitoramento de sua segurança, eficácia e futilidade, que deve ser realizado por um indivíduo ou um grupo de pessoas que não apresente interesse pessoal no resultado do estudo. O monitoramento pode não ser necessário apenas em estudos clínicos nos quais nenhum paciente está sob risco com a intervenção, mas também diz respeito às pesquisas nas quais a eficácia (desfecho) é analisada muito tempo após a intervenção, quando todos os participantes já foram recrutados e tratados, embora, nesses casos, deva haver um monitoramento adicional da segurança do estudo na fase de inclusão dos participantes.[1]

Quem deve realizar o monitoramento dos ensaios clínicos?

As análises interinas, que realizam o monitoramento dos estudos clínicos, devem ser planejadas a priori, antes do início do estudo, durante a elaboração do protocolo de pesquisa. Para ensaios clínicos de pequeno porte, com menos de 100 participantes, intervenções seguras e com intervalo inferior a três meses entre a inclusão dos participantes e a avaliação dos desfechos, a análise interina pode ser realizada por um único indivíduo, indivíduo este independente do grupo de pesquisa, com o objetivo de avaliar a segurança da intervenção. Já no caso de um ensaio clínico de grande porte ou para pesquisas cujos resultados serão avaliados em tempo superior a três meses ou, ainda, para estudos em que os possíveis efeitos adversos da intervenção são desconhecidos ou perigosos, deve-se constituir um Comitê de Monitoramento dos Dados e da Segurança do Estudo.[2] Na composição do Comitê de Monitoramento, deve-se definir inicialmente o Presidente, que será responsável pela escolha dos demais membros e deve ter experiência em ensaios clínicos e em seu monitoramento. Recomenda-se não incluir o pesquisador principal no comitê, uma vez que este deve se manter cego em relação aos resultados.[3] O Comitê de Monitoramento deve ser composto por um especialista no tema abordado no estudo, bioestatísticos, especialistas na condução e monitoramento de ensaios clínicos e especialistas em ética, recomendando-se com frequência crescente a presença de um representante do grupo de pacientes.

Essa composição é fundamental para que todos os problemas possivelmente associados ao estudo sejam discutidos antes do início do mesmo e para que sejam definidas as ações a serem adotadas, caso, porventura, tais problemas venham a ocorrer, evitando, assim, uma interrupção precoce do estudo.

Os componentes do Comitê de Monitoramento devem ser independentes ao estudo e não apresentarem interesses financeiro, profissional ou acadêmico com a sua continuidade. A inclusão de membros do Comitê que apresentem conflitos de interesse pode comprometer a validade e a credibilidade do estudo, mesmo que suas funções sejam exercidas de maneira completamente idônea. Do ponto de vista financeiro, é considerado conflito de interesse: a) Quando o indivíduo possuir ações da empresa envolvida no estudo ou de uma empresa concorrente; b) Comprar ações da empresa envolvida ou vender ações da empresa concorrente, a partir do conhecimento de dados não cegos disponíveis apenas para os membros do Comitê de Monitoramento; c) Ser um consultor ou receber honorários de qualquer uma das empresas; d) Receber subsídios para pesquisa, educação ou viagens de qualquer empresa; e) Receber pagamento pelas participações nas reuniões de monitoramento, além dos reembolsos de viagens e hospedagens. No tocante ao aspecto profissional, é considerada situações de conflito de interesse quando o sucesso na carreira estiver vinculado ao produto da intervenção. Além disso, considera-se conflito de interesse profissional: atividade na admissão de pacientes no ensaio clínico, atividade na execução do estudo, ser membro da agência reguladora que irá aprovar ou não o produto ou da agência financiadora cujo prestígio e orçamento podem ser afetados pelos resultados do ensaio clínico. Por fim, do ponto de vista acadêmico, é considerado conflito de interesse quando já é certa a eficácia ou a segurança da intervenção ou quando o membro do Comitê de Monitoramento receber crédito pela autoria de publicações relacionadas ao ensaio clínico.[1]

Antes do início do estudo, o pesquisador principal, juntamente com o Grupo Diretivo e o Comitê de Monitoramento de Dados e Segurança devem se reunir para discussão do protocolo, no tocante à sua execução e à proteção dos participantes. Nesse momento, também devem ser definidas as regras estatísticas de alerta e como atuarão caso elas sejam acionadas. Não há uma periodicidade definida para as reuniões do Comitê de

Monitoramento. Uma segunda reunião deve ser agendada quando a inclusão dos participantes estiver sendo realizada para avaliar problemas de inclusão, elegibilidade, intervenção, adesão dos participantes à intervenção, adesão ao protocolo pelos pesquisadores e qualidade dos resultados. Posteriormente, as reuniões são agendadas conforme o andamento do estudo, considerando o número de participantes incluídos, a menos que haja dificuldades no recrutamento de participantes.[1]

O tempo de realização das análises interinas interfere na chance de interrupção antecipada do estudo e, portanto, no número de indivíduos incluídos. O tempo ideal para a realização de uma análise interina quando se objetiva reduzir o tamanho amostral é de metade a dois terços da amostra planejada, sendo a inclusão dos participantes interrompida para a realização da análise. Já, quando a inclusão de indivíduos não for interrompida para as análises, o tempo entre elas varia de acordo com a duração do estudo.[4]

■ O que deve ser monitorado na análise interina?

A análise interina faz o monitoramento em três momentos, antes durante e após o ensaio clínico. Antes do início do ensaio clínico, os monitores devem revisar o protocolo do estudo e a logística de sua execução, podendo aconselhar o pesquisador principal e/ou o Grupo Diretivo quanto à necessidade ou não de alterações. No transcorrer do ensaio clínico, devem ser monitorados os eventos adversos graves não previstos no protocolo e medidas necessárias para assegurar a proteção dos participantes. Dados acumulados de segurança também devem ser revisados. Informações relativas à execução do estudo, como a relação entre o número de participantes incluídos em relação ao número projetado, a adesão dos participantes à intervenção, a adesão dos pesquisadores ao protocolo do estudo e a integridade e a precisão dos dados devem ser monitoradas periodicamente. Os resultados não cegos devem ser avaliados quanto à eficácia e à futilidade, de acordo com os testes estatísticos definidos em protocolo, identificando-se a regras de advertência. Com base na análise desses dados, recomenda-se quanto à continuidade ou interrupção do estudo, aumento do tamanho amostral ou mesmo o descegamento do pesquisador principal para que ele decida ou não pela interrupção do estudo. Alterações no protocolo do estudo ou mesmo na análise dos resultados também podem ser recomendada após a análise interina. Depois do término do ensaio clínico, é preciso analisar os relatórios, apresentações e publicações, sugerindo-se alterações, quando pertinentes. Os monitores devem também auxiliar o investigador principal a responder em relação aos comentários e críticas ao estudo.[1]

Na elaboração do protocolo, deve-se definir como o Comitê de Monitoramento atuará, por exemplo, diante de resultados interinos que demonstrem eficácia, dano ou futilidade da intervenção. O Comitê pode ter uma função executiva e promover o descegamento do pesquisador principal, colaborando com ele e com o Grupo Diretivo na decisão de interromper ou não o estudo. Por outro lado, o Comitê pode ter um papel consultivo, sendo a decisão de interrupção ou não do estudo de responsabilidade do pesquisador principal e do Grupo Diretivo, juntamente com mediadores que podem ser chamados se os monitores discordarem da decisão. A abordagem consultiva parece ser mais adequada, uma vez que a decisão de interrupção ou não do estudo é tomada pelo pesquisador principal, ou seja, a pessoa mais experiente no assunto. Outro ponto a ser definido na elaboração do protocolo é a abordagem a ser adotada diante de eventos adversos não previstos no estudo ou eventos sérios, cuja ocorrência vai além do acaso. Nessa última situação, um monitor não cego deve analisar se o evento também está ocorrendo em outros centros com uma frequência maior que o acaso e, se presente, indicar o descegamento do pesquisador principal com subsequente alteração do protocolo ou mesmo interrupção do estudo.[1]

■ Quais são os tipos de análises interinas?

São quatro os tipos de análises interinas, as que visam avaliar a eficácia, a futilidade, a segurança e a reestimativa do tamanho da amostra.[5]

Análise interina de eficácia

Tem como objetivo, em um momento intermediário do ensaio clínico, verificar se já há eficácia comprovada da intervenção, o que indicaria a interrupção do estudo, permitindo que a intervenção testada atinja a população-alvo mais cedo. Essa análise tem como objetivo controlar o erro tipo I (rejeitar H0), ou seja, avaliar se a diferença observada entre os desfechos nos grupos experimental e controle na verdade não existe. Os testes estatísticos utilizados para estas análises incluem aqueles com valores de "p" sequenciais[7,8] ou testes que apresentam maior flexibilidade, com as análises que não ocorrem em períodos pré-determinados, mas, sim, após a inclusão de um determinado número de resultados, podendo-se inclusive atribuir um peso às diferentes frações de informação.[9,10]

Análise interina de futilidade

Tem como objetivo verificar, durante o estudo, se o mesmo tem potencial par atingir seus objetivos caso o estudo prossiga até sua conclusão. O estudo é considerado fútil quando é improvável obter-se resultado estatisticamente significante ao seu final. A interrupção de um estudo fútil pode aumentar a sua eficiência na perspectiva dos custo, recursos e sobrecarga dos pacientes, uma vez que evita a randomização desnecessária de pacientes para tratamentos ineficazes. Essa análise tem como objetivo controlar o erro tipo II (aceitar H0), ou seja, avaliar o erro de admitir uma igualdade entre a intervenção e seu controle, quando na verdade existe uma diferença. Os testes estatísticos para essa análise também incluem os testes sequenciais, com valores decrescentes de "p".[11] A análise interina por futilidade facilita, em decorrência do menor tamanho amostral, a presença de resultados menos precisos quanto ao efeito do tratamento (intervalos de confiança mais amplos), podendo introduzir um viés em direção ao nulo.[12] Outra consequência da interrupção precoce de um ensaio clínico por futilidade reside na incapacidade de detectar diferenças nos desfechos secundários.

Análise interina de segurança

Tem como objetivo verificar o aumento da frequência de eventos adversos no grupo intervenção, comparado ao controle ou comparado a dados anteriores.[13] Caso sejam identificadas situações que comprometam a segurança do estudo, este pode ser suspenso, enquanto se verifica a relação causa-efeito entre a intervenção e o evento ou pode-se interromper o estudo. Este monitoramento tem como objetivo evitar que os participantes sejam expostos a riscos desnecessários, em detrimento dos benefícios. Neste contexto, deve-se avaliar o risco-benefício do estudo, o que inclui uma análise interina de segurança conjunta com uma análise interina de eficácia do desfecho principal do estudo, uma vez que a ocorrência de eventos adversos pode ser menos tolerável à medida que a eficácia diminui. Eventualmente, análises interinas de segurança adicionais são realizadas em populações específicas, como gestantes, crianças, idosos ou indivíduos com déficit cognitivo.[14] Em estudos clínicos nos quais o objetivo primário é a avaliar a segurança da intervenção, os valores de "p" a serem utilizados nas análises interinas de eficácia devem ser pequenos e fixos ($p < 0,001$) ou pode-se adotar uma abordagem com valores sucessivamente crescentes de "p",[6] a fim de que o impacto na análise final seja insignificante.

Análise interina para reestimativa do tamanho amostral

Tem como objetivo revisar o número de participantes a serem incluídos no estudo, baseado nos resultados acumulados de eficácia e segurança.[15] Ensaios clínicos com baixo poder amostral acarretam desperdício de recursos e sobrecarga aos participantes. A reestimativa do tamanho amostral pode trazer maior eficiência do estudo. As análises estatísticas nessas avaliações têm como objetivo aumentar a confiança de que o estudo apresenta poder à medida que as informações são adicionadas. As análises estatísticas podem ser cegas ou não cegas.[16] As análises cegas são utilizadas para avaliar a variância de um resultado numérico contínuo,[17,18] já as análises não cegas baseiam-se na comparação de resultados qualitativos intermediários.[19,20] Algumas vezes, ao recomendar um aumento do tamanho da amostra para o estudo, a análise interina pode inviabilizá-lo devido às restrições de recursos e/ou tempo. Assim, se o planejamento de uma investigação contar com a realização de análise interina para reestimativa do tamanho amostral, no desenho inicial do estudo, os pesquisadores devem determinar um tamanho de amostra máximo possível, considerando os recursos disponíveis, e determinar um tamanho mínimo de efeito. É preciso estar atento porque o efeito mínimo pode não ser clinicamente benéfico, o que justificaria sua interrupção por futilidade. Portanto, as regras de como alterar o tamanho da amostra devem ser especificadas no protocolo do estudo.

■ Regras de alerta estatístico

As regras estatísticas adotadas nas análises interinas têm como objetivo identificar situações que denotem eficácia, dano ou futilidade da intervenção, situações em que se deve considerar a interrupção do ensaio clínico. Essas regras não podem superestimar a eficácia, o que certamente levaria à interrupção precoce e equivocada do estudo. É preciso cuidado, pois tendências observadas no início do estudo nem sempre se confirmam. Para evitar uma interrupção precoce e equivocada do estudo, é preciso realizar a primeira análise interina quando um número suficientes de participantes tiver sido incluído, por exemplo 50% da amostra prevista, e quando estes tiverem sido acompanhados por um período suficiente para a avaliação do desfecho.[1]

As análises estatísticas realizadas durante o monitoramento interino aumentam a probabilidade de rejeição da hipótese de nulidade (erro tipo I). Para evitar esse erro, o valor de "p" nessas análises deve ser menor, de forma que a soma dos valores de "p" de todas as análises seja 0,05. A utilização de valores pequenos de "p" evita que regras de alerta sejam acionadas de modo equivocado e que se interrompa o estudo precocemente, de forma errônea. Existem diferentes métodos definir o valor de "p" nas análises interinas. Um dos métodos mais fáceis é o de Bonferroni, no qual o valor de "p" é dividido equitativamente, de acordo com o número de análises interinas planejadas,[2] método esse também proposto por Pocok.[22] Estes métodos apresentam algumas desvantagens, como o uso do mesmo limiar para interromper o estudo em todas as análises interinas, o que resulta na adoção de um valor de "p" muito baixo na análise final. Além disso, trata-se de abordagem muito conservadora, pois pressupõe a independência de cada análise, o que não é verdade, uma vez que as análises sucessivas baseiam-se em dados acumulados.[23] Por outro lado, Haybittle e Peto[24,25] preconizam valores de "p" mais rígidos nas análises iniciais de eficácia e futilidade e valores mais elevados nas análises subsequentes, de tal forma que a soma de todos os valores de "p" das análises interinas seja igual a 0,05. Para monitoramento de segurança, pode-se utilizar valores de "p" menos rigorosos nas análises interinas, visando o descegamento do pesquisador principal, caso um evento sério ocorra. Abordagem semelhante, com aumento sucessivo dos valores de "p" nas análises interinas foi proposta por O'Brien e Fleming.[6] Com a utilização dessa estratégia de valores de "p" crescentes nas análises interinas sucessivas, é pouco provável que haja a interrupção muito precoce de um ensaio clínico, a não ser que haja uma diferença importante dos desfechos entre os grupos intervenção e controle. Tais métodos são utilizados quando o número de análises interinas é definido na elaboração do protocolo. No entanto, algumas vezes, são necessárias análises interinas adicionais, quando se observam tendências importantes e que requerem seguimento. Nessa situação, pode-se utilizar o método proposto por De Mets e Lan,[26] que utiliza uma função para o cálculo do valor de "p" baseado no número de análises anteriores, levando a uma redução do valo de "p" na análise final.

A interrupção antecipada de um estudo é uma decisão bastante difícil, pois pode-se perder a oportunidade de se chegar a resultados conclusivos. As regras estatísticas, quando acionadas, apontam a possibilidade de interrupção do estudo, no entanto, outras informações de cunho ético e clínico-científico do estudo, além de informações emergentes sobre o objeto da pesquisa, obtidas em outras pesquisas simultâneas, devem ser analisadas conjuntamente para essa definição. A partir dos dados e das análises estatísticas, os responsáveis pelo monitoramento podem indicar a sua interrupção ou modificação. As modificações constituem os delineamentos adaptativos e incluem a interrupção do estudo ou de um de seus braços, a inclusão de novas análises para monitorar a segurança, a exclusão de participantes de alto risco, a prorrogação do estudo ou o aumento do tamanho da amostra.[27]

▪ Conclusão

As análises interinas de um ensaio clínico podem interromper o estudo tendo em vista o alcance da eficácia da intervenção, a violação da sua segurança, a futilidade em prosseguir com o estudo ou, ainda, caso a reestimativa do tamanho da amostra torne-o inviável. As análises a serem realizadas devem ser planejadas antecipadamente, incluindo o cronograma do estudo e os métodos estatísticos, a fim de manter a integridade do estudo. Os resultados das análises interinas não devem ser avaliados isoladamente, mas, sim, em conjunto com informações externas ao estudo referentes aos avanços sobre o objeto da investigação em questão.

Os dados e resultados das análises interinas devem ser documentados de forma transparente e mantidos em sigilo, sendo de conhecimento apenas do Comitê de Monitoramento de Dados e Segurança e do estatístico não cego. Apenas as recomendações e/ou modificações do estudo devem ser comunicadas ao pesquisador principal e ao Conselho Diretivo.

Para se aprofundar no assunto!

- Ciolino JD, Kaizer AK, Bonner LB. Guidance on interim analysis methods in clinical trials. J Clin Transl Sci. 2023;7(1):e124. doi:10.1017/cts.2023.552.
- Hulley SB, Cummings SR, Browner WS, Grady DG, Newman TB. Designing clinical research. 4ªed. Philadelphia: Lippincott Williams & Wilkins. 2013. 644pg.
- Meurer WJ, Tolles J. Interim analyses during group sequential clinical trials. JAMA. 2021;326(15):1524-1525.

Referências bibliográficas

1. Haynes RB, Sackett DL, Guyatt GH, Tugwell P. The tactics of performing therapeutic trials. In: Haynes RB, Sackett DL, Guyatt GH, Tugwell P. Clinical epidemiology – how to do clinical practice research. 3rd ed. Philadelphia: Lippincott Willimas & Wilkins. Pg. 159-72.
2. Fleming TR, DeMets DL, Roe MT, et al. Data monitoring committees: Promoting best practices to address emerging challenges. Clinical Trials. 2017;14:115-23.
3. Meinert CL. Masked monitoring in clinical trials. N Engl J Med 1998;338:1381-82.
4. Togo K, Iwasaki M. Optimal timing for interim analyses in clinical trials. J Biopharm Stat. 2013;23:1067-80.
5. Ciolino JD, Kaizer AK, Bonner LB. Guidance on interim analysis methods in clinical trials. J Clin Transl Sci. 2023;7:e124.
6. O'Brien P, Fleming T. A multiple testing procedure for clinical trials. Biometrics 1979;35:549-56.
7. Pocock SJ. Group sequential methods in the design and analysis of clinical trials. Biometrika. 1977;64:191-99.
8. Pocock SJ. Interim analyses for randomized clinical trials: The group sequential approach. Biometrics. 1982;38:153-62.
9. De Mets DL, Lan KG. Interim analysis: The alpha spending function approach. Stat Med. 1994;13:1341-52.
10. Gordon Lan K, DeMets DL. Discrete sequential boundaries for clinical trials. Biometrika. 1983;70:659-63.

11. DeMets DL. Futility approaches to interim monitoring by data monitoring committees. Clin Trials. 2006;3:522-29.
12. Walter S, Han H, Briel M, Guyatt G. Quantifying the bias in the estimated treatment effect in randomized trials having interim analyses and a rule for early stopping for futility. Stat Med. 2017;36:1506-18.
13. Klonoff DC. The new FDA real-world evidence program to support development of drugs and biologics. J Diabet Sci Technol. 2020;14:345-49.
14. Grimsrud KN, Sherwin CM, Constance JE, Tak C, Zuppa AF, Spigarelli MG, et al. Special population considerations and regulatory affairs for clinical research. Clin Res RegulAff. 2015;32:47-56.
15. Wittes J, Brittain E. The role of internal pilot studies in increasing the efficiency of clinical trials. Stat Med. 1990;9:65-72.
16. Proschan MA. Sample size re-estimation in clinical trials. Biom J: J Math Methods Biosci. 2009;51:348-57.
17. Friede T, Kieser M. Blinded sample size re-estimation in superiority and noninferiority trials: Bias versus variance in variance estimation. Pharm Stat. 2013;12:141-46.
18. Friede T, Pohlmann H, Schmidli H. Blinded sample size reestimation in event-driven clinical trials: Methods and an application in multiple sclerosis. Pharm Stat. 2019;18:351-65.
19. Liu Y, Xu H. Sample size re-estimation for pivotal clinical trials. Contemp Clin Trials. 2021;102:106215.
20. Wang P, Chow SC. Sample size re-estimation in clinical trials. Stat Med. 2021;40:6133-49.
21. Grady DG, Cummings SR, Hulley SB. Delineamentos alternativos para o ensaio clínico randomizado e tópicos relacionados à implementação. In: Hulley SB. Cummings SR, Browner WS, Grady DG, Newman TB. Designing clinical research. 4ªed. Philadelphia: Lippincott Williams & Wilkins. 2013. 644pg.
22. Pocock SJ. When to stop a clinical trial. BMJ 1992;305:235-240.
23. Hulley SB, Cummings SR, Browner WS, Grady DG, Newman TB. Designing clinical research. 4ªed. Philadelphia: Lippincott Williams & Wilkins. 2013. 644pg.
24. Haybittle JL. Repeated assessment of results in clinical trials of cancer treatment.Br J Radiol. 1971;44:793-97.
25. Peto R, Pike MC, Armitage P, Breslow NE, Cox DR, Howard SV, et al. Design and analysis of randomized clinical trials requiring prolonged observation of each patient. Br J Cancer. 1976;34:585-612.
26. DeMets D, Lan G. The alpha spending function approach to interim data analyses. Cancer Treat Res. 1995;75:1-27.
27. Chang M, Chow S, Pong A. Adaptive design in clinical research: issues, opportunities, and recommendations. J Biopharm Stat. 2006;16:299-309.

capítulo 16

Eventos Adversos e Riscos na Pesquisa Clínica

Cecília Rotava Buratti

"Tudo na vida é gerenciamento de risco, não sua eliminação"

Walter Wriston

Este capítulo apresenta uma visão geral da avaliação de segurança e de eventos adversos (EAs) em pesquisa clínica, incluindo a metodologia utilizada, possíveis desafios de segurança, descrição dos EAs e sugestões de como eles devem reportados aos órgãos competentes.

▪ Elaborando um ensaio clínico focado em segurança: respeitando etapas!

A regulamentação deste tipo de estudo inicia nos Comitês de Ética e Pesquisa (CEP) institucionais que se reportam à Comissão Nacional de Ética em Pesquisa (CONEP). Posteriormente, os órgãos reguladores oficiais irão avaliar uma série de evidências e implementar (ou não) estes novos tratamentos. No Brasil a Agência Nacional de Vigilância Sanitária (ANVISA)[1] tem essa atribuição e nos Estados Unidos a *Food and Drug Admistration* (FDA).[2] É recomendado que investigadores interessados em desenvolver estes estudos busquem treinamento específico nas diretrizes gerais de pesquisa clínica, contidas nos manuais de Boas Práticas Clínicas (ou *Good Clinical Practices*)[3] disponibilizados pela ANVISA (traduzido para o português) ou pelo FDA.

Esta etapa inicial é simultânea ao desenvolvimento do projeto cujo grande objetivo não é apenas avaliar a eficácia da intervenção, mas também a sua segurança. O primeiro passo corresponde a escolha da intervenção mais apropriada (dose, tempo e frequência de tratamento) que proporcionem o melhor equilíbrio entre "eficácia e segurança". Da mesma forma, a doença a ser estudada também influenciará neste equilíbrio. Ao se planejar uma intervenção em uma doença grave (ex.: câncer metastático), a eficácia é o ponto mais importante e se busca a "dose máxima tolerável". Já em um estudo de cunho preventivo (ex.: profilaxia de asma) o enfoque é segurança e se objetiva uma "dose mínima" eficaz e com baixo risco de EAs.[4]

Visando o desenvolvimento de estudos com metodologia sistematizada e análises de segurança consistentes, os ensaios clínicos são classificados de acordo com a fase de desenvolvimento em que se situam conforme descrito na Tabela 1.

Tabela 1 Etapas de desenvolvimento de um Ensaio Clínico modificada de Hulley et al.[4]

Etapa pré-clínica	Experimento em animais, cultura de células ou tecidos humanos.
Fase I	Intervenção inicial, não cega e não controlada em um número reduzido de voluntários humanos para testar a segurança do tratamento.
Fase II	Ensaios clínicos de pequeno porte randomizados ou de séries temporais para testar a tolerância e a diferença de intensidade ou dose da intervenção em biomarcadores ou desfechos clínicos.
Fase III	Ensaios clínicos relativamente maiores, randomizados, controlados e cegos, de tamanho suficiente para testar de forma mais conclusiva a hipótese de que a intervenção melhora a condição-alvo (como pressão arterial) ou reduz o risco de doença (como acidente vascular cerebral) com nível aceitável de segurança e de eventos adversos.
Fase IV ou vigilância pós-comercialização	Ensaios clínicos de grande porte ou, mais comumente, estudos observacionais conduzidos após a aprovação da terapia pelas agências regulatórias. Servem para estimar a incidência de efeitos adversos graves incomuns e avaliar outros usos terapêuticos.

Limitações da avaliação de segurança em pesquisa clínica

Usualmente os ensaios clínicos são desenhados para fornecer informações sobre a eficácia da intervenção e a questão da segurança torna-se um objetivo secundário.[5] A Tabela 2 destaca alguns aspectos do estudo que podem interferir em relatórios de segurança, cujo a análise crítica é sempre válida.[6]

Tabela 2 Fatores que podem interferir em relatórios de segurança de ensaios clínicos.

Tamanho amostral	A maioria dos estudos clínicos não tem recursos e infraestrutura para incluir amostras grandes. Assim, a segurança é avaliada em amostras pequenas, o que resulta em falta de poder para detectar EAs raros. Convém verificar que tamanhos amostrais para definição de eficácia tendem a ser distintos daquelas que avaliam segurança ou EAs. Usualmente o interesse foca na eficácia, deixando a questão segurança em segundo plano.
Duração do estudo	Ensaios clínicos geralmente têm curta duração devido ao alto custo e possíveis problemas de adesão. Alguns EAs exigem um tempo mínimo para se desenvolverem e podem não ser observados em curto espaço de tempo.
Desenho	Estudos do tipo *cross-over* podem não ser adequados para avaliar a segurança quando os EAs são de longa duração ou têm uma longa latência.
Vieses	Da mesma forma que a eficácia, a avaliação da segurança em estudos clínicos é vulnerável a vieses. Os vieses de medição (devido à falta de cegamento adequado) podem fazer com que os EAs sejam superestimados no grupo de tratamento e subestimados no grupo placebo.
Características da amostra	É importante entender a base biológica dos eventos adversos para prever se características clínicas ou de linha de base específicas (como o uso de outros medicamentos) acentuariam ou suprimiriam os EAs.
Validade externa	Os resultados de estudos clínicos em uma população restrita ou homogênea podem não ser aplicáveis a uma população maior em termos de EAs. Portanto, quando a segurança é um dos principais objetivos de um determinado estudo, o pesquisador precisa estar ciente dessa limitação e buscar estudos com delineamentos e populações distintas.

Particularidades da avaliação de segurança e eventos adversos em estudos clínicos

O processo de monitoramento e segurança deve ser dinâmico, de modo a abranger todos os estágios do estudo e garantindo que quaisquer EAs sejam descobertos e relatados em tempo hábil. Para atingir esse objetivo, o pesquisador deve ser capaz de distinguir com precisão a melhor forma de coletar e analisar os dados do estudo e quais instrumentos disponíveis são mais úteis para determinar a segurança da sua intervenção. Na Tabela 3 são descritas abordagens de avaliação de segurança de acordo com diferentes delineamentos de estudo com suas vantagens e limitações.

Tabela 3 Abordagens específicas para avaliação de segurança em pesquisa clínica.

Abordagem	Descrição	Vantagens	Desvantagens
Sistemas de relatórios espontâneos	Baseiam-se na notificação voluntária de suspeitas de eventos adversos por parte dos participantes da pesquisa aos investigadores (fabricantes, profissionais da saúde ou pesquisadores). É a base da farmacovigilância de estudos Fase IV.	Identificação precoce de sinais e sintomas auxiliando em formulação de hipóteses de investigação. Fornece informações durante toda a vida de comercialização do medicamento. Costuma ser simples e de baixo custo. Identifica eventos raros e de baixa incidência.	Não há um grupo de controle que permita a estimativa de taxas e, portanto, não há quantificação confiável de risco, avaliação de causalidade e determinação de fatores de risco. Risco de notificação seletiva ou subnotificação.
Ensaios clínicos randomizados	São a base da pesquisa clínica para avaliação de eficácia da intervenção, mas raramente eles têm poder para determinar EAs.	Altamente eficazes para a avaliação de resultados de segurança que podem ser medidos no início da execução do estudo. Têm grupos bem definidos e ocorrências aleatórias, sendo possível conclusões de causalidade sem confusão na comparação de grupos.	Tamanho amostral pequeno e tempo de estudo curto para identificar EAs raras ou de menor prevalência. Costumam ter generalização limitada, uma vez que são aplicados critérios de seleção rigorosos para garantir uma população de estudo homogênea.

Abordagem	Descrição	Vantagens	Desvantagens
Ensaios clínicos não randomizados	Avalia circunstâncias do "mundo real", fornecendo dados com maior capacidade de generalização e períodos de acompanhamento mais longos.	Proporciona uma base ideal para avaliação de eventos adversos raros que podem se apresentar após longos períodos de tratamento. É possível obter informações relevantes sobre a relação do evento com a intervenção, por exemplo, a dosagem, a duração da exposição ou os fatores de risco.	A falta de randomização pode levar a uma maior suscetibilidade a vieses de confusão. Incapacidade de especificar com precisão a exposição, uma vez que costuma ser baseada em registros históricos.
Metanálises	Ao pesquisar rigorosamente a ampla gama de literatura sobre um assunto e avaliar sua validade e heterogeneidade, torna possível construir um conjunto mais completo de informações.	O agrupamento das informações disponíveis permite uma estimativa mais ampla da segurança da intervenção. Proporciona maior poder de detecção de eventos incomuns e permite a avaliação da consistência dos dados.	Depende da qualidade dos dados primários, isto é, dos estudos disponíveis que foram inseridos na metanálise.

Independentemente do delineamento do estudo (observacionais ou experimentais) o risco de quebra da confidencialidade/sigilo precisa ser considerado e medidas de proteção de dados devem ser asseguradas visando a proteção do participante da pesquisa e resultados mais confiáveis. Além disso, há um viés inerente ao próprio pesquisador (ou seja: sua cultura e experiências prévias), que poderia conferir "pesos" diferentes à questão de segurança. A melhor maneira de reduzir isso é justamente a promoção de um trabalho em grupo com discussões periódicas sobre esses temas, agregando diversos pontos de vista.

Em ensaios clínicos grandes a avaliação e a codificação de todos os potenciais EAs podem ter alto custo e consumir muito tempo, trazendo poucos resultados importantes. Para auxiliar neste processo, o uso de dicionários de termos, como o MedDRA[7] (versão em português) e o SNOMED[8] podem ser úteis. Nestes, os termos são agrupados de diversas formas como no exemplo: "febre e tosse" seriam um EA registrado como "bronquite", ao qual pode agrupado "pneumonia" gerando o verbete "infecção respiratória", cuja hierarquia superior será "EA no sistema respiratório". Esse agrupamento de termos resulta em uma síntese de possíveis EAs e facilita análises posteriores.

■ Determinação da causalidade dos eventos adversos

Uma das questões mais importantes na avaliação de EAs em estudos clínicos é a determinação da relação de causalidade com a intervenção que está sendo aplicada. A melhor e mais confiável maneira de determinar se um medicamento está relacionado a um EA específico é fazer uma comparação direta entre a taxa desse evento em um grupo de indivíduos expostos à intervenção versus um grupo não exposto. Porém, essas comparações tendem a não incluir um grupo suficientemente grande de indivíduos ou uma duração suficientemente longa para detectar EAs raros. Assim, pesquisas pós-comercialização ou fase IV são imprescindíveis para detecção de EAs raros ou que surgem a mais longo prazo.

Uma das maneiras de se determinar a causalidade de EAs se dá através do uso dos critérios de Bradford Hill propostos em 1965. Estes fornecem uma avaliação estruturada que possibilita definir entre uma associação ou uma relação de causa-efeito. Eles estão demonstrados na Tabela 4.[9]

Tabela 4 Critérios de causalidade de Bradford Hill.[9]

Força de associação	Relação entre intervenção e o evento adverso deve ser forte tanto em magnitude quando em associação dose-resposta (risco relativo, *odds ratio* e *hazard ratio*).
Consistência (reprodutibilidade)	A associação entre a intervenção e o evento adverso deve ser consistente. Desta maneira, poderia ser reproduzida e levar à mesma conclusão se for replicada por diferentes pesquisadores, cenários e métodos.
Especificidade	Deve haver uma associação específica, única e distinta entre a intervenção e o evento adverso, e não uma ocorrência comum ou espontânea. Por exemplo: tabagismo se associa a várias doenças, já a presença de trissomia do 21 relaciona-se exclusivamente a Síndrome de Down.

Temporalidade	A exposição (a intervenção) precede a manifestação inicial do evento adverso.
Gradiente dose-resposta	Quanto maior o tempo de exposição à intervenção (ex.: uso de álcool) maior a chance de desenvolver o evento adverso (ex.: desenvolvimento de cirrose).
Plausibilidade	Deve haver uma explicação biológica coerente e plausível que esteja de acordo com a história natural da doença.
Coerência	Dialoga com a plausibilidade. Verifica se existem informações pré-estabelecidas que relacionam o evento adverso a intervenção.
Experimento	Estudos prévios experimentais já demonstraram a relação causal da intervenção e do evento adverso.
Analogia	Transferência de um determinado conhecimento sobre um determinado mecanismo para situações antes não relacionadas. Exemplo.: tabagismo causa câncer de pulmão, portanto, o uso de cigarro eletrônico também poderia ser uma causa?

Notificação de eventos adversos

A notificação dos EAs é aspecto fundamental do processo de desenvolvimento do estudo de intervenção, especificamente na determinação da segurança. A vigilância desse processo é altamente regulamentada e sua legislação está sempre em evolução. No Brasil a ANVISA disponibiliza o VigiMed para o relato de suspeita de EAs.[10]

Esta notificação é baseada em uma categorização de acordo com três parâmetros principais[6]:

1) **Gravidade:** Refere-se a eventos que levam a resultados negativos, como: morte, hospitalização prolongada, deficiência, incapacidade persistente, significativa ou anomalias congênitas. Um evento também é considerado grave se levar à necessidade de intervenção médica (internação) ou cirúrgica para evitar um dos resultados anteriores, ou se for classificado como ameaçador à vida (ou seja, o paciente corria risco de morte quando o evento ocorreu).

2) **Expectativa:** Esse conceito baseia-se no fato do evento ter sido ou não observado ou relatado anteriormente na rotulagem local do produto. Um evento é considerado "inesperado" se não tiver sido observado anteriormente e se sua natureza e/ou gravidade forem

inconsistentes com as informações documentadas. Já os eventos "esperados" (já descritos) normalmente não são relatados às autoridades regulatórias em um prazo acelerado.

3) **Relação:** Essa categoria refere-se à probabilidade de um evento estar relacionado ou não à exposição. Para fazer essa determinação, fatores como plausibilidade biológica e relação temporal devem ser considerados. Esse conceito geralmente é classificado de acordo com o possível grau de causalidade, como: certamente, provavelmente, possivelmente ou provavelmente relacionado. No entanto, não existe uma escala de nomenclatura padrão. Em geral, todos os relatórios voluntários são considerados como tendo uma relação casual.

No Brasil, cabe aos CEP a monitorização dos EAs encaminhados pelo pesquisador no transcorrer da pesquisa. Assim, devem ser notificados ao CEP os EAs graves possíveis ou prováveis, de acordo com a gravidade, previsibilidade e causalidade de ocorrência. A partir disso, determina-se o risco como negligenciável, tolerável ou intolerável. Após notificado, o CEP deverá apreciar as condutas tomadas pelo pesquisador quanto à segurança dos sujeitos envolvidos, dar seu parecer e notificar o CONEP. O CONEP acompanhará a adequada implantação de medidas de proteção aos sujeitos e remeterá à ANVISA as notificações para que assim sejam tomadas as ações de farmacovigilância necessárias.

Discussão de artigos

1) Em abril de 2023 foi publicado um ensaio clínico randomizado, duplo cego, fase III que avaliou se a vacinação durante a gravidez poderia reduzir a incidência de bronquiolite grave associada ao vírus sincicial respiratório em crianças menores de 3 meses.[11] Gestantes (idade gestacional de 24 a 36 semanas) foram randomizadas (1:1) para receberem uma dose de uma vacina ou placebo. Totalizou-se a avaliação de 3682 mães no grupo vacina (destas 3570 bebês foram avaliados) e 3676 no placebo (com 3558 bebês sendo avaliados). Dentro de 90 dias após o nascimento, a bronquiolite grave ocorreu em 6 bebês de mulheres do grupo vacina e 33 do grupo placebo (eficácia da vacina,

81,8%; 99,5% IC 40,6 a 96,3) e dentro de 180 dias após o nascimento em 19 bebês do grupo vacina e 62 do placebo (eficácia da vacina, 69,4%; 97,58% IC 44,3 a 84,1). Dentro do acompanhamento de 24 meses não houve evidência de complicações graves entre crianças e mães. Eventos adversos relatados dentro de um mês após a vacina ou de um mês após o nascimento dos bebês foram semelhantes no grupo vacina (13,8% das mulheres e 37,1% dos bebês) e no grupo do placebo (13,1% e 34,5%, respectivamente). A conclusão do estudo foi: a vacina foi eficaz contra bronquiolite grave associada ao RSV e não foram identificados problemas de segurança. **Comentário:** este estudo encontra-se em Fase III, portanto ainda temos as fases IV e V para chegarmos a conclusões mais robustas sobre segurança. O objetivo primário foi a avaliação da eficácia da vacina (seu cálculo de tamanho amostral e tempo de duração teve como alvo esse objetivo) e secundariamente a segurança o que pode comprometer essa avaliação. A eficácia foi demonstrada neste estudo, mas as etapas seguintes (fase IV e V) e outras pesquisas no tema (em populações distintas) são imprescindíveis para a generalização dos resultados e para que se amplie informações de segurança.

2) Em relação a vacina do COVID-19 em crianças já dispomos de metanálises e revisões sistemáticas voltada justamente a avaliação de eficácia e segurança. Em Abril de 2023 foi publicada por Watanabe et al[12] uma metanálise com 17 estudos, incluindo 10.935.541 vacinados e 2.635.251 não vacinados com idade entre 5 e 11 anos. Observou-se baixo risco de infecção sintomática por COVID-19, hospitalização (doença grave) e síndrome inflamatória multissistêmica naqueles que receberam a vacina. A vacinação teve maior incidência de EAs, entretanto, a frequência geral dos EAs graves (ex.: miocardite) foi baixa. Na mesma época Piechotta et al[13] incluiu 51 estudos em uma outra metanálise chegando à seguinte conclusão: em crianças de 5 a 11 anos as vacinas são moderadamente efetivas em relação a variante ômicron, mas tem boa eficácia para redução de hospitalizações (casos mais graves). Apesar de evidenciadas taxas elevadas de EAs (reações locais principalmente) houve baixa incidência de EAs graves. **Comentário:** a existência de um maior número de estudos no

tema possibilitou essa análise mais robusta de segurança em relação as vacinas para o COVID-19 em crianças, lembrando que a qualidade destas metanálises/revisões sistemáticas dependem justamente da qualidade dos estudos incluídos. A ampla gama de estudos (em várias populações) também torna possível maiores generalizações. Entretanto, as informações sobre o tema ainda são recentes e cabe o seguimento a longo prazo (estudo de Fase IV) para identificação de EAs raros e que ocorrem a mais longo prazo.

Os EAs são estão presentes na grande maioria dos estudos clínicos. Cabe ao pesquisador gerenciar os riscos através de um protocolo de pesquisa rigoroso, um seguimento de pesquisa rigoroso e ético, sempre notificando os possíveis EAs à autoridades responsáveis.

Para aprofundar no assunto

Vídeos

1. Como notificar um evento adverso à ANVISA: https://youtu.be/fZELvk2_hCk
2. Agência Nacional de Vigilância Sanitária: youtube.com/@ANVISA (Canal do Youtube)

Publicações

1. What is a serious adverse event? https://www.fda.gov/safety/reporting-serious-problems-fda/what-serious-adverse-event
1. Eventos adversos ANVISA (relatórios): https://www.gov.br/anvisa/pt-br/centraisdeconteudo/publicacoes/servicosdesaude/relatorios-de-notificacao-dos-estados/eventos-adversos

Referências bibliográficas

1. Agência Nacional de Vigilância Sanitária (ANVISA) [Internet]. Available from: https://consultas.anvisa.gov.br/#/
2. US Food And Drug Administration – FDA [Internet]. Available from: https://www.fda.gov/
3. ANVISA. Guia de Boas Práticas Clínicas – Tradução para o português [Internet]. 2019. Available from: https://www.gov.br/anvisa/pt-br/centraisde-

conteudo/publicacoes/medicamentos/pesquisa-clinica/manuais-e-guias/guia-de-boas-praticas-clinicas-ich-e6-r2-traduzido-para-portugues-versao-anvisa-de-novembro-2019.pdf/view
4. Hulley S, Cummings S, Browner W, Grady D, Newman T. Delineando a Pesquisa Clínica. 4º ed Artmed 2015.
5. Leape LL, Berwick DM, Bates DW. What Practices Will Most Improve Safety? JAMA [Internet]. 2002 Jul 24;288(4):501.
6. Felipe F, Ben I. Critical Thinking in Clinical Research. Oxford University Press 2018.
7. Medical Dictionary for Regulatory Activities (MedDRA). [Internet]. Available from: https://meddra.org
8. SNOMED international [Internet]. Available from: https://www.snomed.org/researchers).
9. Hill Ab. The Environment And Disease: Association Or Causation? Proc R Soc Med [Internet]. 1965 May;58(5):295–300.
10. VigiMed ANVISA. [Internet]. Available from: https://www.gov.br/anvisa/pt-br/assuntos/fiscalizacao-e-monitoramento/notificacoes/vigimed
11. Kampmann B, Madhi SA, Munjal I, Simões EAF, Pahud BA, Llapur C, et al. Bivalent Prefusion F Vaccine in Pregnancy to Prevent RSV Illness in Infants. N Engl J Med. 2023 Apr 20;388(16):1451–64.
12. Watanabe A, Kani R, Iwagami M, Takagi H, Yasuhara J, Kuno T. Assessment of Efficacy and Safety of mRNA COVID-19 Vaccines in Children Aged 5 to 11 Years. JAMA Pediatr [Internet]. 2023 Apr 1;177(4):384.
13. Piechotta V, Siemens W, Thielemann I, Toews M, Koch J, Vygen-Bonnet S, et al. Safety and effectiveness of vaccines against COVID-19 in children aged 5–11 years: a systematic review and meta-analysis. Lancet Child Adolesc Heal [Internet]. 2023 Jun;7(6):379–91.

Pesquisa Qualitativa em Saúde

Magda Floriana Damiani

"Por vezes, somos apenas números, em muitas esferas do viver – e a saúde não é exceção"
Lúcia Magalhães Bosi; Denise Gastaldo (2021)

Introdução

A afirmação de Bosi e Gastaldo[1] incita reflexão. Embora os números possam ser fundamentais para, por exemplo, identificar o tamanho dos riscos que apresentam alguns comportamentos benéficos ou prejudiciais à saúde, esses números são insuficientes para permitir o entendimento sobre como ou porque tais comportamentos ocorrem. Examinemos um caso: o contato pele-a-pele entre mãe e bebê (CPP) e o aleitamento materno (AM), logo após o parto, são importantes práticas, recomendadas pelo Ministério da Saúde[2], por conta dos benefícios proporcionados tanto aos recém nascidos quanto às mães. Apesar disso, estudo com 586 participantes[3], constatou que, imediatamente após o nascimento, 60,1% dos bebês experienciaram CPP e 44.9% foram estimulados ao AM. Os dados mostraram também que 79,2% das mulheres não sabiam informar o motivo do não estímulo ao AM e 39,1% o motivo da ausência de CPP, apesar de 90,8% delas terem recebido orientação no pré-natal sobre AM e 58,5% sobre CPP. Embora a intenção fosse expor e explicar os resultados, percebe-se que a explicação oferecida, ficou limitada. O estudo conseguiu mostrar a estrutura do problema, mas não foi capaz de explicar sua origem. A pesquisa analisou prontuários e aplicou questionários, todavia, por conta das respostas de escolha múltipla pré-estabelecidas do questionário – baseadas no que as pesquisadoras acreditavam serem as opções plausíveis –as razões do problema não foram esclarecidas: a maior parte das participantes escolheu a resposta "Não sei", entre as oferecidas, provavelmente inadequadas.

De maneira complementar, outra pesquisa, agora de natureza qualitativa[4] (e que cita a pesquisa anterior), teve como objetivo analisar os desejos, as expectativas e as experiências de 18 mulheres relativamente ao CPP e à AM na primeira hora de vida. As participantes foram acompanhadas, de maneira longitudinal, durante o pré-natal, o parto e o puerpério, por meio de entrevistas estruturadas e semiestruturadas e observações participantes. Os achados mostram que elas tinham desejo de realizar essas práticas, mas não acreditavam ser isso possível, em virtude da necessidade de realização dos procedimentos de rotina, pelos/as profissionais da saúde, imediatamente após o parto. Os achados revelaram falhas no atendimento das mulheres, desde o pré-natal, implicando dificuldades na implementação das boas práticas e indicando a necessidade de melhoras na orientação a gestantes.

A partir das informações extraídas destes exemplos, constata-se que os métodos quantitativo e qualitativo não são alternativos e podem/devem ser complementares, pois os números não são os únicos elementos a serem utilizados nas pesquisas em Saúde – embora o método quantitativo predomine e ainda haja dificuldade em adotar o qualitativo[5].

Os problemas na área da Saúde podem ser entendidos como naturais e, na maioria das vezes, o são, mas são também fenômenos sociais aos quais as pessoas reagem[6]. O fato de serem multidimensionais justifica a importância da colaboração entre diferentes métodos para pesquisá-los e compreendê-los de forma ampla[5].

Pesquisas qualitativas podem ser usadas no desenvolvimento de questionários para levantamentos quantitativos, adequando o vocabulário e a formulação de perguntas, o que teria auxiliado na obtenção de explicações relevantes sobre os percentuais de mulheres que não praticaram CPP e AM, na primeira pesquisa acima descrita. Igualmente, estudos quantitativos podem servir de base para pesquisas qualitativas, para explicar seus resultados, como foi o caso da segunda pesquisa descrita anteriormente. Outro exemplo dessa complementaridade, agora em uma mesma investigação, pode ser visto no componente qualitativo que explorou a forte associação estatística entre uso de chupeta pelo bebê e curta duração de AM. A combinação desses componentes mostrou que tal associação não era causal, isto é, que o uso da chupeta não era a causa do curto tempo de amamentação[7].

▪ Origem e características da pesquisa qualitativa

A pesquisa qualitativa foi desenvolvida a partir dos limites teóricos e técnicos da pesquisa quantitativa, que não conseguia oferecer explicações plausíveis para fenômenos humanos e sociais complexos[1]. Se a tradição naturalista em saúde, proveniente da Biologia, da Química e da Física, teve incidência predominante nesse campo – o que ainda se verifica –[6], a abordagem qualitativa tem raízes nas Ciências Humanas (especialmente na Sociologia e Antropologia). Os cientistas sociais criaram esse tipo de pesquisa com o objetivo de estudar questões sociais no mundo real, há mais de 120 anos, desenvolvendo metodologias e técnicas que evoluíram desde então[8]. A pesquisa qualitativa envolve a coleta e análise de dados não numéricos, voltados ao entendimento de conceitos, opiniões ou experiências, e pode ser utilizada para gerar *insights* aprofundados relativos a um problema ou novas ideias para investigações[9]. Com o desenvolvimento desse tipo de pesquisa, o campo da Saúde – que era dominado pelas mensurações, definições operacionais, variáveis, testes de hipóteses e estatística – alargou-se.

A pesquisa qualitativa tem como fonte de dados o ambiente natural e o investigador como instrumento principal; é descritiva; interessa-se pelos processos que determinam os fenômenos; explora as percepções das pessoas e analisa os dados de forma indutiva (não somente confirmando ou rejeitando hipóteses prévias)[10]. Os termos estruturantes de uma investigação qualitativa fidedigna são os verbos compreender e interpretar e os substantivos experiência, vivência, senso comum e ação social[11].

Método qualitativo e técnicas de coleta e interpretação de dados

É de fundamental importância a escolha o método a ser utilizado, que deve ser orientada pelo objetivo da investigação. Essa escolha tem estreita relação com a lógica do problema de pesquisa e vai determinar a seleção de técnicas e procedimentos a serem adotados[5].

O método qualitativo tem a seu dispor diferentes técnicas de coleta de dados. Entre as mais utilizadas, na área da Saúde, encontram-se as seguintes[13]:

a) Observação participante: inserção do/a pesquisador/a em uma situação social na qual se encontra face-a-face com os/as sujeitos/as da investigação por um determinado período de tempo. Os registros das observações são realizados, principalmente, em caderno de campo;

b) Entrevista: encontro entre pesquisador/a e pesquisado/a em que podem ocorrer com perguntas abertas sobre o assunto de interesse da pesquisa. Pode ser gravada em áudio/vídeo – com anuência do/a entrevistado/a – ou registrada, por escrito, logo após seu término. As entrevistas podem, igualmente, ser a fonte da elaboração de histórias de vida dos/as participantes;

c) 'Grupo focal: conversa grupal, coordenada pelo/a pesquisador/a, em que o assunto de interesse é tomado como foco;

d) Análise de desenhos: produzidos pelos/as participantes para representar situações ou concepções e depois discutidos com o/a pesquisador/a;

e) Análise de documentos: leis, atas, diários, livros, jornais, discursos, revistas que são examinados a partir do foco da pesquisa.

O processo de coleta de dados deve ser variado e flexível e o pesquisador pode interrompê-lo, à medida que perceber que as informações se repetem (saturação), ou estendê-lo, se considerar que as informações obtidas são insuficientes. A análise vai ocorrendo durante todo o processo de coleta de dados[13].

As pesquisas qualitativas trabalham, essencialmente, com dados textuais e devem cumprir diferentes etapas[13]:

a) descrição: nela os dados são transformados em textos e organizados, preservando fielmente as opiniões dos/as informantes;
b) análise: nesta fase, o/a pesquisador/a procura ir além do que foi dito, fazendo leituras atentas dos dados e organizando-os em diálogo com teorias ou sem utilizá-las (teorias antes ou depois). Neste último caso, ocorre a produção do que se denominam teorias fundamentadas[1];
c) interpretação: nesta etapa, elabora-se a síntese dos dados empíricos e apresentam-se seus significados.

O processo analítico-interpretativo pode ser levado a cabo por meio de diferentes abordagens teórico-metodológicas, como análise de conteúdo, análise de discurso, análise hermenêutico-dialética ou análise clínico-qualitativa. A análise de conteúdo ou análise temática (a mais utilizada) centra-se no conteúdo manifesto das comunicações dos/as participantes da pesquisa. Tais comunicações são organizadas em categorias classificatórias, previamente estabelecidas (a partir da teoria) ou que emergem dos próprios dados, conforme comentado anteriormente[13].

Existem softwares que podem ser utilizados para a organização e classificação dos dados – *Computer Assisted Qualitative Data Analysis Software* (CAQDAS) ou *softwares* de análise de dados qualitativos com auxílio de computador. Entre os mais usados no Brasil, encontram-se os seguintes: Atlas.ti, Alceste, NVivo, IRAMUTEQ e EVOC[14].

Para que os dados sejam interpretados adequadamente, é necessário tirar o máximo proveito das ideias encontradas, comparando e explicando as discordâncias, confirmando ou rejeitando os pressupostos iniciais do/a pesquisador/a[13].

■ Visão crítica

A pesquisa qualitativa é criticada, por alguns pesquisadores, por ser subjetivista, carecendo da neutralidade e objetividade que caracterizariam a pesquisa quantitativa (paradigma positivista que entende a realidade como objetiva, existindo à parte do ser humano. Em resposta a essa crítica, os adeptos da perspectiva qualitativa argumentam que a objetividade da perspectiva quantitativa é uma ilusão, pois entendem que a realidade é sempre uma construção (paradigma construtivista)[15]. O objeto de uma pesquisa qualitativa envolve a experiência que o/a pesquisador/a estabelece com ele. O recorte da realidade a ser estudada é sempre concebido a partir de seu ponto de vista e dos pressupostos teóricos que traz consigo. Assim, o subjetivismo ocorre desde a escolha do tema até a forma de abordá-lo, em qualquer tipo de pesquisa.[12].

Por apresentarem teorias de mundo e de conhecimento diferentes, as pesquisas quantitativas e qualitativas estudam objetos distintos. A primeira busca estudar fenômenos comuns a grandes números de pessoas; a segunda busca interpretar, de forma holística, o significado das experiências de uma pessoa, de um evento, ou de um grupo. Portanto, não é possível usar os mesmos critérios de qualidade para ambas[15].

A validade e a representatividade dos achados de uma pesquisa qualitativa são asseguradas pela capacidade de oferecer descrição ampla e compreensão do fenômeno estudado. A quantidade é substituída pela intensidade[6], pela imersão profunda no fenômeno, não havendo preocupação com a generalização, pois cada contexto estudado é entendido como único[15]. É a explicação do fenômeno social o que torna os achados de uma pesquisa transferíveis a outros cenários[1].

Uma pesquisa qualitativa de qualidade deve ser caracterizada por sua coerência e consistência simultaneamente em três níveis: ontológico, metodológico e ético, ou seja, deve ter seu objeto claramente delimitado, usar metodologia e referencial teórico adequados à natureza desse objeto e manter a reflexividade ou a consciência autocrítica como princípio orientador. A descrição densa de todos esses elementos vai permitir que outros/as investigadores/as possam compreender e criticar o processo e o conhecimento por meio dele produzido. Tal conhecimento, no entanto, deve permanecer aberto a possíveis revisões dos achados a partir de novas evidências[8].

As principais limitações das pesquisas qualitativas envolvem a necessidade de treinamento intensivo dos trabalhadores de campo, implicando uma considerável demanda de tempo, que também diz respeito à coleta e análise de dados. Isso resulta na impossibilidade de trabalhar com grandes amostras e de generalizações dos achados[12].

A pesquisa qualitativa mostra-se especialmente útil na formulação e no desenvolvimento de políticas e na organização de sistemas e serviços de saúde. Pode, igualmente, fazer importante contribuição na exploração de crenças, motivações e comportamentos relacionados a danos ou incrementos à saúde, nos modos de manejar o cuidado de si e de terceiros e nas interações entre profissionais e usuários, só para citar alguns exemplos[16].

Para aprofundar no assunto!

1. Bosi MLM, Gastaldo D, organizators Tópicos avançados em pesquisa qualitativa em saúde: fundamentos teórico-metodológicos [Internet]. Petrópolis: Vozes, 2021. [cited 2023 Mai 20] 473p. Available from: https://pt.scribd.com/read/516911899/Topicos-avancados-em-pesquisa-qualitativa-em-saude-Fundamentos-teorico-metodologicos#
2. Victora CV, Knauth DR,Hassen MNA Pesquisa qualitativa em saúde: uma introdução ao tema. Porto Alegre: Tomo Editorial, 2000, 136p.
3. Minayo MC de S. Análise qualitativa: teoria, passos e fidedignidade. Ciênc saúde coletiva [Internet]. 2012 [cited 2023 Jun 25] Mar;17(3):621–6. Available from: https://doi.org/10.1590/S1413-81232012000300007

▪ Referências bibliográficas

1. Bosi MLM, Gastaldo D. Por que um livro sobre fundamentos da pesquisa qualitativa em saúde? In: Bosi MLM, Gastaldo D, organizators Tópicos avançados em pesquisa qualitativa em saúde: fundamentos teórico-metodológicos [Internet]. Petrópolis: Vozes, 2021. [cited 2023 Mai 20] 473p. Available from: https://pt.scribd.com/read/516911899/Topicos-avancados-em-pesquisa-qualitativa-em-saude-Fundamentos-teorico-metodologicos# p. 27-46.
2. Brazil. Ministério da Saúde. Secretaria de Atenção à Saúde. Departamento de Ações Programáticas e Estratégicas. Beyond survival: integrated delivery care practices for long-term maternal and infant nutrition. Brasília: Ministério da Saúde 2013 [Internet] [cited 2023 Jun 07]. Available from: https://portaldeboaspraticas.iff.fiocruz.br/biblioteca/alem-da-sobrevivencia-praticas-integradas-de-atencao-ao-parto/
3. Campos PM, Gouveia HG, Strada JKR, Moraes BA. Contato pele a pele e aleitamento materno de recém-nascidos em um hospital universitário. Rev Gaúcha Enferm. [Internet] 2020 [cited 2023 Mai 21] 41(esp):e20190154. Available from: https://doi.org/10.1590/1983- 1447.2020.20190154
4. Santos AP da S, Lamy ZC, Koser ME, Gomes CMR de P, Costa BM, Gonçalves LLM. Skin-to-skin contact and breastfeeding at childbirth: women's desires, expectations, and experiences. Rev paul pediatr [Internet]. 2022 [cited 2023 Jun 07] 40:e2020140. Available from: https://doi.org/10.1590/1984-0462/2022/40/2020140

5. Bosi MLM. Pesquisa qualitativa em saúde coletiva: panorama e desafios. Ciênc. Saúde Coletiva [Internet]. 2012 [cited 2023 Jun 07] Mar;17(3):575–86. Available from: https://doi.org/10.1590/S1413-81232012000300002
6. Silva A da, Castro-Silva CR, Moura L de. Pesquisa qualitativa em saúde: percursos e percalços da formação para pesquisadores iniciantes. Saude Soc. [Internet]. 2018 [cited 2023 Mai 24] Apr;27(2):632–45. Available from: https://doi.org/10.1590/S0104-12902018172700
7. Béhague DP, Gonçalves H, Victora CG. Anthropology and Epidemiology: learning epistemological lessons through a collaborative venture. Ciênc saúde coletiva [Internet]. 2008 [cited Jun 07] Nov;13(6):1701–10. Available from: https://doi.org/10.1590/S1413-81232008000600002
8. Gastaldo D. Congruência epistemológica como critério fundamental de rigor na pesquisa qualitativa em saúde. In: Bosi MLM, Gastaldo D (organiz.). Tópicos avançados em pesquisa qualitativa em saúde: fundamentos teórico-metodológicos. Petrópolis, RJ: Vozes, 2021 p.103-140.
9. Bhandari P. What is qualitative research? methods & examples. [Internet] 2023. [cited 2023 Jun 09]. Available from: https://www.scribbr.com/methodology/qualitative-research/
10. Bogdan RC, Biklen SK Investigaçao qualitativa em educação uma introdução à teoria e aos métodos. Porto: Porto Editora,1994. 167p.
11. Minayo MC de S. Análise qualitativa: teoria, passos e fidedignidade. Ciênc saúde coletiva [Internet]. 2012 [cited 2023 Jun 25] Mar;17(3):621–6. Available from: https://doi.org/10.1590/S1413-81232012000300007
12. Victora CV, Knauth DR, Hassen MNA Pesquisa qualitativa em saúde: uma introdução ao tema. Porto Alegre: Tomo Editorial, 2000, 136p.
13. Taquette SR. Análise de dados de pesquisa qualitativa em saúde. [Internet] Atas CAIQ 2016 [cited 2023 Jun 15]. Available from: https://proceedings.ciaiq.org/index.php/ciaiq2016/article/view/790/777 p. 524-533
14. Salvador PTCO, Chiavone FBT, Bezerril MS, Martins JCA, Fernandes MID, Santos VEP. Softwares de análise de dados qualitativos utilizados nas pesquisas da enfermagem. Texto Contexto Enferm [Internet]. 2019 [acess 2023 Jun 23]; 28: e20180304. Disponível em: http://dx.doi.org/10.1590/1980-265X-TCE-2018-0304
15. Rees DK Algumas considerações sobre a pesquisa qualitativa. Signótica [Internet] 2008 (cited 2023 Jun 09] Jul/Dez: 20[2]: 253-274. Available from: https://revistas.ufg.br/sig/article/view/6095 doi: DOI: 10.5216/sig.v20i2.6095.
16. Ayres RC. Ciência, razão prática e os fundamentos da pesquisa qualitativa em saúde (Prefácio). In: Bosi MLM, Gastaldo D (organiz.). Tópicos avançados em pesquisa qualitativa em saúde: fundamentos teórico-metodológicos. Petrópolis, RJ: Vozes, 2021 p. 12-26.

capítulo 18

Tradução e Adaptação Transcultural de Instrumentos de Medida

Roberta Esteves Vieira de Castro
Maria Clara de Magalhães Barbosa

"If you talk to a man in a language he understands, that goes to his head. If you talk to him in his language, that goes to his heart."

Nelson Mandela

A escassez de instrumentos práticos e formais de uso clínico repercute não somente no diagnóstico, mas também na determinação de estratégias de tratamento, podendo afetar a eficiência e a eficácia da terapêutica disponibilizada. Com a finalidade de abrandar esta situação, muitos estudiosos recomendam a tradução de instrumentos existentes em outros idiomas, em oposição à elaboração de novos. Esta atividade permite a efetivação de estudos transculturais, propiciando o entendimento a respeito de um determinado tema em línguas distintas; proporciona uma medida comum para a investigação de medidores de qualidade de vida relacionados à saúde dentro de diferentes contextos culturais; oferece um indicador padronizado para estudos internacionais; facilita comparações entre grupos culturais/nacionais que dependem de uma medida padrão projetada e adaptada para aferir o fenômeno; permite a inclusão de imigrantes, evitando o viés de representar apenas a cultura dominante do país; e é menos dispendioso e demorado do que gerar um novo instrumento[1,2].

Para o escritor e crítico literário italiano Umberto Eco (1932 – 2016), traduzir de um idioma para outro "obviamente significa que os tradutores devem fazer uma hipótese interpretativa sobre o efeito programado pelo texto original". Além disso, ele destaca que "muitas hipóteses podem ser feitas sobre um mesmo texto, de forma que a decisão sobre o foco da tradução se torna negociável." Segundo ele, uma tradução é sempre uma mudança, não entre duas línguas, mas entre duas culturas. Para isso, portanto, deve haver parâmetros que precisam ser argumentados e estabelecidos em conjunto com o(s) autor(es) do manuscrito original[3-5].

No passado, a adaptação de instrumentos formulados em idiomas e/ou culturas distintas era restrita à tradução literal do original. Raramente eram feitas comparações desta tradução com uma versão retrotraduzida. No entanto, pesquisadores de diferentes áreas temáticas têm aconselhado que a adaptação transcultural (ATC) seja uma fusão entre a tradução trivial de um idioma para outro e um rigoroso recurso de sincronização que favoreça o cenário cultural e os costumes da população-alvo desta nova versão. Para tanto, deve haver uma prévia apreciação cautelosa da correspondência entre as versões original e traduzida. Esta análise não se limita a países diferentes, podendo ocorrer inevitáveis ajustamentos regionais. Isso acontece em nações como o Brasil, cuja matriz cultural é bastante heterogênea, existindo expressões informais adotadas em uma determinada parte do território nacional, mas que não são reconhecidas em outras. Há também as ATC que não se resumem somente ao espaço, mas que precisam se enquadrar nas transições idiomáticas de uma referida população no decorrer do tempo. Dessa forma, adaptações periódicas podem ser mandatórias para determinados públicos. Infelizmente, um obstáculo a ser vencido é a escassez de rigor nos processos de ATC. Muitos autores traduzem coloquialmente um instrumento, chegando até a modificar a numeração e o conteúdo dos itens, comprometendo sua essência, o que pode atrapalhar a comparação de casuísticas e pesquisas sobre determinadas asserções[6].

Portanto, a ATC depende das características do instrumento, dos ambientes de aplicação das versões original e traduzida e da população-alvo. Recomenda-se que ocorra além da simples tradução, pois esta não fornece nem a confiabilidade da medida tampouco a validade de construto[7]. No entanto, deve-se ter em mente que a ATC exige cuidadosa atenção, envolve inúmeras pessoas e é um processo bastante demorado[1].

No presente capítulo, serão abordadas as definições de avaliação de desfechos clínicos, um breve histórico acerca de diretrizes relevantes publicadas e as mais recentes recomendações internacionais para a realização de estudos de tradução e ATC de instrumentos de medida.

Avaliações de desfechos clínicos

As avaliações de desfechos clínicos (*clinical outcome assessments* – COA) são definidas pelo órgão americano *Food and Drug Administration* (FDA) como instrumentos que "medem os sintomas de um paciente, o estado mental geral ou os efeitos de uma doença ou condição em como o paciente funciona". As COA são amplamente utilizadas dentro de ensaios clínicos globais como um meio de avaliar conceitos de interesse e determinar se o benefício clínico foi demonstrado, sendo categorizadas em quatro tipos:

a) Desfechos relatados pelo paciente (*patient-reported outcome* – PRO);
b) Desfechos relatados pelo clínico (*clinician-reported outcome* – ClinRO);
c) Desfechos relatados pelo observador (*observer-reported outcome* – ObsRO);
d) Desfechos de desempenho (*performance outcome* – PerfO).

Embora o uso dessas classificações tenha se tornado generalizado, também é relativamente novo. É válido ressaltar que, há pouco tempo, os órgãos reguladores ainda se referiam principalmente às medidas PRO, em vez da categoria mais ampla COA que inclui a PRO e as demais citadas acima[8].

Desfechos relatados pelo paciente (patient-reported outcome – PRO)

Os PRO são cada vez mais usados em ensaios clínicos para avaliar o impacto de um tratamento ou intervenção médica. Consistem em um tipo de medida que avalia uma variedade de desfechos, incluindo sintomas, saúde funcional, bem-estar e questões psicológicas do ponto de vista do paciente, sem interpretação por um clínico[9].

Desfechos relatados pelo clínico (clinician-reported outcome – ClinRO)

São definidos como um tipo de medição baseada em um relatório que vem de um profissional de saúde treinado após a observação da condição de saúde de um paciente. A maioria das medidas ClinRO envolve um julgamento clínico ou interpretação dos sinais observáveis, comportamentos ou outras manifestações relacionadas a uma doença ou condição. No entanto, não podem avaliar diretamente os sintomas que são conhecidos apenas pelo paciente[8].

Desfechos relatados pelo observador (observer-reported outcome – ObsRO)

Constituem uma medida baseada em um relato de sinais, eventos ou comportamentos observáveis relacionados à condição de saúde de um paciente por alguém que não seja o paciente ou um profissional de saúde. Os ObsRO são, em geral, relatados por um pai, cuidador ou alguém que observa o paciente na vida diária e são particularmente úteis para indivíduos não verbais, como bebês ou pacientes com atraso de desenvolvimento cognitivo. Todavia uma medida ObsRO não inclui o julgamento clínico[8].

Desfechos de desempenho (performance outcome – PerfO)

O PerfO é uma medida baseada em tarefa(s) padronizada(s) e executada(s) por um paciente de acordo com instruções. Pode ser administrada e avaliada por um indivíduo adequadamente treinado ou é concluída de forma independente pelo paciente[8]. Requer cooperação e motivação do paciente.

Breve histórico

Em 1993, Guillemin, Bombardier e Beaton[1] propuseram um conjunto de diretrizes padronizadas para a ATC de instrumentos de qualidade de vida relacionada com saúde (QVRS) com base em pesquisas anteriores em psicologia e sociologia e em estruturas metodológicas publicadas para validade dessas medidas. Os autores revisaram a literatura publicada sobre a ATC de instrumentos de QVRS e avaliaram a praticidade de suas propostas para esta literatura da seguinte forma: essas diretrizes foram aplicadas a 17 estudos sobre ATC de medidas de QVRS identificados por meio de uma revisão abrangente da literatura. De acordo com os pesquisadores, os padrões de relatórios variaram entre os estudos, mas a concordância entre os avaliadores em suas classificações dos estudos foi de substancial a quase perfeita (K ponderado = 0,66-0,93), sugerindo que essas diretrizes seriam fáceis de aplicar. Beaton e colaboradores publicaram nova revisão com refinamentos nessa metodologia sete anos depois[10].

Em 1998, Herdman, Fox-Rushby e Badia[11] publicaram um artigo no periódico *Quality of Life Research* em que relataram que, na área de desenvolvimento de instrumentos de medida de QVRS, as diferentes terminologias descritas na literatura e a sua falta de padronização eram responsáveis por uma extensa superposição entre pesquisadores da temática. Nesta publicação, os autores sugerem uma abordagem "universalista", que consiste em um proposta abrangente de ATC abrangente, incluindo a avaliação de uma equivalência entre o instrumento original e o instrumento que será adaptado.

Em 1999, a *International Society of Pharmacoeconomics and Outcome Research* (ISPOR) formou um grupo de interesse especial em qualidade de vida (*Quality of Life Special Interest Group* – QoL-SIG) e um grupo de tradução e adaptação cultural (*Translation and Cultural Adaptation group* – TCA) para estimular a discussão e criar diretrizes e padrões para a tradução e ATC de medidas PRO. Após serem identificadas inconsistências nos métodos e diretrizes publicados na época, o grupo TCA percebeu a necessidade de desenvolver uma perspectiva holística sintetizando todo o espectro de métodos publicados, que resultou no desenvolvimento do relatório "Tradução e Adaptação Cultural das Medidas de Resultados Relatados pelo Paciente—Princípios de Boas Práticas" (*Translation and*

Cultural Adaptation of Patient Reported Outcomes Measures—Principles of Good Practice – PGP). Diante dessa iniciativa, o grupo TCA conduziu uma ampla revisão de evidências e diretrizes, além de considerar as problemáticas enfrentadas pela indústria farmacêutica, por agências reguladoras e por pesquisadores. Os resultados foram submetidos a discussão e contestação dentro do grupo TCA, bem como consulta à comunidade de pesquisa. Por meio dessa revisão, surgiu um consenso sobre uma abordagem ampla, juntamente com uma crítica detalhada dos pontos fortes e fracos das diferentes metodologias, resultando nas diretrizes propostas em 2005 por Wild e colaboradores no artigo *Principles of Good Practice for the Translation and Cultural Adaptation Process for Patient-Reported Outcomes (PRO) Measures: Report of the ISPOR Task Force for Translation and Cultural Adaptation*[12].

Em 2008, o Consórcio PRO (*PRO Consortium*) foi formado pelo *Critical Path Institute (C-Path)* em cooperação com o *U.S. Food and Drug Administration 's (FDA) Center for Drug Evaluation and Research* e a indústria farmacêutica. Sua missão é estabelecer e manter uma estrutura colaborativa com as partes interessadas apropriadas para a qualificação de medidas PRO e COA que estarão disponíveis publicamente para uso em ensaios clínicos onde os desfechos baseados em COA são usados para apoiar reivindicações de rotulagem de produtos[13].

Recentemente, Mckow e colaboradores (2020) mostraram que o processo utilizado para traduzir as medidas ObsRO, ClinRO e PerfO de um idioma para outro está intimamente alinhado com o processo descrito nas recomendações da ISPOR para tradução e ATC das medidas PRO. Os pesquisadores (vinculados ao *International Society for Quality of Life Research* [ISOQOL] *Translation and Cultural Adaptation Special Interest Group* [TCA-SIG]) avaliaram as características e requisitos de cada tipo de COA por meio de uma revisão da literatura, da conclusão de pesquisas recentemente desenvolvidas por especialistas do setor e de discussões e análises em grupo. Eles concluem que, embora as etapas recomendadas do processo de tradução geralmente se alinhem em todos os tipos de COA (incluindo medidas PRO) geralmente estejam alinhados, diferenças substanciais entre as categorias de respondentes (pacientes, médicos e observadores) nos diferentes tipos de COA exigem abordagens específicas aos procedimentos de entrevistas cognitivas para cada tipo de desfecho.

Dessa forma, os pesquisadores desenvolveram recomendações específicas para cada tipo de COA não-PRO o que poderá auxiliar no alinhamento adicional de procedimentos entre provedores de serviços, desenvolvedores de instrumentos COA e patrocinadores do setor[8,14].

Etapas dos processos de tradução e adaptação transcultural de instrumentos de medida

Para melhor compreensão das etapas, alguns conceitos-chave são descritos no Quadro 1.

Quadro 1 Definição de termos-chave usados nos processos de tradução e adaptação transcultural de instrumentos de medida

Termo	Definição
Confiabilidade de um instrumento	Analisa a capacidade em reproduzir um resultado de forma coerente no tempo e no espaço, ou com observadores distintos.
Harmonização	Harmonização de todas as novas traduções entre si e com a versão original.
Preparação	Planeamento inicial e ações realizadas antes do início do processo de tradução, tais como a identificação de consultores de tradução e afiliados no país e a criação de ficheiros de tradução, se necessário.
Tradução direta	Tradução do idioma de origem para o idioma de destino.
Reconciliação de tradução direta	Processo de comparação e fusão de mais de uma tradução direta (TD) em uma única versão, resultando em uma TD reconciliada.
Retrotradução	Processo de tradução de um documento que já foi traduzido para outro idioma de volta ao idioma original – preferencialmente por um tradutor independente.
Tradução universal	Uma abordagem de tradução que foca nos pontos comuns e não nas diferenças para desenvolver uma versão a ser utilizada em regiões ou países que falam a mesma língua (por exemplo, preparar uma única tradução em espanhol que será usada por todos os países de língua espanhola).
Validade de um instrumento	Propriedade do instrumento de medir exatamente o que se propõe a medir, isto é, investiga a capacidade do instrumento aferir com acurácia o fenômeno a ser estudado.

Fonte: Adaptado de Wild et al. (2005)[12]; Alexandre e Coluci (2011)[15]; Emerenco et al. (2018)[13].

ATC segundo Guillemin, Bombardier e Beaton (1993)

As diretrizes de Guillemin, Bombardier e Beaton (1993) são divididas em cinco etapas: **tradução**, **retrotradução**, **revisão de comitê**, **pré-teste** e **ponderação das pontuações**. Cada uma dessas etapas possui suas peculiaridades descritas no Quadro 2[1].

Quadro 2 Diretrizes de adaptação transcultural segundo Guillemin, Bombardier e Beaton[1].

Etapa	Ações
Tradução	• Produção de várias traduções diretas. • Uso de tradutores qualificados. • As traduções são de maior qualidade quando realizadas por, pelo menos, dois tradutores independentes para melhor detecção de erros e interpretações divergentes de itens ambíguos no instrumento original. A qualidade será ainda maior se cada tradução for efetuada por equipes. As qualificações e características dos tradutores também são importantes. Os tradutores devem traduzir preferencialmente para a sua língua materna e, inclusive, alguns deles devem estar cientes dos objetivos subjacentes ao material a ser traduzido e dos conceitos envolvidos, de forma a oferecer uma restituição mais fidedigna da medição pretendida
Retrotradução	• Produção de tantas retrotraduções quanto traduções. • Recrutamento de retrotradutores apropriados. • Ao contrário de alguns dos primeiros tradutores, os retrotradutores devem preferencialmente não estar cientes da intenção e dos conceitos subjacentes ao material. Os retrotradutores sem conhecimento prévio da intenção do instrumento original estão livres de vieses e expectativas e sua retrotradução pode revelar significados ou interpretações inesperadas na versão final
Revisão do comitê	• Recrutamento de um comitê multidisciplinar para comparar as versões original e final. • Utilização de técnicas estruturadas para resolver discrepâncias. • Modificação de instruções ou formatação, modificação/rejeição de itens inapropriados, geração de novos itens. • Certificação de que a tradução é totalmente compreensível. • Verificação da equivalência transcultural entre as versões original e final.
Pré-teste	• Verificação da equivalência entre as versões original e final usando uma técnica de pré-teste. • Use de uma técnica de sondagem perguntando a um grupo de pacientes o que entenderam de cada item ou • Envio das versões original e final para leigos bilíngues. • Escolha do idioma da administração ou uso de uma medida de formato duplo (respostas alternando os dois idiomas), no casos de imigrantes.
Ponderação das pontuações	• Considere adaptar os pesos das pontuações ao contexto cultural.

Fonte: Adaptado de Guillemin, Bombardier e Beaton (1993)[1].

ATC segundo Beaton e colaboradores (2000)

A ATC de Guillemin, Bombardier e Beaton (1993) foi refinada em 2000 por Beaton e colaboradores, sendo dividida em seis etapas: **tradução inicial, síntese das traduções, retrotradução, comitê de especialistas, teste da versão pré-final** e **envio de documentação aos desenvolvedores ou comitê coordenador para avaliação do processo de adaptação** – Quadro 3[10].

Quadro 3 Diretrizes de adaptação transcultural segundo Beaton e colaboradores (2000)[10].

Etapa	Ações
Tradução inicial	Dois tradutores bilíngues cuja língua materna é a língua alvo produzem duas traduções independentes. Cada tradutor produz um relatório escrito da sua tradução. O tradutor 1 (T1) deve estar ciente dos conceitos que estão sendo avaliados no questionário que está sendo traduzido. Já o tradutor 2 (T2) não deve estar ciente nem informado dos conceitos que estão sendo quantificados e, de preferência, não deve ter formação médica ou clínica ("tradutor ingênuo").
Síntese das traduções	Os dois tradutores e um observador de gravação sentam-se para sintetizar os resultados das traduções. Trabalhando a partir do questionário original, bem como das versões de T1 e T2, primeiro é realizada uma síntese dessas traduções (produzindo uma tradução única – TU), com um relatório escrito documentando cuidadosamente o processo de síntese. A próxima etapa é concluída com esta versão única do instrumento.
Retrotradução	Trabalhando a partir da versão TU do instrumento e totalmente cego em relação à versão original, os retrotradutores traduzem o questionário de volta para o idioma original. Duas dessas RT são consideradas um mínimo. As retrotraduções (RT1 e RT2) são produzidas independentemente por duas pessoas tendo o idioma de origem (em geral, o inglês) como língua materna. Os dois tradutores não devem ter conhecimento nem ser informados dos conceitos explorados, devendo preferencialmente não ter formação médica.
Comitê de especialistas	Um comitê deve ser estruturado e composto por metodologistas, profissionais de saúde, profissionais de idiomas e os tradutores e retradutores envolvidos no processo até o momento. Seu papel é consolidar todas as versões do questionário e desenvolver o que seria considerado a versão pré-final do questionário para teste de campo, revisando todas as traduções e chegar a um consenso sobre qualquer discrepância. O material à disposição do comitê

Etapa	Ações
Comitê de especialistas (*continuação*)	inclui o instrumento original e cada tradução (T1, T2, TU, RT1, RT2) juntamente com os correspondentes relatórios escritos (que explicam a justificativa de cada decisão nas fases anteriores). Os desenvolvedores originais do questionário devem estar em estreito contato com o comitê de especialistas durante esta parte do processo, em que são avaliados: • Equivalência semântica: se há dificuldades na tradução e se a tradução tem correspondência de fato com o outro idioma; • Equivalência idiomática: se há coloquialismos, ou expressões idiomáticas difíceis de traduzir; • Equivalência experiencial: alguns itens do instrumento podem ser substituídos por um item semelhante que seja de fato vivenciado na cultura alvo. Exemplo: crocodilo (Estados Unidos) x jacaré (Brasil). • Equivalência conceitual: muitas vezes as palavras têm significados conceituais diferentes entre culturas.
Teste da versão pré-final	A etapa final do processo de adaptação é o pré-teste. Este teste de campo do novo instrumento busca utilizar a versão pré-final em sujeitos ou pacientes do cenário-alvo. Idealmente, entre 30 e 40 indivíduos deveriam ser testados para avaliar se o significado dos itens na versão adaptada está sendo compreendido pela população-alvo e verificar a distribuição de itens sem resposta ou com respostas únicas.
Envio de documentação	A etapa final é o envio de todos os relatórios e formulários ao desenvolvedor do instrumento ou ao comitê que acompanha a versão traduzida para verificar se as etapas recomendadas foram seguidas, sem alterar o conteúdo (presume-se que seguindo este processo uma tradução razoável tenha sido obtida).

Fonte: Adaptado de Beaton *et al.* (2000)[10].

Abordagem universalista

A abordagem universalista proposta por Herdman, Fox-Rushby e Badia (1998) engloba as seguintes etapas: **equivalência conceitual**, **equivalência de item**, **equivalência semântica**, **equivalência operacional**, **de mensuração** e **equivalência funcional** – Quadro 4[11]. Algumas pesquisas no Brasil têm sido baseadas neste roteiro, integral ou parcialmente[6].

Recomendações da ISPOR e do PRO Consortium para tradução e ATC de instrumentos de medição PRO

As recomendações da ISPOR para instrumentos de medição PRO abrangem dez etapas: **preparação**, **tradução direta**, **reconciliação**, **retrotra-**

Quadro 4 Abordagem universalista.

Equivalência	Ação
Conceitual	• Extensa revisão da literatura referente ao instrumento original e à população-alvo. • Discussão com especialistas e com a população-alvo: investigar se os diferentes domínios contidos no instrumento original na definição dos conceitos de interesse seriam relevantes e apropriados ao novo cenário para o qual está sendo adaptado.
De item	• Discussão com especialistas e com a população-alvo avalia-se a adequação dos itens para a compreensão de cada um dos domínios.
Semântica	• Traduções do instrumento original para o idioma da cultura-alvo. Duas ou mais versões obtidas de forma independente são sugeridas população-alvo para serem feitas por profissionais cuja língua-mãe e cultura sejam aquelas para as quais se está traduzindo o instrumento. • Retrotradução: as versões são retrotraduzidas para o idioma original por outros tradutores da língua original, de forma independente. • Equivalência semântica entre as retrotraduções e o original: avaliação formal por um novo tradutor bilíngue entre as retrotraduções e o instrumento original, de forma independente e cega em relação aos tradutores e retrotradutores. • Discussão com a população-alvo e com especialistas para ajustes finais (mesmo grupo de especialistas que participou das etapas equivalência conceitual e de itens). • Pré-teste da versão resultante: a versão única e sintetizada do instrumento é aplicada a grupos de indivíduos da população-alvo para avaliação de aceitabilidade, compreensão e impacto emocional.
Operacional	O grupo de pesquisa avalia a adequação do instrumento quanto ao: • Veículo e formato do questionário e das instruções (impressos ou eletrônicos); • Cenário de administração (domiciliar ou hospitalar); • Modo de aplicação (entrevista ou preenchimento de formulário); • Modo de categorização (exemplo: uso de escalas do tipo Likert).
De mensuração	Estudos psicométricos 1) Avaliação de validade dimensional e adequação de itens componentes; 2) Avaliação de confiabilidade; 3) Avaliação de validade de construto e/ou validade de critério.
Funcional	Fornecida pelas equivalências identificadas previamente.

Fonte: Adaptado de Reichenheim e Moraes (2007)[6].

dução, **revisão da retrotradução, harmonização,** *debriefing* **cognitivo, revisão dos resultados** e **finalização do debriefing cognitivo, revisão** e **relatório final**[12]. O *PRO Consortium* expandiu as recomendações da ISPOR e engloba as seguintes 12 etapas: **preparação, tradução direta, reconciliação, retradução, revisão da tradução direta reconciliada, harmonização internacional, revisão, entrevista cognitiva, revisão após entrevista pós-cognitiva (análise/revisões), revisão, relatório** e **arquivamento/manutenção de registros**[13]. Emerenco e colaboradores (2018) descrevem que a etapa de preparação foi revisada para indicar que o *C-Path*, em conjunto com o patrocinador do ensaio clínico, determinará se as traduções a serem realizadas seguirão a abordagem universal ou específica do país[13] – Quadros 5 e 6.

Quadro 5 Recomendações da ISPOR para instrumentos de medição PRO.

Etapa	Ação
Preparação	Trabalho realizado antes do início da tradução: • Obter permissão para usar o instrumento, para respeitar os direitos autorais. • Convidar o desenvolvedor do instrumento original para participar. • Desenvolver explicação de conceitos contidos no instrumento • Recrutar pessoas chave do país para o projeto.
Tradução direta	• Desenvolvimento de, pelo menos, duas traduções independentes. • Fornecimento de explicação dos conceitos do instrumento para as principais pessoas no país e tradutores avançados.
Reconciliação	Reconciliação das traduções diretas em uma única versão (tradução reconciliada).
Retrotradução	Os retrotradutores devem ser utilizados para realizar pelo menos uma retrotradução (RT). Dependendo da natureza do conteúdo do instrumento, o responsável pelo projeto deve deixar claro se é necessária uma RT literal ou conceptual.
Revisão da RT	O responsável pelo projeto (RP) e uma pessoa chave (PC) no país devem analisar as RT em relação ao instrumento de origem para identificar quaisquer discrepâncias. O RP também deve abordar os itens problemáticos e, em ligação com a pessoa chave no país, refinar a tradução.

(Continua)

Quadro 5 Recomendações da ISPOR para instrumentos de medição PRO. (*Continuação*).

Etapa	Ação
Harmonização	Uma reunião presidida pelo RP, em que os retrotradutores de cada idioma fornecem uma RT verbal de cada item da medida. O RP identifica itens considerados conceitualmente problemáticos em um ou mais idiomas e compartilha soluções de tradução para esses itens com todas as outras pessoas importantes no país que trabalham ao mesmo tempo com esse instrumento. Essas soluções podem ser compartilhadas a qualquer momento durante o processo de tradução, mas são comunicadas principalmente no momento da revisão da RT.
Debriefing **cognitivo**	O instrumento recentemente traduzido deve ser testado quanto à equivalência cognitiva por uma pessoa chave ou outro consultor no país num grupo de 5 a 8 entrevistados no país-alvo. Os entrevistados devem ser falantes nativos da língua-alvo que representem adequadamente a população-alvo (sexo, idade, escolaridade, diagnóstico). Em certas circunstâncias, pode ser apropriado incluir indivíduos saudáveis para a entrevista.
Revisão dos resultados e finalização do *debriefing* **cognitivo**	O RP analisa os resultados do *debriefing* cognitivo e identifica as modificações de tradução necessárias para melhoria. Após um consenso sobre as alterações entre RP e a PC no país, a tradução pode ser finalizada.
Revisão	Para checar se há pequenos erros que foram perdidos durante o processo, a PC no país e/ou um revisor verificam a tradução final para corrigir quaisquer erros ortográficos, diacríticos, gramaticais ou outros erros remanescentes.
Relatório final	• Serve para explicar claramente as razões de todas as escolhas de tradução/redação feitas durante o processo. Isto é essencial para que futuras traduções da mesma medida sejam harmonizadas com versões linguísticas previamente desenvolvidas. • O RP redige o relatório final, que deve incluir uma descrição completa da metodologia utilizada, além de uma representação item por item de todas as decisões de tradução tomadas ao longo do processo.

Fonte: Adaptado de Wild *et al.* (2005)[12].

Quadro 6 Recomendações do PRO Consortium para instrumentos de medição PRO.

Etapa	Ação (abordagem específica de cada país)	Ação (abordagem universal)
Preparação	• Obter permissão para traduzir, decidir a abordagem e fornecer um DDC. • País "Mãe" selecionado e consultores de tradução identificados para o país "Mãe" e para adaptações, se necessário. • Afiliadas no país identificadas ou opção de *backup*, se necessário. • Planejar a revisão final e revisão no modo a ser usado no ensaio clínico e se textos adicionais precisam de tradução além do instrumento em si.	• Obter permissão para traduzir, decidir a abordagem e fornecer um DDC. • Consultores de tradução identificados para cada um dos países-alvo. • Afiliadas no país identificadas ou opção de *backup*, se necessário. • Planejar a revisão final e revisão no modo a ser usado no ensaio clínico e se textos adicionais precisam de tradução além do instrumento em si.
Tradução direta	• Mínimo de 2 TD feitas por tradutores da LM.	• Mínimo de 2 TD feitas por tradutores de diferentes países de destino, se aplicável.
Reconciliação	• As TD são reconciliadas em uma tradução na LM, com diversas opções para acomodar as práticas das empresas de tradução. Justificativa documentada.	• As TD são reconciliadas em uma única tradução, com diversas opções para acomodar as práticas das empresas de tradução. O enfoque universal procura encontrar uma solução que funcione em todos os países-alvo. Justificativa documentada.
Retrotradução	• Conduzir pelo menos uma RT da TD reconciliada na LM (O retrotradutor deve permanecer cego ao questionário de origem e a DDC.)	• Conduzir pelo menos uma RT da TD reconciliada (O retrotradutor deve permanecer cego ao questionário de origem e a DDC.)
Revisão da tradução direta reconciliada	• Checar a equivalência semântica da RT e identificar problemas na TD reconciliada, chegar a um acordo sobre as revisões necessárias e implementar mudanças.	• Checar a equivalência semântica da RT e identificar problemas na tradução reconciliada, chegar a acordo sobre as revisões necessárias, tendo em consideração o *feedback* de vários países-alvo, e implementar mudanças.

(Continua)

Quadro 6 Recomendações do PRO Consortium para instrumentos de medição PRO. *(Continuação).*

Etapa	Ação (abordagem específica de cada país)	Ação (abordagem universal)
Revisão da tradução direta reconciliada *(continuação)*	• **5A) Adaptação da língua-alvo "Mãe" para outros países:** Dois revisores paralelos de cada país-alvo analisam a versão na LM e propõem alterações adequadas ao seu país. Reconciliação das duas adaptações como na Etapa 3, RT de itens adaptados e avaliação de questões, e revisão conforme necessário com base na avaliação da RT	
Harmonização internacional	• Todos os idiomas do projeto são revisados quanto à consistência e equivalência conceitual entre si e com a versão no idioma original.	• Todos os idiomas do projeto são revisados quanto à consistência e equivalência conceitual entre si e com a versão no idioma original.
Revisão	• Dois ou mais revisores da LM e adaptações verificam a tradução e corrigem quaisquer erros ortográficos, diacríticos, gramaticais ou outros remanescentes; a revisão do médico é opcional. • Afiliados no país analisam a tradução separadamente.	• Dois ou mais revisores de diferentes países-alvo verificam a tradução e corrigem quaisquer erros ortográficos, diacríticos, gramaticais ou outros remanescentes; a revisão do médico é opcional. • Afiliados no país analisam a tradução separadamente.
Entrevista cognitiva	• Realizar testes-piloto e entrevistas cognitivas em cada país-alvo, com um mínimo de 5 participantes por língua/país que correspondam à PA em termos de tantos critérios quanto for razoavelmente prático. Pessoalmente sempre que possível.	• Realizar testes-piloto e entrevistas cognitivas em cada país-alvo, com um mínimo de 5 participantes por língua/país que correspondam à PA em termos de tantos critérios quanto for razoavelmente prático. Se outro país relevante for adicionado no futuro, entrevistas cognitivas adicionais com a versão universal no novo país precisam ser efetuadas.
Revisão após entrevista cognitiva (análise/revisões)	• Revisar os resultados da entrevista cognitiva e compilar o *feedback* para a resolução da equipe de tradução. • Concordar com quaisquer revisões da TD reconciliada ou adaptações identificadas durante entrevistas cognitivas.	• Revisar os resultados da entrevista cognitiva e compilar o *feedback* para a resolução da equipe de tradução. • Concordar com quaisquer revisões da TD reconciliada identificadas durante entrevistas cognitivas.

Etapa	Ação (abordagem específica de cada país)	Ação (abordagem universal)
Revisão	• Garantir que a revisão proposta mantenha a equivalência conceitual e não ameace a harmonização internacional para fins futuros de agrupamento de dados, implementar revisões, reler traduções revisadas e adaptações e documentar quaisquer alternativas relevantes no DDC. • Conduzir a revisão final das traduções de medidas (formato/*layout*) para modo(s) de implementação (por exemplo, capturas de tela, papel) para identificar quaisquer erros que possam afetar a integridade da coleta de dados.	• Garantir que a revisão proposta mantenha a equivalência conceitual e não ameace a harmonização internacional para fins futuros de agrupamento de dados, implementar revisões, reler traduções revisadas e documentar quaisquer alternativas relevantes no DDC. • Conduzir a revisão final das traduções de medidas (formato/*layout*) para modo(s) de implementação (por exemplo, capturas de tela, papel) para identificar quaisquer erros que possam afetar a integridade da coleta de dados.
Relatório	• Preparar um relatório resumido final documentando o desenvolvimento de cada tradução ou adaptação e fornecendo uma descrição de todas as decisões de tradução e adaptação cultural.	• Preparar um relatório resumido final documentando o desenvolvimento de cada tradução e fornecendo uma descrição de todas as decisões de tradução e adaptação cultural.
Arquivamento/manutenção de registros	• Documentação a ser arquivada: qualificação e experiência da equipe de tradução, documentação das alterações feitas ao longo do trabalho de tradução e justificativa para as alterações, certificados de tradução e relatório de tradução, incluindo resultados de entrevistas cognitivas.	

Legenda: DDC – documento de definição de conceitos; LM – língua materna; PA – população-alvo; RT – retradução; TD – tradução direta.
Fonte: Adaptado de Emerenco et al. (2018) (tradução livre)[13].

Recomendações do TCA-SIG do ISOQOL para tradução e ATC de instrumentos de medição não-PRO

O TCA-SIG desenvolveu orientações específicas para cada um dos três tipos de COA não PRO que careciam de tal documentação através de uma abordagem de consenso. Essas recomendações abrangem nove etapas: criação de um documento de definição de conceitos (DDC), revisão pelo desenvolvedor do DDC, duas traduções diretas, reconciliação dessas duas traduções, retrotradução única, revisão e avaliação da retrotradução, revisão do desenvolvedor sobre a avaliação da retrotradução, revisão da tradução por um médico nativo e revisão final[8] – Quadro 7.

Quadro 7 Recomendações do TCA-SIG/ISOQOL para tradução e ATC de instrumentos de medição não-PRO.

Etapa	Ação
Criação de um DDC	• Também conhecido como "guia de elaboração de conceito" ou "documento de definição de itens", contém informações sobre a base conceitual de cada item ou tarefa da medida. • É fornecido a todos os tradutores (exceto o retrotradutor) para garantir uma compreensão consistente desses conceitos durante todo o processo de tradução.
Revisão do desenvolvedor do DDC	• O desenvolvedor original ou aqueles com o conhecimento científico necessário para o desenvolvimento do COA deveriam, idealmente, participar da criação ou revisão do DDC para garantir a aprovação e o alinhamento.
Duas TD	• O COA de origem é fornecido a dois linguistas profissionais distintos que sejam falantes nativos do idioma de destino e tenham experiência na tradução de COA ou outra documentação de ensaios clínicos. • Cada linguista faz uma tradução independente para o idioma de destino, consultando o DDC conforme necessário durante o processo. A adaptação cultural inicial deve ocorrer durante o avanço do processo de tradução e é particularmente importante considerar ao traduzir medidas PRO e PerfO. • A tradução deve ser aplicada às medidas ClinRO, que muitas vezes não são traduzidas devido à suposição de que os médicos e o pessoal do centro são suficientemente fluentes em inglês.
Reconciliação das TD	• Reconciliação das 2 TD em uma tradução única. • Conforme as recomendações da ISPOR, isso pode ser feito pelos dois tradutores diretos trabalhando juntos ou, alternadamente, por um terceiro tradutor qualificado, de forma independente

Etapa	Ação
RT única	• A tradução reconciliada é fornecida a um linguista profissional para realizar uma RT para o idioma de origem. • A RT deve ser realizada por um linguista que não tenha acesso à fonte original do COA ou ao DDC. O objetivo da RT é fornecer uma etapa de controle de qualidade que é usada para garantir que a tradução reconciliada seja conceitualmente equivalente ao texto fonte.
Revisão e avaliação da RT	• A RT é revisada em relação ao idioma de origem pelo Gerente de Projeto. Quaisquer discrepâncias conceituais ou outros itens problemáticos identificados são apresentados a um tradutor para revisão e discussão. • As atualizações são feitas na tradução reconciliada conforme necessário.
Revisão do desenvolvedor sobre a avaliação da RT	• A RT é revisada em relação ao idioma de origem pelo desenvolvedor do COA ou por aqueles com o conhecimento científico necessário para o desenvolvimento do COA. • Quaisquer discrepâncias conceituais ou outros itens problemáticos identificados são apresentados ao Gerente de Projeto e ao tradutor para revisão e discussão. As atualizações são feitas na tradução reconciliada conforme necessário.
Revisão da tradução por um médico nativo	• A tradução é revisada em relação ao idioma de origem por um médico que é falante nativo do idioma de destino e especializado na condição que está sendo estudada. • Essa etapa é recomendada especificamente para medidas ClinRO e PerfO, embora possa ser útil como uma etapa opcional ao traduzir medidas ObsRO ou PRO. • Para as medidas ClinRO e PerfO, a utilização de um líder de opinião no país como revisor servirá para melhorar ainda mais a aceitabilidade da versão no país e também contribuirá para a fiabilidade entre avaliadores.
Revisão	• A tradução reconciliada é revisada por um linguista em preparação para atividades de entrevista cognitiva/teste piloto.

Legenda: DDC – documento de definição de conceitos; RT – retrotradução; TD – tradução direta.
Fonte: Adaptado de Mckown *et al.* (2020) (tradução livre).

■ Considerações finais

É bastante evidente a importância de se utilizar recomendações padronizadas para a tradução e ATC de instrumentos de medida. Ao seguir uma dessas diretrizes, garantimos que as avaliações e questionários utilizados em pesquisas e estudos sejam confiáveis e válidos em diferentes contextos culturais. Além disso, ao respeitar as nuances e peculiaridades de cada cultura, estamos contribuindo para a equidade e precisão dos resultados obtidos. Portanto, é fundamental que pesquisadores, profissionais da saúde e demais envolvidos nesse processo estejam cientes e comprometidos com a utilização adequada dessas recomendações, buscando sempre aprimorar a qualidade das pesquisas e intervenções realizadas.

■ Referências bibliográficas

1. GUILLEMIN, Francis; BOMBARDIER, Claire BEATON, Dorcas. Cross-cultural adaptation of health-related quality of life measures: literature review and proposed guidelines. **J Clin Epidemiol**, v.46, n.12, p.1417-32, 1993.
2. GIUSTI, Elisabete; BEFI-LOPES, Débora Maria. Tradução e adaptação transcultural de instrumentos estrangeiros para o Português Brasileiro (PB). **Pró-Fono R Atual Cient**, v.20, n.3, p.207–10, 2008
3. ECO, Umberto. **Experiences in Translations**. Toronto: University of Toronto Press; 2008
4. ACQUADRO, Catherine; BAYLES, Ana; JUNIPER, Elizabeth. Translating patient-reported outcome measures: a multi-step process is essential. **J Bras Pneumol**, v.40, n.3, p.211-2, 2014
5. ENCYCLOPAEDIA BRITANNICA. **"Umberto Eco. Italian author and literary critic"**. 2023. Disponível em: https://www.britannica.com/biography/Umberto-Eco Acesso em: 30/07/2023
6. REICHENHEIM, Michael Eduardo; MORAES, Claudia Leite. Operacionalização de adaptação transcultural de instrumentos de aferição usados em epidemiologia. **Rev Saúde Pública**, v.41, n.4, p. 665-73, 2007
7. BORSA, Juliane Callegaro; DAMÁSIO, Bruno Figueiredo; BANDEIRA, Denise Ruschel. Adaptação e validação de instrumentos psicológicos entre culturas: algumas considerações. **Paidéia (Ribeirão Preto)**, v.22, n.53, p.423–432, 2012.
8. McKOWN, Shaw et al. Good practices for the translation, cultural adaptation, and linguistic validation of clinician-reported outcome, observer-reported outcome, and performance outcome measures. **J Patient Rep Outcomes**, v.4, n.1, p.89, 2020
9. RIVERA, Samantha Cruz et al. The impact of patient-reported outcome (PRO) data from clinical trials: a systematic review and critical analysis. **Health Qual Life Outcomes**, v.17, n.1, p.156, 2019
10. BEATON, Dorcas et al. Guidelines for the process of cross-cultural adaptation of self-report measures. **Spine (Phila Pa 1976)**, v.25, n.24, p.3186-91, 2000

11. HERDMAN. M.; FOX-RUSHBY, J.; BADIA, X. A model of equivalence in the cultural adaptation of HRQoL instruments: the universalist approach. **Qual Life Res.**, v.7, n.4, p.323-35, 1998
12. WILD, Diane et al. Principles of Good Practice for the Translation and Cultural Adaptation Process for Patient-Reported Outcomes (PRO) Measures: report of the ISPOR Task Force for Translation and Cultural Adaptation. **Value Health**, v.8, n.2, p.94-104, 2005.
13. EMERENCO, Sonya et al. PRO Consortium's Process Subcommittee. Patient-Reported Outcome (PRO) Consortium translation process: consensus development of updated best practices. **J Patient Rep Outcomes**, v.2, n.1, p.12, 2017.
14. McKOWN, Shaw. **"Good practices for the translation, cultural adaptation, and linguistic validation of clinician-reported outcome, observer-reported outcome, and performance outcome measures"**. 2022. Disponível em: https://www.isoqol.org/good-practices-for-the-translation-cultural-adaptation-and-linguistic-validation-of-clinician-reported-o/utcome-observer-reported-outcome-and-performance-outcome-measures/Acesso em: 08/09/2023
15. ALEXANDRE, Neusa Maria Costa; COLUCI, Marina Zambon Orpinelli. Validade de conteúdo nos processos de construção e adaptação de instrumentos de medidas. **Ciênc. Saúde Coletiva**, v.16, n.7, p.3061-68, 2011

capítulo 19

A Inteligência Artificial em Pesquisa Pediátrica/Neonatal

Hélio Santos de Queiroz Filho
Daniel Garros

■ Introdução

A história das Unidades de Terapia Intensiva (UTIs) pediátricas está interligada com o maior conhecimento adquirido através de pesquisa, treinamento e educação, avanços na tecnologia e também na troca de experiências entre os centros pediátricos.[1] Em grande parte, o maior conhecimento se deve aos avanços das práticas de revisão bibliográfica e pesquisa. A evolução nas técnicas de pesquisa contribuiu para um entendimento mais profundo e a aplicação de práticas médicas avançadas nessas unidades críticas. O mesmo pode se dizer dos avanços na Neonatologia e na prática de medicina pediátrica hospitalar.

Na década de 70, a busca por referências bibliográficas era uma jornada presencial meticulosa em bibliotecas especializadas, com consultas em enormes livros ou catálogos – os famosos "Medline Catalogs". O final da década seguinte testemunhou a transição para a organização de bibliografias em referências digitalizadas, em mídias disponíveis dentro das bibliotecas, uma inovação que agilizou a seleção de resumos. Era uma alegria poder ler não somente a linha da referência ou o título, mas o "abstract" que passou a estar disponível! E era possível selecionar os desejados, e imprimi-los na própria biblioteca! Todavia, o pesquisador ainda dependia da assistência de bibliotecárias para acessar os artigos nas revistas, um processo que poderia estender-se por semanas ou meses. Esta evolução nas práticas de pesquisa ocorreu paralelamente ao início das Unidades de Terapia Intensiva (UTIs) pediátricas, onde a necessidade de conhecimento atualizado e precisão na informação era crucial para o atendimento eficaz dos pacientes críticos.

A década de 90 viu a popularização dos computadores pessoais, possibilitando aos pesquisadores adquirir artigos individualmente, associar-se a instituições que tinham acesso a bancos de dados específicos, ou buscar na biblioteca da universidade os artigos necessários. Para quem não tinha conexões acadêmicas, o custo ainda era uma barreira significativa. Com o advento da internet, a virada do milênio marcou o início de uma era de autodidatismo e colaboração global, com a partilha de conhecimento transcendendo fronteiras físicas e institucionais, contribuindo para avanços significativos nas UTIs pediátricas e UTIs Neonatais através de uma disponibilidade ímpar até então, e uma melhor compreensão e aplicação de práticas médicas baseadas em evidências que se podia verificar por conta própria.

Nos últimos anos, a integração da Inteligência Artificial (IA) vem novamente revolucionar a pesquisa na área de saúde, especialmente na medicina crítica pediátrica. A IA, com suas capacidades robustas de processamento de linguagem natural e análise de grandes volumes de dados, facilita a revisão bibliográfica, permitindo aos pesquisadores explorar vastas quantidades de informações de maneira eficiente. O futuro promete uma contínua evolução, com a IA possibilitando uma análise mais aprofundada e a identificação de padrões em dados complexos que podem ser cruciais para descobertas médicas inovadoras.[2] Além disso, a perspectiva de redes colaborativas alimentadas por IA, onde pesquisadores, médicos e máquinas trabalham conjuntamente em tempo real para resolver desafios críticos na pediatria e no intensivismo pediátrico, aponta para um horizonte incomensurável na evolução da pesquisa e prática médica.

A inteligência artificial (IA) já tem se mostrado uma ferramenta poderosa para auxiliar pesquisadores na área da saúde. Abaixo estão os pontos que se podem destacar:

1. Criação de Banco de Dados: a IA facilita a coleta, organização e armazenamento de dados vastos e variados, formando uma base sólida para a pesquisa.
2. Identificação do Perfil de Pesquisa: auxilia na definição de focos de pesquisa primários e secundários, guiando os pesquisadores por um caminho claro.
3. Associação ao Método de Pesquisa: a IA ajuda a conectar o perfil de pesquisa ao método mais adequado de organização, maximizando a eficácia da pesquisa.
4. Método de Análise de Dados: de acordo com o método de pesquisa, a IA pode propor as técnicas de análise de dados mais pertinentes, com sugestões de métodos estatísticos.
5. Conclusões Pós-Análise: ajuda a interpretar dados, facilitando a identificação de conclusões robustas.
6. Análise de Pontos Fortes e Fracos: posteriormente, a IA pode avaliar a pesquisa, destacando acertos e áreas de melhoria.

Cada um dos pontos abaixo demonstra o papel crucial que a IA pode desempenhar ao longo de todo o ciclo de pesquisa, promovendo inovações e aprimoramentos contínuos na medicina intensiva pediátrica.

A) Para a função de auxiliar na criação de banco de dados, existem várias bases de dados especializadas que fornecem uma ampla cobertura sobre o uso de inteligência artificial na medicina, conforme mencionado na página de guias da Biblioteca do Congresso Americano. Para encontrar bases de dados especializadas que podem ajudar na criação de bancos de dados para pesquisa em medicina, você pode visitar a página de guias da Biblioteca do Congresso sobre Inteligência Artificial e a Indústria da Saúde.[3]

B) Para o auxílio em identificar o melhor perfil de pesquisa para a questão principal e as secundárias, aqui estão algumas sugestões baseadas nas fontes que consultamos:

1. Med-PaLM 2: é um modelo de linguagem projetado especificamente para o domínio médico. Pode ajudar a responder perguntas médicas com precisão e é explorado para fornecer sugestões, resumir documentos e auxiliar organizações de saúde na elaboração de respostas. Este modelo pode ser útil para entender e identificar perfis de pesquisa relevantes na área médica.[4,5]
2. Técnicas de IA e ML (Machine Learning ou aprendizado de máquina): São utilizadas para uma variedade de aplicações na saúde, incluindo a identificação de padrões e a geração de sugestões que podem ser úteis para identificar o melhor perfil de pesquisa para questões principais e secundárias.[6,7]
3. Considerações-chave na inovação de IA na saúde: Identificar uma questão de pesquisa apropriada é uma das etapas principais na inovação de IA na saúde. O processo de inovação é dividido em três etapas: invenção, desenvolvimento e implementação, e a identificação da questão de pesquisa é crucial para a fase de invenção.[8]
4. Revisão das melhores práticas em IA na saúde: aborda questões éticas, transparência e outras preocupações, e sugere melhores práticas para aplicação de IA na saúde, o que pode ser uma orientação valiosa na identificação do perfil de pesquisa mais adequado para as questões de pesquisa principais e secundárias.[9]
5. Métodos de IA para Decisões Clínicas: IA, em particular o aprendizado de máquina, é bem adequado para lidar com questões emergentes na saúde, o que pode ser útil para identificar o perfil de pesquisa mais relevante para questões específicas.[10] Os métodos e aplicações de IA podem ser explorados para entender e identificar o melhor perfil de pesquisa para a questão principal e as questões secundárias em projetos de pesquisa na área de saúde. As ferramentas e métodos de IA podem ajudar a processar e analisar grandes volumes de dados, identificar padrões e fornecer insights valiosos que podem guiar a direção da pesquisa.

C) Para associar o perfil de pesquisa identificado ao melhor método de pesquisa, aqui estão alguns pontos baseados nas fontes consultadas:

1. Revisão de Literatura Estruturada (SLR): Uma Revisão de Literatura Estruturada pode ajudar a investigar como a IA pode contribuir para a implementação na área da saúde, explorando os tópicos de pesquisa existentes e possivelmente ajudando a associar o perfil de pesquisa ao método de pesquisa mais apropriado.[11]
2. IA na Entrega de Cuidados de Saúde: Ferramentas baseadas em IA podem melhorar o prognóstico, diagnósticos e planejamento de cuidados. A integração de IA em vários aspectos do atendimento clínico pode ajudar a associar o perfil de pesquisa com o método de pesquisa mais eficaz.[6]
3. Tipos de Sistemas de IA: A análise dos tipos de tecnologias de IA implementadas e das tarefas realizadas por IA na saúde pode ajudar a entender como associar o perfil de pesquisa ao melhor método de pesquisa.[12]
4. Inovação em IA na Saúde: A inovação em IA na saúde envolve a criação de novos conhecimentos, ferramentas e ideias, que podem ajudar a associar o perfil de pesquisa ao método de pesquisa mais adequado, melhorando diagnósticos, prevenção e tratamento.[13]
5. IA Transformando a Prática Médica: A IA tem o potencial de transformar fundamentalmente a prática médica e a entrega de cuidados de saúde. Uma abordagem estruturada para construir IA eficaz, confiável e segura na saúde pode ajudar a associar o perfil de pesquisa ao melhor método.[14]

Para associar o perfil de pesquisa ao melhor método, o destaque é a utilização de IA para melhorar diagnósticos, prevenção e tratamento, além de explorar a eficácia das ferramentas de IA na prática médica. Essas aplicações podem ajudar a determinar qual método de pesquisa é mais adequado para abordar questões específicas na área da saúde. Isso inclui a avaliação da eficácia e segurança de soluções de IA, bem como a integração destas ferramentas no ambiente clínico existente para facilitar a coleta, armazenamento e processamento de dados.

D) Algumas aplicações podem determinar o melhor método de análise de dados de acordo com o método de pesquisa identificado:

1. Análise Sistemática de Dados com IA: a IA tem a capacidade de transformar o processo de saúde em um processo orientado a dados, onde o fluxo de dados entre pacientes e médicos, e o compartilhamento de decisões e informações entre os provedores de cuidados, direcionam o processo de cuidados dentro e entre as organizações.[15]
2. Big Data Analytics: a análise de grandes conjuntos de dados pode trazer muitos benefícios para as instituições médicas. Ferramentas de IA podem ser usadas para analisar dados estruturados e não estruturados, proporcionando percepções valiosas nas áreas administrativa, empresarial e clínica.[16]
3. Técnicas de IA para Análise de Big Data: diferentes tipos de técnicas de IA, como aprendizado de máquina e métodos baseados em pesquisa, foram introduzidas para fornecer resultados mais rápidos e precisos para análise de grandes conjuntos de dados.[17]
4. IA para Diagnósticos Médicos: uma das grandes dificuldades em pesquisa com sinais vitais obtidos de pacientes e testes que utilizam imagens é a análise destes de forma a constituir o suporte para as hipóteses sendo testadas na pesquisa. Dados granulares de múltiplos pontos de entrada tornam as pesquisas manuais tediosas e imprecisas. A IA pode analisar grandes quantidades de dados de pacientes, incluindo imagens médicas, sinais biológicos e vitais, informações demográficas, histórico médico e resultados de exames laboratoriais.[18]
5. Aplicação de Sistemas de IA para Pesquisa Médica: a aplicação de sistemas de IA à pesquisa médica tem o potencial de avançar para uma saúde eletrônica altamente avançada, explorando as principais áreas de aplicação de big data na saúde.[17]

Esses pontos destacam como a IA e a análise de grandes conjuntos de dados podem ser integradas para determinar o melhor método de análise de dados conforme o método de pesquisa identificado. No entanto, não foram encontradas ferramentas específicas que associem diretamente o método de pesquisa ao método de análise de dados.

E) A IA pode ser útil na obtenção de conclusões após as análises de dados, e aqui estão algumas observações:

1. Análise de Dados: a análise de dados envolve a inspeção, limpeza, transformação e modelagem de dados com o objetivo de descobrir informações úteis, informar conclusões e apoiar a tomada de decisões. Há várias facetas e abordagens na análise de dados, englobando diversas técnicas sob uma variedade de nomes, utilizadas em diferentes domínios de negócios, ciências e ciências sociais.[19]

2. Sumarização de Documentos Médicos com IA: ferramentas de IA podem ajudar a sumarizar conteúdos médicos, reduzindo o tempo de revisão em mais de 60% e acelerando a tomada de decisões ao monitorar grandes volumes de literatura médica. Isso pode ajudar a focar nos pontos mais relevantes, facilitando a obtenção de conclusões.[20]

3. Uso de Ferramentas de IA para Fins de Saúde: um estudo destacou que as ferramentas de IA podem ajudar a esclarecer fatores que afetam os riscos percebidos e propôs recomendações para reduzir essas preocupações, indicando que a IA pode apoiar na obtenção de conclusões práticas a partir dos dados analisados.[21]

4. Papel da IA na Saúde: uma vez finalizado o estudo e publicados os resultados, a fase mais difícil é a "tradução" dos achados em mudanças na prática clinica diária A IA pode apoiar os médicos no diagnóstico, previsão da propagação de doenças e personalização dos caminhos de tratamento, o que pode ajudar a obter conclusões após as análises de dados.[11]

5. A para Tomada de Decisões Clínicas: métodos de IA, particularmente aprendizado de máquina, aprendizado por reforço e aprendizado profundo, são bem adequados para lidar com os tipos de dados e questões emergentes na saúde, auxiliando na obtenção de conclusões a partir das análises de dados.[10]

A IA pode oferecer suporte significativo na análise de dados e na obtenção de conclusões em pesquisas na área da saúde.

F) Para identificar os pontos fortes e fracos da pesquisa, algumas metodologias e ferramentas de IA podem ser aplicadas para avaliar e aprimorar as pesquisas na área de saúde. Abaixo estão algumas percepções e ferramentas que podem ajudar os pesquisadores a identificar os pontos fortes e fracos, ou limitações de suas pesquisas:

1. Avaliação Abrangente de Ferramentas de IA: um estudo sugere uma avaliação abrangente das ferramentas de IA ao longo das fases da pesquisa, que requer equipes multidisciplinares com expertise em ciência da computação, disciplinas de saúde e ciências sociais. Esta avaliação deve ser feita por equipes independentes para minimizar possíveis vieses: idealmente, os desenvolvedores não devem avaliar suas próprias ferramentas, especialmente nas fases finais. Isso pode ajudar a identificar os pontos fortes e fracos da pesquisa em termos de eficácia, segurança e impacto prático.[22]

2. Metodologias de Integração de IA na Saúde: Existem metodologias para integrar IA nos sistemas de saúde, como aprender com eventos anteriores (por exemplo, COVID-19) para preparação para a gestão de novas crises na saúde. Essas metodologias podem ajudar a avaliar e aprimorar as pesquisas, identificando pontos fortes e fracos em termos de preparação e resposta a crises de saúde. Infelizmente, várias universidades que aplicaram AI durante o COVID-19 sofreram um grande desapontamento. Uma revisão sistemática no BMJ descreveu que a performance preditiva foi muito fraca no que tange ao diagnostico e prognostico da doença. A universidade de Cambridge aplicou 400 ferramentas diagnosticas usando modelos de "deep-learning" para interpretar radiogramas e tomografias de tórax com resultados decepcionante. Porém, o sistema HealthMap do Hospital Infantil de Boston, que coleta notícias on-line e mídias sociais em busca de sinais precoces de doenças, junto com um rastreador Canadense de notícias de saúde, BlueDot, detectou sinais de alerta. O algoritmo do BlueDot previu até mesmo quais cidades ofereciam maior risco para viagens, vários dias antes da Organização Mundial de Saúde fazer o mesmo.[23,24]

3. Guia de IA na Saúde: a IA está evoluindo rapidamente na área da saúde devido ao seu potencial para desbloquear o poder dos "big data" e obter melhores perspectivas para apoiar a tomada de decisões clínicas baseadas em evidências. A IA pode ser usada para avaliar a eficácia das pesquisas, identificando pontos fortes e fracos através da análise de grandes conjuntos de dados.[16]
4. Revisão de literatura sobre IA na medicina: uma revisão da literatura sobre frameworks para supervisão de IA na medicina pode fornecer recursos valiosos sobre as melhores práticas e guias, ajudando a identificar pontos fortes e fracos na pesquisa em saúde.[13]

Essas ferramentas e metodologias podem ser muito úteis para pesquisadores na área de medicina crítica pediátrica e de neonatologia, permitindo uma avaliação mais precisa das pesquisas, identificando áreas de melhoria e garantindo que os benefícios prometidos da IA na saúde sejam alcançados. A avaliação sistemática e a colaboração entre instituições acadêmicas, públicas e privadas são essenciais para o avanço da pesquisa em IA na área da saúde.

G) Segue um algoritmo simplificado para ajudar um pesquisador a identificar as ferramentas ou aplicativos de IA que podem auxiliar em sua pesquisa:

1. Identifique a Necessidade:
   – Determine as necessidades específicas da sua pesquisa: coleta de dados, análise, visualização, etc. Se você procura arregimentar pacientes para um estudo, pode utilizar a ferramenta de IA da Amgen® (Thousand Oaks, CA, USA) chamada ATOMIC, que tem sido utilizada para acelerar ensaios clínicos ao escanear grandes volumes de dados para identificar e classificar clínicas e médicos com base em desempenhos passados no recrutamento de pacientes para estudos.[25]
2. Pesquise Ferramentas de IA:
   – Busque online por ferramentas de IA que atendam às suas necessidades.
   – Leia revisões e estudos de caso sobre o uso dessas ferramentas em pesquisas semelhantes.

3. Avalie as Ferramentas:
   - Teste as ferramentas em um pequeno conjunto de dados ou em um cenário controlado.
   - Avalie a eficácia, facilidade de uso, suporte e custo.
4. Selecione a Ferramenta:
   - Escolha a ferramenta que melhor atenda às suas necessidades e se integre bem ao seu fluxo de trabalho.
5. Implemente a Ferramenta:
   - Integre a ferramenta escolhida em sua pesquisa.
   - Monitore o desempenho e ajuste conforme necessário para obter os resultados desejados.

Exemplo de estrutura para uso de AI em pediatria:

A ACCEPT-AI, criada por pesquisadores da Stanford University (Vijaytha Murali, Alyssa Burgart, Roxana Daneshjou, e Sherri Rose) é uma estrutura de recomendações para a inclusão segura de dados pediátricos em pesquisas de inteligência artificial e aprendizado de máquina (IA/ML). Foi construído com base em princípios éticos fundamentais de investigação pediátrica e de IA e incorpora idade, consentimento, assentimento, comunicação, equidade, proteção de dados e considerações tecnológicas.[26]

Entre os princípios destacados estão: a inclusão da idade cronológica e de desenvolvimento dos pacientes, comunicação adequada do propósito do estudo para crianças e seus responsáveis, obtenção do consentimento e assentimento dos envolvidos, e a garantia de equidade no uso dos dados, considerando as necessidades específicas das crianças. Além disso, enfatiza-se a proteção dos dados pediátricos, seguindo diretrizes de privacidade e segurança e considerando a anonimização dos dados quando apropriado. Também são abordadas considerações tecnológicas, como a transparência e confiabilidade dos algoritmos de IA/ML.

O framework também se aprofunda na questão da proteção de dados, enfatizando a transparência nos protocolos de pesquisa e a conformidade com as leis locais de consentimento, principalmente devido às variações geográficas. Sublinha-se a importância da diferenciação entre dados de-identificáveis e identificáveis, com referência à HIPAA (Lei de Portabilidade e Responsabilidade de Seguro Saúde) nos Estados Unidos e ao GDPR

(Regulamento Geral de Proteção de Dados) na Europa, que estipulam diretrizes específicas para a de-identificação e consentimento explícito para uso de dados. O ACCEPT-AI também recomenda uma comunicação clara e adaptada aos participantes, envolvimento ativo de interessados como crianças e pais em grupos de discussão, consideração das circunstâncias sociais das famílias, e investimento em alfabetização digital comunitária. Estas diretrizes visam garantir uma pesquisa de IA envolvendo crianças justa, equitativa e consciente das suas necessidades e perspectivas. A ACCEPT-AI contém seis seções principais: idade, comunicação, consentimento e assentimento, equidade, proteção de dados e considerações tecnológicas, incluindo transparência de técnicas, treinamento e testes. Acompanhando cada seção estão recomendações importantes, que permitem que esses princípios éticos sejam traduzidos em tarefas acionáveis por pesquisadores, reguladores e médicos que usam ou avaliam estudos de IA para mitigar vieses algorítmicos relacionados à idade. [26]

■ Conclusão

A integração da Inteligência Artificial (IA) revolucionou a pesquisa na área de saúde nos últimos anos. A IA, com suas capacidades robustas de processamento de linguagem natural e análise de grandes volumes de dados, facilitou a revisão bibliográfica, permitindo aos pesquisadores explorar vastas quantidades de informações de maneira eficiente.

O futuro promete uma contínua evolução, com a IA possibilitando uma análise mais aprofundada e a identificação de padrões em dados complexos que podem ser cruciais para descobertas médicas inovadoras. Além disso, a perspectiva de redes colaborativas alimentadas por IA, onde pesquisadores, médicos e máquinas trabalham conjuntamente em tempo real para resolver desafios críticos na medicina pediátrica, sugere um horizonte promissor para a evolução da pesquisa e prática médica.

■ Referências bibliográficas

1. Bjorklund A, Slusher T, Day LT, Yola MM, Sleeth C, Kiragu A, et al. Pediatric Critical Care in Resource Limited Settings—Lessening the Gap Through Ongoing Collaboration, Advancement in Research and Technological Innovations. Vol. 9, Frontiers in Pediatrics. Frontiers Media S.A.; 2022.

2. Lonsdale H, Jalali A, Ahumada L, Matava C. Machine Learning and Artificial Intelligence in Pediatric Research: Current State, Future Prospects, and Examples in Perioperative and Critical Care. J Pediatr. 2020;221:S3–10.
3. Library of Congress [Internet]. [cited 2023 Nov 14]. Available from: Library of Congress
4. Healthcare research & technology advancements [Internet]. [cited 2023 Nov 14]. Available from: https://health.google/health-research/
5. Singhal K, Tu T, Gottweis J, Sayres R, Wulczyn E, Hou L, et al. Towards Expert-Level Medical Question Answering with Large Language Models. 2023 May 16; Available from: http://arxiv.org/abs/2305.09617
6. Esmaeilzadeh P. Use of AI-based tools for healthcare purposes: A survey study from consumers' perspectives. Vol. 20, BMC Medical Informatics and Decision Making. BioMed Central Ltd; 2020.
7. Harish V, Morgado F, Stern AD, Das S. Artificial Intelligence and Clinical Decision Making: The New Nature of Medical Uncertainty. Academic Medicine [Internet]. 2021;96(1). Available from: https://journals.lww.com/academic-medicine/fulltext/2021/01000/artificial_intelligence_and_clinical_decision.31.aspx
8. Tully MP. Research: Articulating Questions, Generating Hypotheses, and Choosing Study Designs. Can J Hosp Pharm. 2014 Mar 6;67(1).
9. Polevikov S. Advancing AI in healthcare: A comprehensive review of best practices. Clinica Chimica Acta. 2023 Aug 1;548:117519.
10. Giordano C, Brennan M, Mohamed B, Rashidi P, Modave F, Tighe P. Accessing Artificial Intelligence for Clinical Decision-Making. Vol. 3, Frontiers in Digital Health. Frontiers Media SA; 2021.
11. Secinaro S, Calandra D, Secinaro A, Muthurangu V, Biancone P. The role of artificial intelligence in healthcare: a structured literature review. BMC Med Inform Decis Mak. 2021 Dec 1;21(1).
12. Sharma M, Savage C, Nair M, Larsson I, Svedberg P, Nygren JM. Artificial Intelligence Applications in Health Care Practice: Scoping Review. J Med Internet Res. 2022 Oct 5;24(10):e40238.
13. Zahlan A, Ranjan RP, Hayes D. Artificial intelligence innovation in healthcare: Literature review, exploratory analysis, and future research. Technol Soc. 2023 Aug 1;74:102321.
14. Bajwa J, Munir U, Nori A, Williams B. Artificial intelligence in healthcare: transforming the practice of medicine. Future Healthc J. 2021 Jul 16;8(2):e188–94.
15. Mehta N, Pandit A, Shukla S. Transforming healthcare with big data analytics and artificial intelligence: A systematic mapping study. J Biomed Inform. 2019 Dec 1;100:103311.
16. Batko K, Ślęzak A. The use of Big Data Analytics in healthcare. J Big Data. 2022 Dec 6;9(1):3.

17. Rahmani AM, Azhir E, Ali S, Mohammadi M, Ahmed OH, Ghafour MY, et al. Artificial intelligence approaches and mechanisms for big data analytics: a systematic study. PeerJ Comput Sci. 2021;7:1–28.
18. Al-Antari MA. Artificial Intelligence for Medical Diagnostics—Existing and Future AI Technology! Vol. 13, Diagnostics. MDPI; 2023.
19. Brown MS. Transforming Unstructured Data into Useful Information. In: Big Data, Mining, and Analytics. Auerbach Publications; 2014. p. 227–46.
20. Cullen C. A Guide to Summarizing Medical Documents with AI [Internet]. 2022 [cited 2023 Nov 15]. Available from: https://www.sorcero.com/resources/blog/guide-summarizing-medical-documents-ai
21. Esmaeilzadeh P. Use of AI-based tools for healthcare purposes: a survey study from consumers' perspectives. BMC Med Inform Decis Mak [Internet]. 2020;20(1):170. Available from: https://doi.org/10.1186/s12911-020-01191-1
22. Park Y, Jackson GP, Foreman MA, Gruen D, Hu J, Das AK. Evaluating artificial intelligence in medicine: phases of clinical research. JAMIA Open [Internet]. 2020 Oct 1;3(3):326–31. Available from: https://doi.org/10.1093/jamiaopen/ooaa033
23. Chakravorti B. Why AI Failed to Live Up to Its Potential During the Pandemic. Harvard Business Review Home. 2022.
24. McCall B. COVID-19 and artificial intelligence: protecting health-care workers and curbing the spread. Lancet Digit Health. 2020 Apr;2(4):e166–7.
25. AMGEN Inc. Follow the Data, Science and Inovation [Internet]. 2022. 2022 [cited 2023 Nov 15]. Available from: https://www.amgen.com/stories/2022/10/follow-the-data
26. Muralidharan V, Burgart A, Daneshjou R, Rose S. Recommendations for the use of pediatric data in artificial intelligence and machine learning ACCEPT-AI. NPJ Digit Med [Internet]. 2023;6(1):166. Available from: https://doi.org/10.1038/s41746-023-00898-5

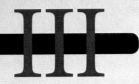

Estatística para Pesquisa Clínica

capítulo 20

Estatística Básica

José Colleti Junior
Orlei Araujo de Ribeiro

*"Facts are stubborn,
but statistics are more pliable"*

Mark Twain

■ Introdução

O entendimento de conceitos fundamentais de estatística é necessário para a leitura das publicações científicas da área médica, assim como para a condução de pesquisa clínica, desde as mais básicas até aquelas mais complexas.

Nesse sentido, este capítulo é central neste livro. Seu entendimento é a base para a compreensão dos testes estatísticos usados nas pesquisas clínicas. Nas próximas páginas, iremos dissecar os principais conceitos envolvendo estatística para pesquisa clínica.

■ Tipos de dados (ou variáveis)

É importante classificar os tipos de dados com os quais você está trabalhando, pois o tipo de dados determina o método de análise de dados que você usará. Os diferentes tipos de dados (variáveis) e suas características gerais são descritos na Figura 1.[1]

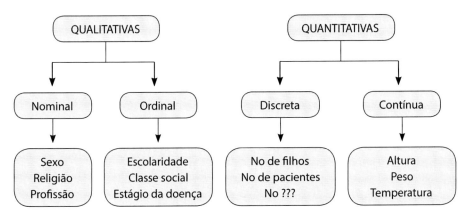

Figura 1 Tipos de dados ou variáveis.

Nominal

Dados nominais, também referidos como dados categóricos, representam categorias ou classes não ordenadas. Por exemplo, uma das maneiras possíveis de categorizar a raça em humanos é "branca", "negra" e "outras raças". Números podem ser usados para representar categorias. Branco pode ser arbitrariamente codificado como 0, preto como 1 e outras raças como 2. No entanto, esses números não expressam ordem ou magnitude e não são significativas. Variáveis dicotômicas ou binárias são um tipo especial de dados nominais. Esses dois termos são intercambiáveis e são usados quando a variável possui apenas duas categorias distintas. No exemplo fornecido na figura 1, profissão e religião são dois exemplos de dados nominais, mas somente sexo é considerado dicotômico ou binário.

Ordinal

Quando existe uma ordem natural entre as categorias, os dados são referidos como ordinais. Usando com exemplo a escolaridade, um indivíduo que terminou o doutorado tem uma posição acima do que terminou o mestrado, que por sua vez, tem uma posição acima do que fez graduação de curso superior, que por sua vez, tem uma posição superior a quem não fez faculdade, e assim por diante, em uma ordem estabelecida.[2]

Assim como os dados nominais, as variáveis ordinais podem ser codificadas usando números, mas esses números não são significativos; consequentemente, operações aritméticas não devem ser executadas em dados ordinais.

▪ Discreta

Variáveis discretas são valores numéricos que representam quantidades mensuráveis. As variáveis discretas são restritas a valores inteiros e geralmente são chamados de dados de contagem.[2] Exemplo de dados discretos incluem o número de mortes no Brasil por COVID-19 em 2020. Observe que existe uma ordenação entre os valores possíveis, sendo que a diferença entre os valores um e dois é igual à diferença entre os valores cinco e seis.

Regras aritméticas podem ser aplicadas a dados discretos; no entanto, algumas operações aritméticas executadas em dois valores discretos não são necessariamente discretas. Como exemplo, suponha que um indivíduo tenha 3 anos de estudo e o outro 4 anos; o número médio de anos de estudo para os dois indivíduos é 3,5, o que não é mais um número inteiro.

▪ Contínua

As variáveis contínuas também representam quantidades mensuráveis, mas não se restringem a valores inteiros e podem incluir valores fracionários e decimais. Portanto, a diferença entre quaisquer dois valores pode ser arbitrariamente pequena, dependendo da precisão do nosso instrumento de medição. Tal como acontece com os dados discretos, o espaçamento entre os valores é significativo. Podem ser aplicados procedimentos aritméticos. Exemplos de dados contínuos incluem temperatura, peso e nível de colesterol.[2]

▪ Transformação de variáveis (contínua em categórica)

Se for necessário um menor grau de detalhamento, os dados contínuos podem ser transformados em dados discretos, ordinais ou binários. Da mesma forma, dados discretos podem ser vistos como dados ordinais ou categóricos; e dados ordinais podem ser dicotomizados. É importante ter em mente que dados contínuos fornecem mais informações sobre a variável medida do que dados discretos, ordinais ou nominais. O mesmo vale para dados discretos em relação a dados ordinais e nominais e para variáveis ordinais em relação a dados nominais.[1,2]

Por exemplo, o índice de massa corporal (IMC) é frequentemente usado em medicina. Uma pessoa com IMC de 31,5 kg/m² certamente é diferente de outra pessoa com IMC de 39,5 kg/m². O primeiro provavelmente está em melhor forma física do que o segundo. Porém, se seguirmos a classificação ordinal proposta pela Organização Mundial da Saúde (OMS), ambos se enquadram na categoria de obesos, pois possuem IMC >25,0 kg/m². A classificação ordinal não é capaz de diferenciar os dois indivíduos.

Se fizermos um ensaio clínico randomizado para testar a eficácia de um novo medicamento comparado ao placebo para reduzir o peso em pacientes obesos, poderemos detectar melhor as diferenças entre os dois grupos se usarmos a variável contínua, IMC, como variável de desfecho. Dicotomizar indivíduos como obesos e não obesos usando o ponto de corte do IMC da OMS de 25,0 kg/m² e usar essa classificação binária resultará em perda de informações e, portanto, menos poder para a análise.

A vantagem de categorizar uma variável contínua, por outro lado, é fornecer significância clínica aos resultados do estudo. Por exemplo, uma diferença estatisticamente significativa de 0,2 kg entre dois grupos de dieta provavelmente não é clinicamente relevante. Mas uma diferença estatística entre grupos obesos e não obesos pode ser clinicamente significativa.

COMO ESCOLHER UM TESTE ESTATÍSTICO

A escolha do desfecho e as variáveis independentes influenciarão o tipo de teste estatístico que podemos usar para testar a hipótese do estudo. Por exemplo, se usarmos uma variável contínua (por exemplo, IMC), um teste t é apropriado para testar diferenças nos níveis médios de IMC entre dois grupos. Se usarmos a variável binária para status de obesidade criada usando o corte de obesidade da OMS, um teste qui-quadrado de homogeneidade é apropriado. Testes paramétricos como testes t têm mais poder estatístico para detectar possíveis diferenças na variável de resultado entre duas populações do que testes não paramétricos como o teste qui-quadrado. No entanto, se o IMC for tratado como contínuo, pequenas diferenças detectadas no IMC podem ter pouco significado clínico. Para ser específico, uma pequena diferença no IMC entre os grupos que é considerada uma diferença estatisticamente significativa em nosso estudo pode ter um impacto limitado na saúde e na qualidade de vida do paciente. Nesse caso, ao projetar nosso estudo, devemos equilibrar cuidadosamente o poder estatístico e uma diferença clinicamente significativa no IMC.[2,3]

■ Formato das variáveis e poder do estudo

Sempre haverá uma hipótese nula que você está tentando refutar com os dados que você amostra. Essa hipótese nula geralmente representa o *status quo* da população ou a posição que você assumiria, a menos que fornecesse forte evidência em contrário. Haverá também uma hipótese alternativa que você está tentando provar.[4] No exemplo da obesidade, a hipótese nula seria que o resultado da obesidade (medido pelo IMC médio ou pela proporção de indivíduos obesos) é o mesmo entre os grupos de tratamento e placebo. Uma hipótese alternativa seria que existe uma diferença no resultado da obesidade entre os grupos de tratamento e placebo. Quando somos capazes de refutar a hipótese nula, dizemos que "rejeitamos" a hipótese nula. Se a hipótese nula não for verdadeira, faz sentido que desejemos rejeitá-la.

O poder estatístico é a capacidade de rejeitar a hipótese nula quando ela é falsa. O poder estatístico é a probabilidade de que o teste rejeite a hipótese nula quando o nulo é falso. Em outras palavras, é a probabilidade de não cometer uma decisão falso negativa.

ESTATÍSTICA DESCRITIVA

O primeiro passo na análise de dados é descrever ou resumir os dados que você coletou por meio de tabelas, gráficos e/ou valores numéricos. Esta é uma etapa importante, pois permitirá avaliar como os dados são distribuídos e como os dados devem ser analisados. Ao relatar os resultados de um estudo, incluir uma descrição da população do estudo é essencial para que os resultados possam ser generalizados para outras populações comparáveis.[1]

Variáveis nominais e ordinais

As variáveis nominais e ordinais são resumidas pela frequência absoluta e relativa das observações. Observe a Tabela 1 abaixo.

Tabela 1 Distribuição de pacientes internados em uma UTI pediátrica.

Gravidade do Paciente	N de pacientes frequência absoluta	Frequência relativa %	Frequência cumulativa %
Leve	1	12,5%	12,5%
Moderado	5	62,5%	75%
Grave	2	25%	100%
Total	8	100%	

Frequência absoluta é o número de pacientes em cada categoria. A frequência relativa será a proporção do número total de observações que está presente em cada categoria. A frequência relativa é calculada dividindo o número de observações em cada categoria pelo número total de observações, multiplicado por 100 para obter a percentagem. A frequência cumulativa para uma determinada categoria é calculada adicionando a proporção relativa dessa categoria às frequências relativas de todas as categorias anteriores. As tabelas são ferramentas importantes para organizar e resumir dados. Seguindo as convenções comuns, as tabelas devem ser rotuladas e as unidades de medida devem ser indicadas.

A mesma informação pode ser apresentada usando figuras gráficas. Embora os gráficos sejam geralmente mais fáceis de entender do que as tabelas, eles tendem a fornecer um menor grau de detalhamento. Assim como as tabelas, os gráficos devem ser rotulados e as unidades de medida devem ser fornecidas.[1]

Os gráficos de barras são comumente usados para exibir dados nominais ou ordinais. Uma barra vertical é plotada acima de cada categoria, com a altura da barra representando a frequência absoluta ou relativa das observações. As barras devem ter largura igual e separadas umas das outras para não implicar continuidade. A Figura 1 fornece gráficos de barras representando as frequências absoluta, relativa e cumulativa de nosso exemplo de pacientes com insuficiência cardíaca.

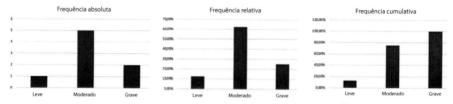

Figura 1 Distribuição de pacientes internados em uma UTI pediátrica.

As mesmas informações sobre frequências absolutas e relativas também podem ser apresentadas por meio de gráficos de pizza, nos quais cada fatia de pizza é proporcional à frequência relativa em cada categoria. Dados ordinais podem adicionalmente ser apresentados por polígonos de frequência relativa e frequência cumulativa, conforme mostrado na figura 2.

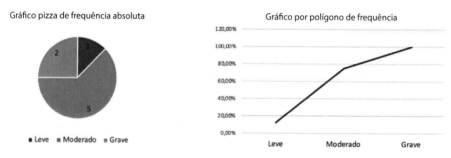

Figura 2 Distribuição de pacientes internados em uma UTI pediátrica.

Dados discretos e contínuos

A distribuição de frequência de dados discretos e contínuos pode ser representada usando histogramas. A primeira etapa na construção de um histograma é ordenar as observações do menor para o maior e, em seguida, agrupá-las em intervalos ou caixas, geralmente com uma faixa uniforme entre as caixas; cada intervalo terá um valor inferior e superior.[5] Considere a distribuição da pressão arterial sistólica em um grupo hipotético de pacientes representado na Tabela 2.

Tabela 2 Frequência absoluta de medidas de pressão arterial sistólica.

Pressão arterial mmHg	N de pacientes
100-119	20
120-139	69
140-159	35
160-179	23
180199	12
Total	159

O histograma dessas observações é mostrado na Figura 3. Observe que a frequência associada a cada intervalo em um histograma é representada pela área da barra. Portanto, um histograma com larguras de intervalos desiguais deve ser interpretado com cautela.

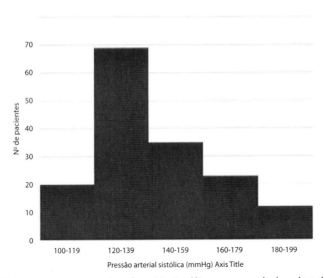

Figura 3 Histograma representando a PA sistólica com os dados da tabela 2.

Um histograma é uma maneira rápida de fazer uma avaliação inicial de seus dados, mostrando como os dados são distribuídos. Ao estudar um histograma, você pode se perguntar o seguinte: Qual é a forma da distribuição? (A distribuição é chamada unimodal se tiver um pico principal, bimodal se tiver dois picos principais e multimodal se tiver mais de dois picos principais.)

Outra forma de resumir graficamente um conjunto de dados discretos ou contínuos é o *box plot,* conforme mostrado na Figura 4, que exibe uma

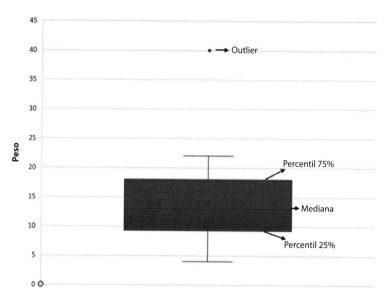

Figura 4 *Blox plot*: peso em Kg de 40 observações.

amostra de 40 medidas de peso em quilogramas. A caixa central representa o intervalo interquartil, que se estende do 25º percentil, Q1, ao 75º percentil, Q3. A linha dentro da caixa marca a mediana (50º percentil, Q2).

Eles se estendem às observações mais extremas no conjunto de dados que estão dentro de 1,5 vezes o intervalo interquartil do quartil inferior ou superior. Para encontrar esses valores extremos, encontre o maior valor de dados que seja menor que Q3 + 1,5*IQR e, da mesma forma, encontre o menor valor de dados que seja maior que Q1− 1,5*IQR. Todos os pontos fora dos limites são considerados *outliers* e são comumente representados por pontos, círculos ou estrelas.

Quando estamos interessados em mostrar a relação entre duas variáveis contínuas diferentes, um gráfico de dispersão bidirecional pode ser usado. Cada ponto no gráfico representa um par de valores. A escala de uma medida é marcada no eixo horizontal (eixo x) e a escala da outra no eixo vertical (eixo y).

Um gráfico de dispersão nos dá uma boa ideia do nível de correlação entre as duas variáveis e também a natureza dessa correlação (linear, curvilínea, quadrática, etc.). A Figura 5 mostra a relação entre peso (eixo x) e altura (eixo y) nos 40 pacientes mostrados anteriormente.

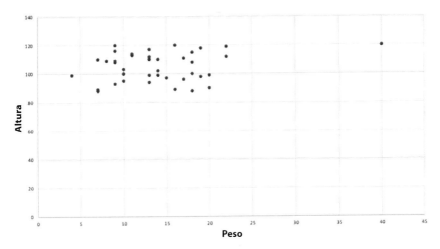

Figura 5 Gráfico de dispersão bidirecional: Peso (em kg) *versus* altura (cm) em 40 observações.

Um gráfico de linha é semelhante a um gráfico de dispersão bidirecional, pois pode ser usado para ilustrar a relação entre duas variáveis discretas ou contínuas. No entanto, em um gráfico de linhas, cada valor de × pode ter apenas um único valor de y correspondente. Pontos adjacentes são conectados por segmentos de linha reta. Os gráficos de linha são frequentemente usados para representar a mudança de uma variável ao longo do tempo. O gráfico de linhas é um bom recurso quando o objetivo é mostrar as mudanças ao longo do tempo (o tempo representado no eixo x). A Figura 6 mostra as medidas de glicemia em um paciente com diabetes.

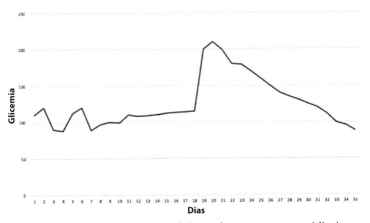

Figura 6 Glicemia em um paciente diabético durante o tempo (dias).

ESTATÍSTICAS SUMÁRIAS
(MEDIDAS SUMÁRIAS NUMÉRICAS)

Os gráficos fornecem uma avaliação geral dos dados e podem permitir que você entenda rapidamente como os dados são distribuídos ou encontre padrões e relacionamentos entre variáveis. As estatísticas de resumo numérico são números que representam os dados e resumem quantitativamente o que pode ser visto por meio de gráficos. As medidas resumidas gráficas e numéricas constituem estatísticas descritivas. Assim como na representação gráfica, a escolha da representação numérica dependerá do tipo de variável considerada.[4]

▪ Dados dicotômicos, nominais e ordinais

Conforme descrito anteriormente, as variáveis dicotômicas (binárias) têm apenas duas categorias. Dados dicotômicos são resumidos pelas proporções ou frequências das duas categorias. Esses valores são calculados dividindo o número de observações em cada categoria pelo número total de observações. Por exemplo, suponha que uma amostra de 500 indivíduos seja composta por 200 mulheres e 300 homens. A proporção de mulheres é de 0,4 (200/500) ou 40%, e a proporção de homens é de 0,6 (300/500) ou 60%. A soma das proporções em ambas as categorias é igual a 1. Da mesma forma, variáveis nominais e ordinais são resumidas pelas proporções ou frequências de suas respectivas categorias.[2]

▪ Dados discretos e contínuos

Conforme discutido anteriormente, dados discretos e contínuos representam quantidades mensuráveis que podem assumir uma ampla gama de valores. Para dados discretos e contínuos, esses valores representativos geralmente abordam a tendência central (a localização do centro em torno do qual as observações caem) e a dispersão (variabilidade ou dispersão dos dados).[5]

▪ Medidas de tendência central

Moda

O valor mais frequente em um determinado conjunto de dados é chamado de moda. A moda pode ser uma estatística de resumo útil para dados categóricos ou ordinais, mas geralmente não é informativa para dados discretos ou contínuos, pois valores únicos podem ocorrer com baixa frequência. Em um de nossos exemplos anteriores de distribuição de gênero em uma amostra hipotética de 500 indivíduos, a moda é masculina, pois é a mais comum das duas categorias possíveis (masculino e feminino) com frequência de 60%. Essa estatística geralmente não é usada em estudos biomédicos.[3]

Média

A medida mais comum de tendência central para dados discretos e contínuos é a média. A média de uma variável é calculada somando todas as observações e dividindo pelo número total de observações.[1] A média é representada por $\bar{x}$, e sua notação matemática é:

$$\frac{1}{n}\sum_{i=1}^{n}x_i$$

A média é muito sensível a valores extremos. Em outras palavras, se um conjunto de dados contiver um *outlier* ou uma observação que tenha um valor muito diferente dos demais, a média será altamente afetada por ele. Se quisermos resumir todo o conjunto de observações na presença de *outliers*, podemos preferir usar uma medida que não seja tão sensível a observações extremas; veremos que a mediana é uma dessas medidas (veremos a seguir).

Às vezes, não temos acesso a medidas individuais em nosso conjunto de dados, mas apenas resumimos os dados em tabelas de distribuição de frequência. Os dados desta forma são chamados de dados agrupados. Como não temos o conjunto de dados completo, não podemos calcular a média, mas podemos calcular a média agrupada, que é um tipo diferente de média. Para calcular a média agrupada, multiplique o ponto médio de cada intervalo pela frequência correspondente, some esses produtos e divida a soma resultante pelo número total de observações. A média agrupada é uma média ponderada dos pontos médios do intervalo, onde cada valor de ponto médio é ponderado pela frequência relativa das observações dentro de cada intervalo. (A frequência relativa de um intervalo é o número de observações em um intervalo dividido pelo número total de observações.)

A representação matemática da média agrupada é:

$$\overline{x} = \frac{\sum_{i=1}^{K} m_i f_i}{\sum_{i=1}^{k} f_i}$$

onde k é o número de intervalos na tabela, *mi* é o ponto médio do i-nésimo intervalo e *fi* é a frequência absoluta do i-nésimo intervalo.

Mediana

A mediana é definida como o número do meio em uma lista de valores ordenados do menor para o maior. (Se não houver um número do meio, a mediana é a média dos dois valores do meio.) A mediana é uma medida de tendência central que não é tão sensível a valores discrepantes em comparação com a média. Pode ser usado para resumir dados discretos ou contínuos.[1]

A medida de tendência central mais adequada a ser utilizada depende da distribuição dos valores. Se a distribuição dos dados for simétrica e unimodal, conforme mostrado na Figura 7a, a média, a mediana e a moda devem ser as mesmas. Nesse cenário, a média é comumente preferida.

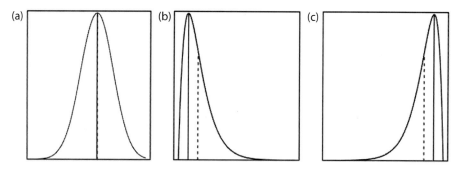

Figura 7 Curvas de distribuição dos dados (a) Unimodal ou simétrica; (b) Unimodal e desviada à esquerda; (c) Unimodal e desviada à direita. a) Linha vertical contínua. b) Mediana. c) Linha vertical tracejada: média.

Quando os dados não são simétricos, a mediana é a melhor medida da tendência central. Os dados na Figura 7b são assimétricos para a direita, pois a cauda direita da distribuição é mais longa e mais gorda; da mesma forma, os dados na Figura 7c são assimétricos para a esquerda. Como a média é sensível a *outliers*, ela é puxada na direção da cauda mais longa da distribuição. Portanto, em uma distribuição unimodal, quando os dados são assimétricos à direita, a média tende a ficar à direita da mediana; quando eles são desviados para a esquerda, a média tende a ficar à esquerda da mediana.

■ Medidas de dispersão

Embora duas distribuições diferentes possam ter a mesma média, mediana e moda, elas podem ser muito diferentes, conforme mostrado na Figura 8. Medidas de dispersão são necessárias para melhor descrever os dados e complementar as informações fornecidas por medidas de tendência central.[2]

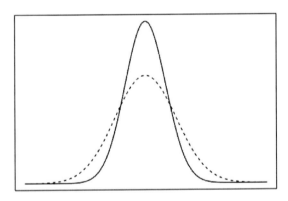

Figura 8 Duas distribuições com a mesma média, mediana e moda, mas diferentes medidas de dispersão.

Amplitude (range)

O alcance de um grupo de observações é definido como a diferença entre a maior observação e a menor. O intervalo é fácil de calcular e nos dá uma ideia aproximada da distribuição dos dados; no entanto, a utilidade do intervalo é limitada. O intervalo é altamente sensível a *outliers*, pois considera apenas os dois valores mais extremos de um conjunto de dados, os valores mínimo e máximo.

Intervalo interquartil

O intervalo interquartil (*IQR*) representa os 50% intermediários dos dados. Para calcular o intervalo interquartil, você deve primeiro encontrar os percentis 25 e 75. O percentil 25, também chamado de primeiro quartil e denotado Q1, é o valor abaixo do qual 25% dos dados caem, quando os dados são ordenados do menor para o maior. Da mesma forma, o 75º percentil, também conhecido como terceiro quartil e denotado como Q3, é o valor abaixo do qual 75% dos dados caem. O intervalo interquartil é encontrado tomando a diferença entre os percentis 75 e 25. O intervalo interquartil é frequentemente relatado junto com a mediana, pois não é afetado por valores extremos.[5]

Variância e desvio padrão

A medida mais comum de dispersão é o desvio padrão. A variância da amostra é definida como o desvio padrão da amostra ao quadrado. Ambos descrevem a quantidade de variabilidade em torno da média. O desvio padrão pode ser visto como a distância média de uma observação individual de $\bar{x}$. A variância é uma medida fundamental no estudo das famílias de distribuições de probabilidades e análises estatísticas. No entanto, na prática, ela é pouco usada para descrever a variabilidade dos dados e acaba sendo usada apenas de forma transitória para o cálculo do desvio-padrão.[5]

O desvio-padrão indica a variação dos valores em torno da média, e como seus resultados são calculados pela raiz quadrada da variância, o desvio-padrão está na mesma unidade dos dados originais. Dessa forma, o desvio-padrão tem uma melhor característica descritiva.

Em síntese, enquanto a variância possui maior importância em aspectos matemáticos relacionados às famílias de distribuições de probabilidade, o desvio-padrão tem melhor adequação descritiva de um conjunto de dados.

As equações a seguir descrevem à variância amostral (à esquerda) e o desvio-padrão amostral (à direita):

$$S^2 = \sqrt{\frac{\sum_{i=1}^{N}(X-\mu)^2}{N-1}} \qquad S = \frac{\sum_{i=1}^{N}(X-\mu)^2}{N-1}$$

Erro padrão da média da amostra

É importante observar que, embora tenhamos conseguido calcular a média amostral de nossa amostra coletada, é apenas uma estimativa da média real da população da qual os dados foram amostrados, denotada μ.[3] Se fôssemos coletar uma amostra diferente de nossa população, esperaríamos que a média amostral da nova amostra pudesse diferir da média amostral original que calculamos. Há variabilidade entre as médias amostrais de diferentes amostras retiradas de nossa população. Essa variabilidade é capturada no erro padrão das médias amostrais (SEM), que é o desvio padrão da distribuição das médias amostrais. Isso não deve ser confundido com o desvio padrão (SD) de uma amostra, que é uma medida de dispersão de apenas uma amostra. A fórmula para calcular o erro padrão da média amostral é:

$$\text{SEM} = \frac{s}{\sqrt{n}}$$

Como o SEM é igual ao SD dividido pela raiz quadrada do número do tamanho da amostra, o SEM é sempre menor que o SD.

Intervalo de confiança

Como mencionado anteriormente, a média de uma amostra é apenas uma estimativa da média verdadeira, μ, a partir da qual os dados foram amostrados. Pode-se conceber que haja algum erro envolvido na estimativa da população por meio de apenas uma amostra. Podemos criar um intervalo em torno da média da amostra com uma margem de erro que é 2 vezes o erro padrão da média (SEM), que é chamado de intervalo de confiança de 95% para a verdadeira média da população, dado pelo seguinte:

$$\overline{x} \pm 2(\text{SEM}) = \overline{x} \pm 2\frac{s}{\sqrt{n}}$$

Dizemos que "temos 95% de confiança de que a verdadeira média da população cai nesse intervalo". O que isso realmente significa é o seguinte:

imagine que muitas amostras do mesmo tamanho são retiradas de uma população; então 95% dessas amostras terão intervalos de confiança que capturam a verdadeira média da população.

■ Probabilidade

Estatísticas descritivas são úteis para resumir e avaliar um conjunto de dados, que é o primeiro passo na análise estatística. No entanto, quando realizamos um experimento ou observamos um fenômeno em uma determinada amostra, estamos interessados em generalizar nossas descobertas para a população da qual a amostra foi extraída. Isso é obtido por meio de estatísticas de inferência.[1,5]

O pano de fundo necessário para entender a inferência estatística é a teoria da probabilidade. A probabilidade de um evento é comumente definida como o número de resultados desejados dividido pelo número total de resultados possíveis. Outra definição comum é a proporção de vezes que o evento desejado ocorre em um número infinitamente grande de tentativas repetidas sob condições virtualmente idênticas. Vejamos como as duas definições são razoáveis considerando um exemplo, o evento de obter uma "cara" em um jogo de cara ou coroa, jogando-se uma moeda. Pela primeira definição, a probabilidade do evento é 0,5, uma cara dividida por dois resultados possíveis (cara ou coroa). Agora considere a última definição e imagine jogar a moeda repetidamente. Primeiro, suponha que lançamos a moeda duas vezes seguidas; não é garantido que veremos apenas uma cara devido à natureza aleatória de um cara ou coroa. No entanto, veremos que a proporção de caras converge para 0,5 à medida que o número de lançamentos se torna cada vez maior. Da mesma forma, a probabilidade de coroa será 0,5 se a moeda for lançada um número suficientemente grande de vezes.

Uma variável aleatória é uma variável que pode assumir valores diferentes, de modo que qualquer resultado específico seja determinado pelo acaso. Cada variável aleatória tem uma distribuição de probabilidade correspondente, que descreve o comportamento da variável aleatória seguindo a teoria da probabilidade. Ele especifica todos os resultados possíveis da variável aleatória junto com a probabilidade de cada um deles ocorrer. A distribuição de frequência exibe cada resultado observado e o número de vezes que ele aparece no conjunto de dados. Da mesma forma, a distribuição de probabilidade representa a frequência relativa de ocorrência de cada resultado em um grande número de tentativas repetidas em condições essencialmente idênticas.

Como todos os valores possíveis da variável aleatória são levados em consideração, os resultados são exaustivos e a soma de suas probabilidades é igual a 1. Por exemplo, suponha que lançamos duas moedas honestas e deixamos a variável aleatória × denotar o número de caras que aparecer; a variável aleatória × pode assumir valores de 0 a 2, pois é possível observar nenhuma cara ou, no outro extremo, todas as caras. A probabilidade de não obter cara é ¼, a probabilidade de obter exatamente uma cara em duas jogadas de moeda é ½ e a probabilidade de observar duas caras é ¼; a probabilidade de todos os resultados possíveis da variável aleatória × somam 1.

A distribuição normal

Existem muitas distribuições de probabilidade conhecidas que correspondem a diferentes tipos de variáveis (por exemplo, discreta, contínua). No contexto deste livro, que visa fornecer os fundamentos da estatística, nos concentramos na distribuição normal, pois é uma distribuição comum para variáveis contínuas que ocorrem na vida real e também figura de forma proeminente em vários testes estatísticos que iremos posteriormente encontrar.[2]

A distribuição normal é uma distribuição especial unimodal e simétrica. É caracterizada por sua média, µ, e desvio padrão, σ. Aproximadamente 67% das observações estão dentro de um desvio padrão em torno da média, 95% estão dentro de dois desvios padrão e 99,7% estão dentro de três desvios padrão da média (Figura 9).

Isso significa que é muito improvável que ocorram valores extremos além de três desvios padrão da média. A distribuição normal é amplamente utilizada porque pode ser usada para estimar probabilidades associadas a muitas variáveis contínuas encontradas nas ciências biológicas, psicológicas e sociais, como peso, altura, pressão arterial, etc.

Um caso especial da distribuição normal é a distribuição normal padrão, em que a média µ é igual a 0 e o desvio padrão σ é 1. Nesse caso,

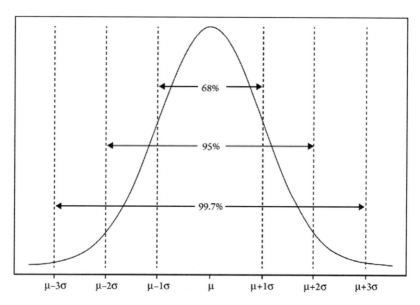

Figura 9 A curva normal padrão com média, μ, e desvio padrão, σ.

aproximadamente 68% dos dados estão no intervalo de − 1 a 1 e 95% estão dentro do intervalo de − 2 a 2. Podemos padronizar nossos dados subtraindo cada valor observado pela média

e divida a diferença pelo desvio padrão, chamado z-score; os dados transformados resultantes têm média 0 e desvio padrão 1 e estão na escala de distribuição normal padrão. Podemos usar z-escores padronizados para avaliar se uma observação é extrema ou não (o que geralmente significa estar fora dos 95% centrais da distribuição) ou para comparar dois conjuntos de dados normalmente distribuídos que estão em escalas diferentes. Se os dados subjacentes forem normalmente distribuídos, podemos usar testes estatísticos para fazer inferências estatísticas (teste t, ANOVA, regressão linear); esses testes serão discutidos em outro capítulo.[5]

▪ Avaliando a distribuição de uma variável contínua

Geralmente não temos acesso a toda a população-alvo ao realizar nossos estudos. Temos acesso apenas a amostras dessa população e geralmente a distribuição dos dados obtidos da amostra não se ajusta exatamente à curva normal. Portanto, um passo importante na estatística descritiva é avaliar como os dados são distribuídos e se eles são normalmente distribuídos ou não.[2]

Avaliações gráficas são o primeiro passo para avaliar a normalidade. Histogramas, *blox plots* e polígonos de frequênica podem ser usados para esse fim. A inspeção visual da distribuição pode ser bastante informativa, embora dependa de suposições subjetivas.

O gráfico de probabilidade normal é outra ferramenta gráfica para avaliar a normalidade dos dados. Ele plota os quartis (ou percentis) dos dados em relação aos quartis da distribuição normal padrão. Se os dados forem normalmente distribuídos, os quartis dos dados devem corresponder aos quartis da distribuição normal padrão, e esperamos ver os pontos traçados caindo em uma linha reta.

Avaliações numéricas podem ser mais objetivas. Conforme descrito anteriormente, em um conjunto de dados normalmente distribuído, espera-se que a média e a mediana sejam semelhantes, em contraste com uma distribuição unimodal assimétrica, em que uma cauda da distribuição é mais longa que a outra. Uma medida, chamada de assimetria, reflete um afastamento assimétrico de uma distribuição normal, conforme visto em uma distribuição assimétrica. Um valor próximo de zero indica uma distribuição normal. Em uma distribuição unimodal, um valor de assimetria positivo indica uma distribuição assimétrica à direita (Figura 7 b); da mesma forma, assimetria negativa indica uma distribuição assimétrica à esquerda (Figura 7 c). Outra medida, a curtose, também é útil para avaliar a normalidade de uma distribuição. A curtose quantifica o pico (largura do pico) e o peso das caudas em relação a uma distribuição normal. Valores próximos a três são indicativos de normalidade. Em uma distribuição unimodal e simétrica, curtose positiva reflete picos aumentados e caudas pesadas, enquanto a curtose negativa sugere achatamento e caudas mais discretas. Tanto a assimetria quanto a curtose são sensíveis ao tamanho da amostra. Em amostras pequenas, os valores de curtose e/ou assimetria podem sugerir que a distribuição não é normal, embora a distribuição na população da qual a amostra foi extraída possa ser bastante normal. Testes estatísticos específicos, como os testes de *Shapiro-Wilk* e *Kolmogorov-Smirnov*, também podem ser usados para avaliar a normalidade de uma distribuição; no entanto, como acontece com qualquer teste estatístico, eles dependem do tamanho da amostra e podem ter potência insuficiente para amostras pequenas. Nesse caso, a estatística de teste da amostra nos impedirá de rejeitar a hipótese nula de normalidade quando, de fato, a distribuição subjacente pode ser altamente não-normal.

▪ Distribuição amostral da média

Se a população for pequena ou se estivermos lidando com dados censitários, podemos calcular a média populacional μ e o desvio padrão σ. Infelizmente, esses raramente são os casos em pesquisas clínicas e geralmente temos que inferir dos dados da amostra por meio de seus parâmetros, a média $\bar{x}$ e o desvio padrão s.[5] Suponha que selecionamos n indivíduos de uma população e determinamos a média $\overline{x1}$. Em seguida, obtemos uma segunda amostra do mesmo tamanho e calculamos a segunda média $\overline{x2}$. Como esperamos alguma variabilidade nas medidas em nossa amostra, é razoável esperar que $\overline{x1}$ e $\overline{x2}$ sejam ligeiramente diferentes. Se continuarmos a extrair amostras de tamanho n da população, terminaremos com uma amostra de médias amostrais. Se extrairmos amostras de tamanho n, a distribuição de probabilidade dessas médias amostrais é conhecida como distribuição amostral da média amostral. Essa distribuição tem um desvio padrão igual a σ/n, onde σ é o desvio padrão verdadeiro de toda a população e é referido como o erro padrão da média. Além disso, se n for suficientemente grande, a forma da distribuição é aproximadamente normal.

▪ O que deve ser feito quando a distribuição não é normal?

Na realidade, nem todas as variáveis contínuas seguem uma distribuição normal e se apenas algumas observações forem incluídas na amostra pode ser difícil avaliar a normalidade. Embora os testes paramétricos sejam conhecidos por serem mais potentes do que os testes não paramétricos, eles geralmente assumem que os dados são normalmente distribuídos.[3] Se a normalidade não for satisfeita, devemos decidir nossos próximos passos com base em quatro opções:

1. **Teorema do limite central (TLC)**: O TLC afirma que, se o tamanho da amostra for grande o suficiente, a distribuição das médias amostrais é aproximadamente normal. O TLC se aplica mesmo se a distribuição dos dados subjacentes não for normal. No entanto, quanto mais longe a distribuição se afasta da distribuição normal, maior é o tamanho da amostra necessário. Um tamanho de amostra de pelo menos 30 observações geralmente é grande o suficiente se o desvio da normalidade for pequeno. Portanto, se tivermos um tamanho de amostra suficientemente grande, podemos usar testes paramétricos baseados no TLC, mesmo que a distribuição da população subjacente não seja normal.

2. **Transformação dos dados**: Podemos modificar uma variável para que sua distribuição seja mais normal. Outra razão para a transformação de dados é alcançar variância constante, o que é necessário para o uso de alguns testes paramétricos. Através da transformação, uma nova variável X' é criada alterando a escala de medição para a variável dependente X. As transformações mais comumente usadas são a transformação de raiz quadrada (X' = X), a transformação quadrada (X' = X2), a transformação logarítmica (X' = log X) e a transformação recíproca (X' = 1/X). As desvantagens mais importantes das transformações de dados são alguma perda de interpretabilidade e falha em suavizar os dados. Com relação à interpretabilidade, se escolhermos, por exemplo, transformar por logaritmo nossa variável dependente X, todos os resultados posteriores serão apresentados e interpretados em uma escala logarítmica e podem ser difíceis de interpretar para os leitores.

3. **Uso de testes não paramétricos**: Outra abordagem possível para dados com distribuição não normal é o uso de testes não paramétricos, que serão apresentados em outro capítulo. Esses testes não requerem nenhuma suposição sobre a distribuição subjacente dos dados; no entanto, eles geralmente têm menor poder para detectar diferenças verdadeiras entre os grupos comparados, e a chance de associações falso-negativas é maior em comparação com o uso de testes paramétricos. Portanto, geralmente um tamanho amostral maior é necessário quando usamos testes não paramétricos em comparação com os paramétricos.

4. **Categorização dos dados**: Outra possibilidade é transformar dados contínuos que não são normalmente distribuídos em variáveis nominais ou ordinais. Uma variável contínua recodificada como categórica pode ser clinicamente mais relevante, mas a perda de poder é muito significativa, conforme discutido anteriormente neste capítulo.

Referências bibliográficas

1. Bowers D. Medical Statistics from Scratch : An Introduction for Health Professionals.
2. DeYoung GR. UNDERSTANDING STATISTICS: AN APPROACH FOR THE CLINICIAN.
3. Rodrigues CFDS, Lima FJCD, Barbosa FT. Importance of using basic statistics adequately in clinical research. Braz J Anesthesiol Engl Ed. 2017 Nov;67(6):619–25.
4. Guyatt G, Shannon H, Walter S. 1. HYPOTHESIS TESTING. CAN MED ASSOC J.
5. Everitt BS. MEDICAL STATISTICS from A to Z: A Guide for Clinicians and Medical Students, Second Edition.

capítulo 21

Testando Hipóteses: Testes Paramétricos e Não-paramétricos

José Colleti Junior
Orlei Ribeiro de Araujo

"There are two possible outcomes: if the result confirms the hypothesis, then you've made a measurement. If the result is contrary to the hypothesis, then you've made a discovery"

Enrico Fermi

■ Introdução

Poucas pessoas da área médica se preocupam com as diferenças entre estatísticas paramétricas e não paramétricas, não avaliando a importância dessas diferenças para a compreensão de pesquisas científicas. A estatística é basicamente uma forma de pensar sobre dados que são mutáveis. Apesar da ampla utilização de estatísticas na investigação biomédica, ideias simples são por vezes mal compreendidas ou mal interpretadas pelos investigadores médicos. Este capítulo trata de conceitos básicos de bioestatística e sua aplicação, para permitir que estudantes e pesquisadores de pós-graduação em medicina e áreas afins analisem os dados de seus estudos e interpretem criticamente a literatura publicada. Tentaremos explicar as diferenças entre estatísticas paramétricas e não paramétricas, e porque é crucial saber quais tipo de teste é apropriado para uso e em quais situações.

Tipos de dados

A análise estatística envolve várias etapas, como formulação de hipóteses, coleta de dados e aplicação de um teste. Os métodos estatísticos de análise dependem principalmente do tipo de dados. Os dados podem ser classificados em três tipos: dados nominais, ordinais e de intervalo. Os dados nominais ou categóricos são baseados na presença ou ausência de certos atributos ou características, mas não há uma ordem intrínseca à categoria. Por exemplo, uma variável binária (tipo "sim" ou "não") é nominal com duas categorias – sim e não. Dados ordinais, também chamados de ordenados, são dados expressos como pontuações e classificações, existindo uma ordem entre as categorias. Por exemplo, escores como o de Apgar, escores de gravidade clínica. Os dados de intervalotambém chamados contínuos ou numéricos são o terceiro tipo, que se caracterizam por um intervalo igual e definido entre duas medições. Alguns dos exemplos são peso, hemoglobina e índice de massa corporal.[1]

Hipótese nula e hipótese alternativa

Denomina-se hipótese nula (H_0) uma hipótese formulada com o intuito de ser testada. A hipótese alternativa é a hipótese considerada se as informações da amostra fornecerem informações que levem à rejeição da hipótese nula.

A distribuição normal

A escolha de um teste adequado para as análises se baseia no tipo de dados coletados e principalmente na sua distribuição: a distribuição normal padrão é a distribuição de probabilidade contínua mais importante. Tem uma curva de densidade em forma de sino descrita por sua média e desvio-padrão (DP), e os valores extremos do conjunto de dados não têm impacto significativo no valor médio. Se um dado contínuo seguir a distribuição normal, então 68,2%, 95,4% e 99,7% das observações estarão entre média ± 1 DP, média ± 2 DP e média ± 3 DP, respectivamente. A validade de muitos procedimentos estatísticos depende de uma suposição de normalidade aproximada, o que quer dizer, se fizermos um gráfico das frequências dos dados(histograma), veremos que se distribuem simetricamente em torno da média, como na figura 1:

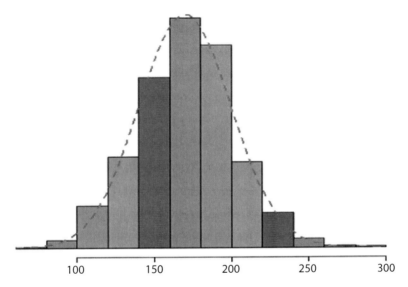

Figura 1 Distribuição normal hipotética das frequências de dosagens de colesterol de uma amostra de 1000 pessoas com média 170 e desvio-padrão de 30.

Existem alguns testes estatísticos que podem ser usados para avaliar se os dados apresentam uma distribuição normal. O teste de Shapiro-Wilk testa a hipótese nula de que uma amostra veio de uma população normalmente distribuída. Se o teste for estatisticamente significativo (por exemplo, $p < 0,05$), então os dados não são provenientes de uma distribuição normal. Já o teste de Kolmogorov-Smirnov testa a bondade do ajuste sobre a igualdade de distribuições de probabilidade contínuas, ou seja, as amostras são padronizadas e comparadas com uma distribuição normal padrão. A interpretação é a mesma do teste de Shapiro-Wilk. O teste de Shapiro-Wilk é mais apropriado para amostras pequenas (N <50), embora também possa ser usado em amostras maiores.[2]

O teorema central do limite

O Teorema Central do Limite (ou do limite central), aplicado às médias amostrais de uma variável aleatória com qualquer distribuição e variância finita, implica que a distribuição das médias da amostra, calculadas em reamostragens repetidas e com reposição, tendem à distribuição normal conforme o número de observações nas amostras (N) cresce. Essa condição normalmente é satisfeita para amostras com N ≥ 30. Em outras palavras, o teorema implica em que as médias das amostras vão se aproximando da média populacional verdadeira à medida que o tamanho da amostra aumenta. Um tamanho de amostra de 30 (para cada grupo ou amostra independente) geralmente aumenta o intervalo de confiança do conjunto de dados o suficiente para permitir inferências. Esse número (30) não foi escolhido ao acaso: o teste t de Student, por exemplo, apresenta uma distribuição que é dependente dos graus de liberdade. Com 30 graus de liberdade, a distribuição t iguala ou se aproxima muito da distribuição normal.[3] Portanto, para amostras maiores que 30, a preocupação sobre a normalidade da distribuição para o teste t desaparece, de acordo com o teorema.[4] Para outros testes paramétricos que envolvem a comparação de médias, como ANOVA, o teorema também permite que funcionem bem mesmo para distribuições não-normais.

Erros estatísticos

Ao realizar um teste estatístico, existem quatro resultados possíveis, conforme o Quadro 1:

Quadro 1 possíveis resultados de um teste estatístico.

	Falha em rejeitar H_0	**Rejeita H_0**
H_0 é verdadeira	Não – teste correto	Erro tipo I
H_0 é falsa	Erro tipo II	Não – teste correto

1. Cenário 1 = a H₀ é verdadeira (suponha que seja possível saber isso). Você executa o experimento e de fato encontra um valor p maior que 0,05, falhando, portanto, em rejeitar a H₀. Portanto, o resultado da experiência corresponde à verdade (novamente, se fosse possível conhecer a verdade).
2. Cenário 1 = a H₀ é falsa. Você executa o experimento e de fato encontra um valor p menor que 0,05, rejeitando assim a H₀.

Nestes dois cenários a experiência corresponde à verdade. Mas e se isso não acontecer? Conforme o quadro 1:

1. **Erro tipo I (falso positivo; representado pela letra alfa** – α): Rejeitar a hipótese nula mesmo que o nulo seja verdadeiro (em outras palavras, alegar uma diferença significativa quando na verdade não há diferença). O erro tipo I leva à definição do nível de significância: Um alfa de 0,05 significa que você está aceitando uma chance máxima de 5% de rejeitar incorretamente a hipótese nula (H₀). Quanto menor for o alfa, menor será essa chance "permitida".

2. **Erro tipo II (falso negativo, representado pela letra grega beta** – β): Falha em rejeitar a hipótese nula quando o nulo é falso (em outras palavras, afirmar que não há diferença significativa quando na verdade há uma diferença). Um β de 0,2 significa que o poder do estudo será de 0,8 (80%) e que você está aceitando 20% de chance de não rejeitar a hipótese nula (H₀) quando ela for realmente verdadeira.

Testes paramétricos

Estatísticas paramétricas lidam com dados com uma distribuição de probabilidade conhecida (não apenas a distribuição normal), ou que possuem parâmetros de distribuição especificados (por exemplo, média e desvio-padrão). Os testes paramétricos incluem suposições sobre os parâmetros dos dados testados, mas se uma distribuição for conhecida, por exemplo, normal, então os parâmetros podem ser assumidos por definição. Os testes paramétricos são quase sempre mais poderosos estatisticamente do que os testes não paramétricos, para um mesmo tamanho amostral. A seguir analisaremos brevemente alguns testes paramétricos.

Teste t de student

O teste t é o teste paramétrico mais comumente aplicado. Foi desenvolvido por William Sealy Gosset, químico (e estatístico autodidata) da cervejaria Guiness, que o utilizou para controle de qualidade de insumos, e o publicou em 1908 sob o pseudônimo "Student".[5] Um teste t de amostra única é usado para determinar se a média de uma amostra é diferente de uma média conhecida. Um teste t para duas amostras é usado para estabelecer se as médias de duas populações são iguais. O teste t de "medidas repetidas" é usado para determinar as diferenças entre duas respostas medidas nas mesmas unidades estatísticas. O cálculo da estatística do teste inclui a média, o desvio padrão e o número da amostra. O teste pode ser bicaudalquando a direção do efeito pode ser para maior ou para menor ou unicaudal. O teste t pressupõe que as variâncias, e por consequência, os desvios-padrão são semelhantes, o que deve ser testado antes da execuçãopor exemplo, os método de múltiplas comparações e método de Levene, ou o teste F para apenas dois grupos; em todos, a H0 é: todas as variâncias são iguais). Se as variâncias são diferentes, deve-se usar o teste t para variâncias diferentes, que é o teste t de Welch. Segundo alguns autores, o melhor é usar sempre o teste de Welch, prescindindo da análise prévia das variâncias.[6]

Teste z

O teste z é muito semelhante ao teste t de Student, e também é utilizado para comparar uma média amostral com uma média populacional conhecida. A diferença é que utiliza a distribuição normal, e não a distribuição t, e é aplicado quando conhecemos o desvio padrão populacional (raramente disponível) para amostras obrigatoriamente maiores que 30. O teste calcula o valor z, que representa o número de desvios padrão em que a média amostral está afastada da média populacional. O valor z calculado é comparado com o valor crítico apropriado para decidir se rejeitamos ou não a hipótese nula.

Análise de variância unidirecional (ANOVA)

A análise de variância unidirecional (ANOVA) é usada para determinar se existem diferenças significativas entre as médias de três ou mais grupos independentes (não relacionados). A estatística de teste para ANOVA é chamada de razão F. Tal como acontece com as estatísticas t e z, a estatística F é comparada com uma tabela para determinar se é maior que o valor crítico. Quando a hipótese nula que diz que as médias populacionais de três grupos mutuamente independentes são iguais é rejeitada, a informação que pode ser obtida não é que os três grupos sejam diferentes entre si. Fornece apenas informações de que as médias dos três grupos podem diferir e pelo menos um grupo pode apresentar diferença. Isso significa que não há informações sobre qual grupo difere de qual outro grupo. Como resultado, as comparações são feitas com diferentes pares de grupos, passando por um processo adicional de verificação, que é conhecido como teste *post hoc*. Um dos métodos mais conhecidos é a correção de Bonferroni. Para explicar brevemente, o nível de significância é dividido pelo número de comparações e aplicado às comparações de cada grupo. Por exemplo, ao comparar as médias populacionais de três grupos mutuamente independentes A, B e C, se o nível de significância for 0,05, então o nível de significância usado para comparações dos grupos A e B, grupos A e C e grupos B e C seria 0,05/3 = 0,017. Outros métodos incluem os métodos de Tukey, Holm e Scheffé, aplicáveis apenas quando a suposição de igualdade de variância é satisfeita; entretanto, quando esta suposição não for satisfeita, o método Games-Howell pode ser aplicado.[7] A ANOVA bidirecional, também chamada de ANOVA de dois fatores, determina como uma resposta é afetada por dois fatores.

▪ Coeficiente de correlação de Pearson

Correlação significa uma associação linear bidirecional entre duas variáveis contínuas. A correlação é medida por uma estatística chamada coeficiente de correlação, que representa a força da suposta associação linear entre as variáveis em questão. O coeficiente assume um valor no intervalo de −1 a +1: se igual a zero, indica que não existe relação linear entre duas variáveis contínuas, e um coeficiente de correlação de -1 ou +1 indica uma relação linear perfeita. A força do relacionamento pode estar em qualquer lugar entre −1 e +1. Quanto mais forte a correlação, mais próximo o coeficiente de correlação se aproxima de ±1. Se o coeficiente for um número positivo, as variáveis estão diretamente relacionadas (ou seja, à medida que o valor de uma variável aumenta, o valor da outra também tende a aumentar). Se, por outro lado, o coeficiente for um número negativo, as variáveis estão inversamente relacionadas (ou seja, à medida que o valor de uma variável aumenta, o valor da outra tende a diminuir). O coeficiente de correlação produto-momento de Pearson é denotado como "r". Para ser utilizado, ambas as variáveis em estudo têm que ter distribuição normal. Este coeficiente é afetado por valores extremos, que podem exagerar ou diminuir a força da correlação. É um teste paramétrico, pois em sua fórmula de cálculo são necessárias as médias. As regras para interpretação dos coeficientes estão no Quadro 2. Os coeficientes de correlação não informam sobre se uma variável se move em resposta a outra, nem esclarecem relações de dependência. Assim, as relações identificadas através de coeficientes de correlação devem ser interpretadas pelo que são: associações, sem nenhuma inferência sobre causalidade.[8]

Quadro 2 Regra prática para interpretar a magnitude de um coeficiente de correlação

Valor do coeficiente	Interpretação
0,90 a 1,00 (ou -0,90 a -1,00)	Correlação muito alta
0,70 a 0,90 (ou -0,70 a -0,90)	Correlação alta
0,50 a 0,70 (ou -0,50 a -0,70)	Correlação moderada
0,30 a 0,50 (ou -0,30 a -0,50)	Correlação baixa
0,00 a 0,30 (ou 0,00 a -0,30)	Correlação insignificante

Transformação de variáveis

Se os testes de normalidade não fornecerem evidências de distribuição normal, os dados podem ser transformados em dados distribuídos de forma mais próxima à normal. Em alguns casos, a transformação dos dados tornará melhor a correspondência com os pressupostos para cada teste. Transformar significa aplicar uma fórmula matemática em cada valor individual com o objetivo de reduzir a assimetria da distribuição ("skewness"). Exemplos bastante populares são a transformação logarítmica, de raiz quadrada e a de Box-Cox. Os softwares estatísticos fazem as transformações facilmente.

- Transformação logarítmica: cada valor de "x" vai ser substituído por um logaritmo de "x" com base 10, base 2, ou logaritmo natural.
- Transformação de raiz quadrada: cada valor de "x" vai ser substituído por sua raiz quadrada. Se houver números negativos, é necessário multiplicar todos os dados por uma constante.
- Box-Cox: utiliza uma fórmula matemática com valores de uma constante "lambda", que variam de -5 a 5. O melhor valor para os dados é selecionado. Essa é a transformação mais eficaz. A figura 2 mostra como a transformação reduz a assimetria da distribuição.

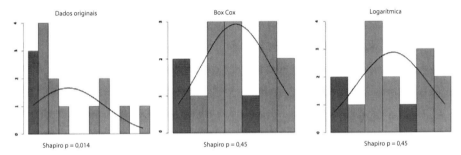

Figura 2 Distribuição hipotética não-normal (N = 12), antes e após a transformação Box Cox e logarítmica, com aproximação da normalidade. Os testes de Shapiro mostram que, após as transformações, não é possível descartar a hipótese nula de que as amostras provêm de uma distribuição normal.

Nas situações em que não podemos tornar os dados distribuídos de forma mais normal, deve-se utilizar um teste não paramétrico equivalente. Os testes não paramétricos comumente usados são descritos abaixo.

Testes não paramétricos

Os testes não paramétricos são uma alternativa satisfatória aos testes paramétricos para as distribuições onde há assimetrias, assimetrias extremas e multimodalidade, especialmente em amostras pequenas. Esses testes também são chamados de "testes livres de distribuição" e representam técnicas estatísticas para as quais não precisamos fazer qualquer suposição de parâmetros para a população que estamos estudando. Os testes não paramétricos são geralmente apropriados quando os dados examinados são ordinais ou nominais e se baseiam em uma amostra populacional pequena, ou não possuem uma distribuição normal clara.

Teste qui-quadrado de Pearson

O teste Qui-quadrado (representado pela letra grega χ^2) é um teste não paramétrico de proporções. Este teste não se baseia em nenhuma suposição ou distribuição de qualquer variável, e segue uma distribuição própria, a distribuição qui-quadrado. É usado para determinar se existe uma diferença significativa entre as frequências esperadas e observadas em uma ou mais categorias. É uma estatística muito simples, cuja fórmula de cálculo envolve apenas as proporções observadas e as proporções esperadas. O cálculo das proporções esperadas é simplesmente a soma das proporções observadas em cada classe dividida pela soma de todas as classes. A hipótese nula é que as proporções das classes são as mesmas nas amostras comparadas. No seu modo mais simples e mais comum, são comparadas as frequências de duas variáveis, e as frequências podem ser colocadas em uma tabela 2x2 (tabela de contingência, Quadro 3). O número de graus de liberdade, que é utilizado para se determinar o valor de "p" para significância, é dado por (número de linhas -1) × (número de colunas – 1). Portanto, se a tabela é 2x2, o número de graus de liberdade é 1.

Quadro 3 Modelo teórico de uma tabela de contigência tipo 2x2.

		Variável 1		Total
		0	1	
Variável 2	0	a	b	a+b
Total	1	c	d	c+d
		a+c	b+d	a+b+c+d

Quando os números em uma tabela de contingência 2 × 2 são pequenos, a aproximação do teste para os valores p torna-se fraca. As recomendações a seguir podem ser consideradas um bom guia: Em tabelas 2x2, um teste χ^2 é inadequado se o total da tabela for inferior a 20, ou se o total estiver entre 20 e 40 e o menor valor esperado (não observado) for inferior a 5; em tabelas de contingência com mais de um grau de liberdade, é inadequado se mais de um quinto das células tiver valores esperados menores que 5 ou qualquer célula tiver um valor esperado menor que 1; nesse caso, uma alternativa ao teste χ^2 é o teste Exato de Fisher. O nome exato significa que o valor p é calculado exatamente, e não aproximado de uma tabela de distribuição. Quando os valores numa tabela 2x2 são bastante pequenos, uma "correção para continuidade" conhecida como "correção de Yates" pode ser aplicada. É importante enfatizar que os testes χ^2 podem ser realizados para apenas números reais de ocorrências, e não em porcentagens, proporções, médias de observações ou outras estatísticas derivadas.[9]

▪ Teste U de Mann-Whitney

O teste U de Mann-Whitney (também chamado de Wilcoxon) é o equivalente não-paramétrico do teste t. É comum vermos descrito que esse teste compara medianas, mas essa é uma simplificação não-verdadeira, pois grupos com a mesma mediana podem ter distribuições diferentes pelo teste. O teste de Mann-Whitney compara as classificações médias, ou postos ("ranks"); também não compara distribuições.[10] A estatística de teste U é calculada comparando cada par de valores, um de cada grupo, marcando esses pares com 1 ou 0, se a observação do primeiro grupo é maior ou menor que a do segundo grupo e somando as pontuações resultantes de todos os pares. A estatística de teste calculada é então comparada com a tabela apropriada de valores críticos para decidir se a hipótese nula de não haver diferença na localização dos dois conjuntos de dados pode ser rejeitada. Este teste tem menos suposições e pode ser mais poderoso que o teste t quando as condições para este último não são satisfeitas. Não é necessária nenhuma distribuição.[11]

▪ Teste de postos sinalizados de Wilcoxon (*Wilcoxon Signed-Rank*)

O teste dos postos sinalizados de Wilcoxon é um teste não paramétrico que pode ser usado para determinar se duas amostras dependentes foram selecionadas de populações com a mesma distribuição. Ele compara duas amostras relacionadas, amostras correspondentes ou medições repetidas em uma única amostra. É usado como uma alternativa ao teste t de Student pareado, quando a população não é normalmente distribuída. As diferenças entre pares são calculadas, e as diferenças absolutas são classificadas (sem considerar se são positivas ou negativas). Os sinais positivos ou negativos das diferenças originais são preservados e atribuídos de volta às classificações correspondentes ao calcular a estatística de teste. A soma das classificações positivas é comparada com a soma das classificações negativas. Espera-se que as somas sejam iguais se não houver diferença entre os grupos. A estatística de teste é designada como W.[11]

■ Teste de Kruskal-Wallis

O teste de Kruskal-Wallis é um teste não paramétrico usado para comparar duas ou mais amostras independentes de tamanhos amostrais iguais ou diferentes. É uma extensão do teste U de Mann-Whitney para mais de dois grupos. Este teste é o equivalente não paramétrico da ANOVA, e pode ser usado para variáveis de nível contínuo e ordinal. Se for encontrada uma diferença significativa entre os grupos, comparações *post hoc* precisam ser realizadas para determinar onde está a diferença. O teste U de Mann-Whitney com correção de Bonferroni pode ser usado para isso, assim como o teste de Dunn, que também se baseia no princípio de correção de Bonferroni.[11]

■ O teste de Friedman

O teste de Friedman é um teste não paramétrico para testar a diferença entre várias amostras relacionadas. Este teste é uma alternativa à análise de variância (ANOVA) de medidas repetidas, que é usada, por exemplo, quando o mesmo parâmetro foi medido sob condições diferentes nos mesmos sujeitos. Quando as medidas são em escala ordinal, a significância estatística também pode ser determinada pelo teste de Friedman.[12] A hipótese nula é que as distribuições (sejam elas quais forem) são as mesmas em medidas repetidas. Testes *post hoc* precisam ser realizados se uma diferença significativa foi encontrada, e o teste de Dunn pode ser utilizado para este propósito.

■ Correlações de Spearman e Kendall

A correlação de Spearman é uma alternativa não paramétrica ao coeficiente de correlação de Pearson. A aplicação da fórmula de Pearson a dados classificados (postos ou "ranks", semelhantes aos utilizados nos testes de Wilcoxon e Mann Whitney) produz o coeficiente de Spearman, denotado pela letra grega ρ (rô). A interpretação do coeficiente de Spearman é a mesma do de Pearson, conforme o Quadro 2 acima.

Um outro método de correlação é o Kendall, cujo coeficiente é o tau (τ). A distribuição estatística do tau se aproxima da distribuição normal muito mais rapidamente do que o rô de Spearman. Esta é uma vantagem para estudos com amostras pequenas a moderadas com 30 ou menos indivíduos. Embora valores p exatos sejam tabelados, quase todos os pacotes de software de computador usam aproximações normais. Assim, as aproximações para o tau de Kendall são melhores do que aquelas fornecidas para o rô de Spearman em amostras pequenas.[13]

A figura 3 traz uma simplificação das escolhas de testes possíveis:

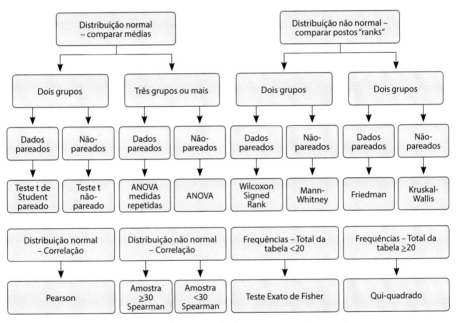

Figura 3 Fluxograma de escolhas possíveis entre os testes mais comuns.

Outras observações e conclusão

A utilização de métodos paramétricos tem uma clara vantagem em comparação com testes não paramétricos: onde um teste não paramétrico produzirá apenas um valor p, testes paramétricos também produzirão outras informações úteis, como a diferença média observada entre os grupos, mostrando o tamanho e a direção do efeito observado, com a precisão da diferença estimada. Em contraste, um teste não paramétrico fornece apenas um valor p, que é muitas vezes mal interpretado e que não pode ser utilizado para julgar a relevância clínica da diferença.[14] Outra desvantagem associada aos testes não paramétricos é que os seus resultados são muitas vezes mais difíceis de interpretar do que os resultados dos testes paramétricos. Muitos testes não paramétricos usam valores de classificação de dados em vez de usar os dados reais, e a diferença nas classificações médias entre dois grupos muitas vezes não contribui realmente para a nossa compreensão intuitiva dos dados. Em publicações, variáveis com distribuição não normal são comumente descritas com medianas e intervalos interquartis, mas pelo teorema central do limite, se o tamanho de cada grupo é de pelo menos 30 indivíduos, é perfeitamente permitido e informativo reportar a diferença média com intervalo de confiança de 95%.[14]

Testes não paramétricos são apropriados para amostras muito pequenas, e podem tratar amostras compostas de observações de diversas populações diferentes. Também podem tratar dados que estão em classificações, bem como dados cujas pontuações aparentemente numéricas têm força nas classificações. São mais fáceis de aprender e aplicar do que testes paramétricos.

Os testes descritos aqui são os mais comumente usados em estudos clínicos. A compreensão desses testes fornecerá alguma estrutura para a análise dos resultados dos testes durante a leitura crítica de artigos de periódicos.

■ Referências bibliográficas

1. UCLA: Statistical Consulting Group. Introduction to SAS. Disponível em: https://stats.oarc.ucla.edu/sas/modules/introduction-to-the-features-of-sas
2. Mishra P, Pandey CM, Singh U, Gupta A, Sahu C, Keshri A. Descriptive statistics and normality tests for statistical data. Ann Card Anaesth. 2019;22(1):67-72. doi: 10.4103/aca.ACA_157_18.
3. Kim TK. T test as a parametric statistic. Korean J Anesthesiol 2015; 68: 540-6.
4. Kwak SG, Kim JH. Central limit theorem: the cornerstone of modern statistics. Korean J Anesthesiol. 2017;70(2):144-156. doi: 10.4097/kjae.2017.70.2.144.

5. Student. The probable error of a mean. Biometrika. 1908;1. Disponível em: https://seismo.berkeley.edu/~kirchner/eps_120/Odds_n_ends/Students_original_paper.pdf
6. Ruxton. The unequal variance t-test is an underused alternative to Student's t test and the Mann-Whitney U test. Behavioral Ecology (2006) vol. 17[4] pp. 688.
7. Kim TK. Understanding one-way ANOVA using conceptual figures. Korean J Anesthesiol. 2017;70(1):22-26. doi: 10.4097/kjae.2017.70.1.22.
8. Mukaka MM. Statistics corner: A guide to appropriate use of correlation coefficient in medical research. Malawi Med J. 2012;24(3):69-71. PMID: 23638278.
9. Swinscow TDV. The Chi squared tests. In: Statistics at Square One, Ninth Edition. Disponível em: https://www.bmj.com/about-bmj/resources-readers/publications/statistics-square-one/8-chi-squared-tests
10. Hart A. Mann-Whitney test is not just a test of medians: differences in spread can be important. BMJ 2001; 323:391 doi:10.1136/bmj.323.7309.391
11. Hazra A, Gogtay N. Biostatistics Series Module 3: Comparing Groups: Numerical Variables. Indian J Dermatol. 2016;61(3):251-60. doi: 10.4103/0019-5154.182416.
12. Sheldon MR, Fillyaw MJ, Thompson WD. The use and interpretation of the Friedman test in the analysis of ordinal-scale data in repeated measures designs. Physiother Res Int. 1996;1(4):221-8. doi: 10.1002/pri.66.
13. Arndt S, Turvey C, Andreasen NC. Correlating and predicting psychiatric symptom ratings: Spearman's r versus Kendall's tau correlation. J Psychiatr Res. 1999 Mar-Apr;33(2):97-104. doi: 10.1016/s0022-3956(98)90046-2.
14. le Cessie S, Goeman JJ, Dekkers OM. Who is afraid of non-normal data? Choosing between parametric and non-parametric tests. Eur J Endocrinol. 2020;182(2):E1-E3. doi: 10.1530/EJE-19-0922.

capítulo 22

Cálculo Amostral

Orlei Ribeiro de Araujo

■ Introdução

Um dos desafios iniciais de qualquer pesquisa, ainda durante a fase de desenho, é o cálculo amostral. Para os estudos mais habituais, de desenho mais simples, esse cálculo pode ser feito pelo próprio pesquisador. É importante entender que os métodos são diferentes para diferentes desenhos de estudo, e entender os princípios básicos de cálculo e os pré-requisitos. A partir desse entendimento, as fórmulas apresentadas nesse capítulo podem ser usadas, ou ainda podem ser usados diferentes softwares (em capítulo separado deste livro) ou sites que fazem o cálculo, com a segurança de fazer um planejamento adequado.

■ Princípios do cálculo amostral

Fatores necessários para os cálculos:[1,2,3]

1. A variância da amostra em estudo: a variância é uma medida de dispersão que mostra quão distantes das médias os valores estão. Quanto maior for a variância, mais distantes da média estarão os valores, e quanto menor, mais próximos. É um cálculo simples que consiste em obter a diferença entre cada valor e a média, elevá-los ao quadrado, somar todos e dividir pelo número de elementos

da amostra. A raiz quadrada da variância é o desvio-padrão, que é utilizado nas fórmulas de cálculo amostral. Pode ser obtido de estudos semelhantes publicados na literatura, ou através da realização de um estudo piloto com uma pequena amostra.

2. Valor estimado do erro alfa (erro tipo 1): erro máximo aceitável ao se aceitar ou rejeitar a hipótese nula, ou seja, o percentual máximo para falsos-positivos. Por consenso, é estipulado em 5% (o famoso "p < 0,05"). Reduzir o limite para o erro alfa (por exemplo, para 1%) aumenta o tamanho necessário da amostra.

3. Margem de erro, ou erro máximo de estimativa: identifica a diferença máxima aceitável entre a média amostral e a verdadeira média populacional. Pode ser estipulada pelo pesquisador.

4. Poder do teste estatístico: traduz o percentual aceitável para falsos negativos (erro beta). É arbitrariamente estipulado em 80%, 85% ou 90%, correspondendo a erros beta de 20%, 15% e 10%. O poder do estudo é diretamente proporcional ao tamanho da amostra. Os valores dos erros alfa e beta devem ser introduzidos nas fórmulas através dos seus escores "z", determinados na tabela de valores críticos da distribuição normal, conforme a tabela abaixo:

Tabela 1 Valores calculados de (z alfa/2) e (z beta).

Erro alfa	z bicaudal z alfa/2	Erro beta poder do teste	z unicaudal beta
0,01 (1%)	2,58	0,1 (90%)	1,64
0,05 (5%)	1,96	0,15 (85%)	1,28
0,1 (10%)	1,64	0,2 (80%)	0,84

- **Primeira fórmula com exemplo**: estimativa de média (variável contínua) para uma população de tamanho desconhecido ("infinita"). Um pesquisador quer fazer um estudo para determinar os valores normais de hormônio tireoestimulante (TSH) em sangue de cordão umbilical em uma população de recém-nascidos, usando um novo kit comercial. Um estudo piloto com 30 crianças mostrou que a média era 3,64 mU/L, e o desvio padrão de 1,93. Para esse estudo, podemos usar a fórmula:

População infinita, variável quantitativa:
$$n = \frac{(z\,alfa/2)^2 \times (desvio\text{-}padrão)^2}{(margem\ de\ erro)^2}$$

Figura 1 Cálculo amostral para variáveis quantitativas.

Considerando o erro alfa em 5% (z alfa/2 = 1,96), e a margem de erro aceitável em 10% da média (= 3,64 × 0,1 = 0,364) temos:

$$n = (1,96^2) \times (1,93^2)/(0,364^2) = 108\ pacientes$$

- **Segunda fórmula**: estimativa de proporção. O pesquisador deseja estimar a prevalência de sintomas de asma em adolescentes de uma determinada região, através de questionários aplicados em várias escolas. Nesse caso, está buscando uma variável qualitativa (sintomas: sim ou não). Para determinar o tamanho da amostra que poderia representar essa população, o pesquisador poderia partir do estudo de Barreto et al., que reportou sintomas de asma em 23,2% de adolescentes brasileiros do 9º ano escolar.[4] A proporção de positivos esperada seria, então, igual a 0,232 (23,2%), e a de negativos, 1 -0,232 = 0,768.

População infinita, variável quantitativa (proporções):
$$n = \frac{(z\,alfa/2)^2 \times (proporção\ de\ positivos) \times (proporção\ de\ negativos)}{(margem\ de\ erro)^2}$$

Figura 2 Cálculo amostral para variáveis qualitativas.

Considerando o erro alfa em 5% (z alfa/2 = 1,96), e a margem de erro aceitável em 5% (= 0,05), temos:

$$n = (1,96^2) \times (0,232 \times 0,768)/(0,05^2) = 274$$

Essas duas primeiras fórmulas se aplicam a populações de tamanho desconhecido ("infinitas"). Para populações finitas (por exemplo, o total de pacientes que frequentam um determinado ambulatório), são necessárias correções, pois cada amostra pode representar uma fração significativa da população. São consideradas finitas as populações com menos de 10000 indivíduos.[1] As fórmulas com as correções estão na figura abaixo.

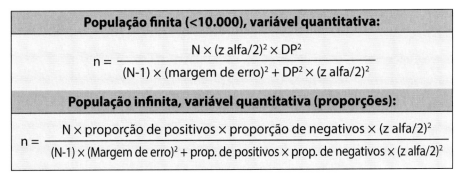

População finita (<10.000), variável quantitativa:
$n = \dfrac{N \times (z\,alfa/2)^2 \times DP^2}{(N-1) \times (\text{margem de erro})^2 + DP^2 \times (z\,alfa/2)^2}$
População infinita, variável quantitativa (proporções):
$n = \dfrac{N \times \text{proporção de positivos} \times \text{proporção de negativos} \times (z\,alfa/2)^2}{(N-1) \times (\text{Margem de erro})^2 + \text{prop. de positivos} \times \text{prop. de negativos} \times (z\,alfa/2)^2}$

Figura 3 Cálculo amostral para variáveis qualitativas e quantitativas, para populações finitas. N: tamanho da população finita. DP = desvio-padrão

O erro beta pode ser inserido através de modificação nas fórmulas.[2] Isso pode ser necessário, por exemplo, se o pesquisador esperava encontrar uma diferença significativa para um determinado erro alfa, e essa diferença não ocorreu. Isso provavelmente indica a necessidade de recalcular a amostra, incluindo o erro beta. O quadro abaixo mostra os valores calculados para (z alfa/2 + z beta)2, de acordo com Snedecor e Cochran (1967).[2] A figura 4 mostra a mesma fórmula da figura 1, modificada. Para as fórmulas das figuras 2 e 3, basta substituir os valores de (z alfa/2)2 pelos valores de (z alfa/2 + z beta)2

Tabela 2 Valores calculados de $(z\,alfa/2 + z\,beta)^2$.

	Alfa		
Beta (poder do teste)	0,01	0,05	0,1
0,8	11,7	7,84	6,2
0,9	14,9	10,5	8,6
0,95	17,8	13	10,8

População infinita, variável quantitativa:
$n = \dfrac{(z\,alfa/2 + z\,beta)^2 \times DP^2}{(\text{margem de erro})^2}$

Figura 4 Cálculo amostral incluindo o erro beta. DP = desvio-padrão.

Cálculo amostral para comparação de médias entre grupos

Para comparar dois grupos onde está sendo avaliada uma variável contínua, e onde se espera que a variância seja similar entre os grupos, a fórmula é:

Comparação de médias entre grupos:

$$n = \frac{((DP\ grupo\ a)^2 + (DP\ grupo\ b)^2) \times (z\ alfa/2 + z\ beta)^2}{(diferença\ mínima\ esperada)^2}$$

Figura 5 Fórmula para o cálculo amostral ao se comparar médias entre dois grupos.

Exemplo: um pesquisador quer avaliar a média de índice de massa corporal em crianças de escolas particulares e escolas públicas. Fez um piloto e encontrou um desvio-padrão de 3 nas escolas particulares e 2,5 nas públicas. O tamanho da amostra para identificar, com 95% de confiança (erro alfa = 0,05) e poder do teste de 80% (erro beta = 0,2), uma diferença de pelo menos 2 unidades entre os grupos de crianças, pode ser calculado como:

$$n = ((3)^2 + (2,5)^2) \times 7,84/2^2 = 29,9 \rightarrow 30\ em\ cada\ grupo$$

Cálculo amostral para comparação de frequências entre grupos

Para comparar dois grupos onde está sendo avaliada uma variável qualitativa, a fórmula é:

Comparação de proporções entre grupos:

$$n = \frac{(pfa \times pda + pfb \times pdb) \times (z\ alfa/2 + z\ beta)^2}{(pfa - pfb)^2}$$

Figura 6 Fórmula para o cálculo amostral ao se comparar as frequências entre dois grupos. pfa, pfb: proporção de favoráveis nos grupos a e b; pda, pdb: proporção de desfavoráveis nos grupos a e b.

Exemplo: o pesquisador quer comparar as taxas de sobrevida em pacientes com câncer, para dois protocolos de quimioterapia. Com o protocolo tradicional, a sobrevivência em 5 anos é de 60%, e espera-se que o novo protocolo aumente em pelo menos 15% a taxa de sobrevida. Nesse caso, vamos usar a fórmula da figura 6, incluindo o erro beta para o poder de 0,8, e alfa de 0,05:

- proporção de sobreviventes no protocolo tradicional (favoráveis grupo a) = 0,6;
- proporção de falecidos no protocolo tradicional (desfavoráveis grupo a) = 0,4;
- – proporção esperada de sobreviventes no novo protocolo (favoráveis grupo b) = 0,75
- proporção esperada de falecidos no novo protocolo (desfavoráveis grupo b) = 0,25;
- Margem de erro: proporção de sobreviventes atual – a proporção esperada = 0,6 – 0,75 = -0,15;
- $((0,6 \times 0,4) + (0,75 \times 0,25) \times 7,84)/(-0,15)^2 = 76$ pacientes em cada grupo.

Cálculo do tamanho da amostra para estudos de caso-controle

Em estudos de caso-controle, o grupo com doença é comparado com um grupo sem doença em relação à exposição ao fator de risco a ser investigado. As fórmulas para o cálculo do tamanho da amostra para este desenho de estudo também dependem do tipo de variável (qualitativa ou quantitativa).[6]

Comparação de proporções entre grupos:

$$n = \frac{(r+1)}{r} \times \frac{(p^* \times (1-p^*) \times (z\,alfa/2 + z\,beta)^2}{(p1-p2)^2}$$

Figura 7 Fórmula para o cálculo amostral para variáveis qualitativas (proporções) em estudos caso-controle.

r = Razão entre controles/casos (1 para igual número de casos e controles).

p* = Proporção média exposta = (proporção de casos expostos + proporção de controle expostos)/2.

p1 – p2 = Tamanho do efeito ou diferença na proporção esperada com base em estudos anteriores. p1 é a proporção em casos e p2 é a proporção nos controles.

Exemplo: um pesquisador quer avaliar a associação entre determinada quimioterapia e a ocorrência de diarreia por *Clostridioides difficile* em crianças com câncer. Consultará todos os casos por *C. difficile* em um período de tempo, e para cada caso vai pegar um controle na mesma população, sem diarreia. Investigará retrospectivamente quais os casos e controles receberam a quimioterapia; um estudo prévio mostrou que em 35% dos casos de diarreia por *C. difficile* em crianças com câncer havia o uso dessa quimioterapia. O pesquisador espera que a proporção nos controles seja de 20%. Incluindo o erro beta para o poder de 0,8, e alfa de 0,05:

Comparação de médias em estudos caso-controle:
$n = \dfrac{(r+1)}{r} \times \dfrac{(\text{desvio-padrão})^2 \times (z\,\text{alfa}/2 + z\,\text{beta})^2}{(\text{diferença mínima esperada})^2}$

Figura 8 Fórmula para o cálculo amostral para variáveis quantitativas em estudos caso-controle.

r = Razão entre controles/casos = 1
p* = 35% + 20%/2 = 27,5% = 0,275
n = (1 + 1/1) × (0,275 × (1-0,275) *7,84)/(0,35-0,2)2 = 139

Para variáveis quantitativas:

▪ Palavras de advertência

Este capítulo aborda os cálculos mais simples para os desenhos de estudo também simples. Existem circunstâncias em que as fórmulas aqui demonstradas não têm utilidade ou são inadequadas. Estudos com mais de um tratamento ou prognóstico, ou estudo de variáveis ordinais ou de sobrevivência, podem exigir cálculos específicos a serem realizados por um estatístico.[4] Existem estudos em que não existe a possibilidade de cálculo amostral, por não ser possível a realização de um estudo piloto, ou por inexistirem dados na literatura que possam ser utilizados.

■ Referências bibliográficas

1. Miot, HA. Tamanho da amostra em estudos clínicos e experimentais. J. vasc. Bras. 2011;10[4].
2. Fontelles MJ, Simões MG, Almeida JC, Fontelles RGS. Metodologia da pesquisa: diretrizes para o cálculo do tamanho da amostra. Rev Paran Med. 2010;24:57-64.
3. Noordzij M, Tripepi G, Dekker FW, Zoccali C, Tanck MW, Jager KJ. Sample size calculations: basic principles and common pitfalls. Nephrol Dial Transplant. 2010;25(5):1388-93.
4. Barreto ML, Ribeiro-Silva R de C, Malta DC, Oliveira-Campos M, Andreazzi MA, Cruz AA. Prevalence of asthma symptoms among adolescents in Brazil: National Adolescent School-based Health Survey (PeNSE 2012). Rev bras epidemiol. 2014;17(1):106–15.
5. Florey CD. Sample size for beginners. BMJ. 1993;306(6886):1181-4
6. Charan J, Biswas T. How to calculate sample size for different study designs in medical research? Indian J Psychol Med. 2013;35(2):121-6.

Análise de Sobrevivência

Orlei Ribeiro de Araujo

■ Introdução

Análise de sobrevivência envolve um grupo de procedimentos estatísticos que avaliam não apenas o evento em si, mas também o tempo até a ocorrência do evento. Apesar do termo "sobrevivência", nem sempre se trata do evento morte, podendo ser uma recorrência de câncer ou outra doença, o surgimento de um efeito colateral ou qualquer evento de interesse em uma linha de tempo. A maioria dos artigos científicos faz uso dos métodos mais conhecidos, como as curvas de Kaplan Meier, o teste logrank, e a regressão de Cox. Este capítulo vai apresentar os conceitos por trás desses métodos e a interpretação dos resultados, e como produzir as curvas e comparar as diferenças de sobrevivência entre grupos de pacientes.

■ O conceito de censura

Em estudos onde indivíduos são acompanhados por um período determinado, alguns indivíduos não chegarão ao final do período por vários motivos. Após a perda do seguimento, a ocorrência ou não do evento passa a ser desconhecida, mas esses indivíduos não precisam ser excluídos da análise de sobrevivência: juntamente com os indivíduos que não apresentaram o evento até o final do tempo investigado, esses indivíduos são considerados "censurados"; assim, em análise de sobrevivência, "censura" significa que não houve evento para o indivíduo, no tempo em foi acompanhado no estudo. Esse conceito possibilita usar os dados dos censurados na análise, tornando-a apropriada para analisar respostas binárias (evento/não evento) em estudos longitudinais que se caracterizam pelos tempos de seguimento diferentes entre os indivíduos e perdas ao longo do tempo.[1]

∎ O método de Kaplan Meier

Em 1958, Edward Kaplan e Paul Meier submeteram, de forma independente, dois artigos similares ao *Journal of the American Statistical Association*, e foram convencidos pelo editor a juntá-los em um só. Ambos propunham um método inovador para estimar curvas de sobrevivência, que incluía observações incompletas e se tornou o padrão na literatura médica.[2] O método consiste em dividir o tempo de seguimento em intervalos, cujos limites correspondem ao tempo de seguimento em que houve eventos. Uma forma tabular bastante simplificada do método é mostrada no quadro 1. Os dados são do trabalho de Azevedo et. al., e mostram a sobrevivência de crianças com câncer até o 11º dia de um quadro de sepse, destacando a probabilidade menor de sobrevivência de pacientes com recidiva do câncer.[3] Os intervalos de tempo, em dias nesse caso, são os períodos em que ocorreram os eventos (mortes). Ao final de cada intervalo, a probabilidade de sobrevivência é igual ao produto da sobrevivência cumulativa até o final do intervalo anterior pela sobrevivência nesse intervalo. A curva de Kaplan Meier desses pacientes, até o 150º dia de seguimento, está na figura 1. Essas curvas são construídas a partir da sobrevivência cumulativa calculada para cada intervalo de tempo. As curvas são na verdade uma linha do tempo em forma de escada, onde cada "degrau" representa um novo evento. As censuras são representadas por pequenos traços perpendiculares aos degraus.

Quadro 1 Tabelas de Kaplan Meier mostrando as probabilidades intervalares e cumulativas para dois grupos de crianças com câncer e sepse.[3] O grupo com recidiva de câncer apresenta probabilidades menores de sobrevivência.

Grupo 1 – pacientes com sepse sem recidiva de câncer N = 97					
Intervalo (dias)	Número de pacientes em risco	Eventos (mortes)	Proporção (probabilidade) de morte	Proporção de sobreviventes	Proporção acumulada de sobreviventes
0 a 2	95	2	= 2/95 = 0,02	= 93/95 = 0,98	0,98
3 a 5	91	4	= 4/91 = 0,04	= 87/91 = 0,96	= 0,98 × 0,96 = 0,94
6 a 11	79	2	= 2/79 = 0,02	= 77/79 = 0,97	= 0,94 × 0,97 = 0,91

Grupo 2 – pacientes com sepse e com recidiva de câncer N = 42					
Intervalo (dias)	Número de pacientes em risco	Eventos (mortes)	Proporção (probabilidade) de morte	Proporção de sobreviventes no intervalo	Proporção acumulada de sobreviventes
0 a 2	40	2	= 2/40 = 0,05	= 38/40 = 0,95	0,95
3 a 5	37	3	= 3/37 = 0,08	= 34/37 = 0,92	= 0,92 × 0,95 = 0,87
6 a 11	30	5	= 5/30 = 0,17	= 25/30 = 0,83	= 0,83 × 0,87 = 0,72

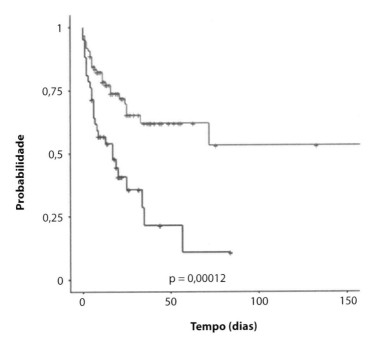

Figura 1 Curvas de Kaplan Meier mostrando as linhas de tempo para dois grupos de crianças com câncer e sepse; o grupo com recidiva de câncer (linha inferior) apresenta possibilidades menores de sobrevivência; o valor de "p" é dado pelo teste logrank.[3]

■ O teste Logrank

Ao analisar as curvas da figura 1, vemos claramente que as curvas são diferentes. As probabilidades de sobrevivência mostradas no quadro 1 também são bastante diferentes. Porém, para demonstrar que essas diferenças são significativas, é necessário um teste estatístico como o logrank. Esse teste não-paramétrico tem a vantagem de ser independente da forma da curva e da distribuição dos tempos de sobrevivência. A hipótese nula para o teste é que não há diferença entre os grupos para a probabilidade de um evento em qualquer ponto de tempo. Para cada ponto temporal, são calculados o número de mortes observadas e o número esperado se não houvesse diferença entre os grupos:[4] no exemplo do quadro 1, ao avaliar o intervalo dos dois primeiro dias, vemos que houve 4 mortes no total, 2 em cada grupo. No início do intervalo havia um total de 139 pacientes (97 + 42), então a probabilidade observada de morte para a população foi de 4/139 =

0,028. O número de mortes esperado para o grupo 1 seria 97 × 0,028 = 2,7; para o grupo 2, seria 42 × 0,028 = 1,17. Esses cálculos são realizados para cada ponto onde ocorre um evento, e são calculados os totais para cada grupo. A estatística de teste é dada por (número de eventos observados – esperados)^2/número de eventos esperados. Deve-se então procurar o valor desse cálculo em uma tabela de distribuição qui-quadrado para os graus de liberdade: número de grupos – 1 (se 2 grupos, então GL = 1). No nosso exemplo, o valor de "p" do logrank está mostrado na figura 1. Os softwares estatísticos realizam o teste junto com a curva, habitualmente.

A regressão de Cox

O método de Kaplan Meier tem algumas limitações importantes, e a mais evidente é que não fornece uma estimativa de efeitorisco relativo ou um intervalo de confiança para comparar as sobrevivências em grupos diferentes. Também não permite a inclusão de variáveis de confusão nos modelos, e as variáveis necessitam ser categorizadassim/não para o cálculo, não permitindo a estimativa para variáveis contínuas. Essas limitações encontram a resolução na regressão de Cox. David Cox publicou em 1972 um artigo descrevendo o método para incluir na análise da sobrevivência variáveis como idade e exposição a fatores de risco.[5] O modelo de regressão de Cox também é conhecido como análise de regressão dos riscos proporcionais*proportional hazards regression analysis*. É um método semi-paramétrico, porque não há qualquer restrição à distribuição dos tempos de sobrevivência, mas presume que os efeitos das diferentes variáveis são constantes ao longo do tempoproporcionalidade.[6] Por exemplo, se o fator de risco avaliado é uma variável bináriacomo a presença ou não de insuficiência renal, e as curvas de Kaplan Meier se cruzam ao longo do tempo, isso implica que o risco não foi constante o longo do tempo. Fazer as curvas, então, é uma preliminar importante antes de efetuar a regressão de Cox. Da mesma forma que o cálculo da regressão logística fornece as Odds ratios para análise de risco, a regressão de Cox fornece as Hazard ratiosHR. As HR são as razões de dois riscos "hazards" – H para um dado evento, como pacientes tratados/não tratados, ou expostos/não expostos. Para variáveis contínuas, as HR refletem a magnitude do efeito decorrente da variável. Para ilustrar, a equação para o modelo de Cox é:

H = H₀(t) × **e** [b1 × 1 +b2 × 2+......bnxn], onde e = número de Euler = 2,7183, b1..bn são os coeficientes da regressão para cada variável, e x1... xn são as variáveis avaliadas nos modelos. A variável (t) é o tempo, e H0 é chamado de risco basal (baseline hazard), correspondendo ao valor de "H" se todos os valores de "x" fossem zero. A regressão de Cox exige cálculos complexos, como o método da máxima verossimilhança e outros, para determinação dos coeficientes da equação, exigindo o uso de um software estatístico. As Hazard ratios geralmente são apresentadas em gráficos de floresta (forest plot), como o exemplo da figura 2.

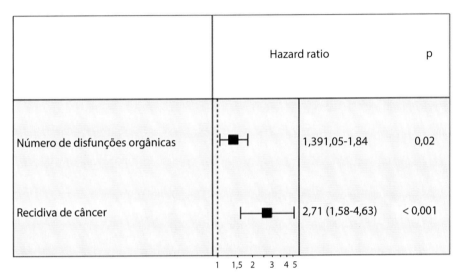

Figura 2 Forest plot extraído dos dados de Azevedo et al.[3] em crianças com câncer e sepse, mostrando as Hazard ratios e os intervalos de confiança de 95% em um modelo de regressão de Cox com as variáveis "número de disfunções orgânicas" variável discreta e "recidiva de câncer" variável dicotômica, para o desfecho '"óbito". Para a variável "número de disfunções" a HR foi de 1,39, significando que o aumento de uma unidade na variável aumenta o risco de óbito em 39%. Para a variável "recidiva", a presença da condição significa um risco 2,71 vezes maior.

▪ Regressão de Weibul

Enquanto o modelo semi-paramétrico de Cox se concentra na influência das variáveis sobre o risco, modelos totalmente paramétricos também podem calcular a forma de distribuição do tempo de sobrevivência, e a máxima verossimilhança total pode ser usada para estimar os parâmetros, fornecendo estimativas clinicamente significativas do efeito.[7] A distribuição Weibull pode ser usada para construir modelos de tempo de falha acelerado (accelerated failure time, AFT). Um modelo AFT assume que o efeito de uma variável é acelerar ou desacelerar o curso de vida. Outras distribuições que podem ser usadas para o cálculo dos AFTs são a exponencial, lognormal e normal. Portanto, a possibilidade de cálculo da função densidade das probabilidades nos tempos é um pré-requisito, ao contrário do modelo de Cox, que não pressupõe nenhuma distribuição.

■ Referências bibliográficas

1. Rebasa P. Basic concepts in survival analysis. Cir Esp. 2005; 78(4): 222-30.
2. Stalpers LJA, Kaplan E. Edward L. Kaplan and the Kaplan-Meier Survival Curve. BSHM Bulletin: Journal of the British Society for the History of Mathematics. 2018;3(2): 109–135.
3. Azevedo RT, Araujo OR, Petrilli AS, Silva DCB. Children with malignancies and septic shock – an attempt to understand the risk factors. J Pediatr (Rio J). 2023;99(2):127-132.
4. Bland JM, Altman DG. The logrank test. BMJ. 2004;328(7447):1073.
5. Cox DR. Regression models and life-tables. Journal of the Royal Statistical Society: Series B (Methodological). 1972;34(2):187–202.
6. Abd ElHafeez S, D'Arrigo G, Leonardis D, Fusaro M, Tripepi G, Roumeliotis S. Methods to Analyze Time-to-Event Data: The Cox Regression Analysis. Oxid Med Cell Longev. 2021;2021:1302811. DOI: 10.1155/2021/1302811
7. Zhang Z. Parametric regression model for survival data: Weibull regression model as an example. Ann Transl Med. 2016;4(24):484. doi: 10.21037/atm.2016.08.45.

Como Lidar com Dados Faltantes (*Missing Data*)

Fernanda Lima Setta
Pedro Henrique Nunes Costa Silami

"The idea of imputation is both seductive and dangerous."
A.P. Dempster e D.B. Rubin (1983)

A integridade dos dados é de extrema relevância em qualquer pesquisa científica e seu comprometimento pode prejudicar a validade interna e externa de resultados encontrados em estudos clínicos e translacionais. Apesar disso, dados faltantes são muito comuns e todos os pesquisadores terão de lidar com eles cedo ou tarde. Podem surgir das mais variadas formas, seja a partir de um tubo de ensaio que quebra durante uma análise laboratorial, de um item de questionário que o respondente esquece ou simplesmente não quer assinalar, ou até de um paciente que não retorna em uma visita de seguimento após administração de nova intervenção medicamentosa[1].

Conforme se observa pela data da epígrafe que abre o capítulo, os dados faltantes não são um problema novo. Ainda assim, a complexidade que permeia sua avaliação, prevenção e resolução faz com que continuem mal abordados na metodologia das publicações científicas até os dias de hoje[2].

Nos estudos longitudinais os dados faltantes são especialmente danosos, uma vez que, quando faltam observações ao longo do tempo e a depender das características que compõem a população faltante, o banco de dados pode se tornar incompleto e, por isso, desbalanceado, caracterizando uma perda seletiva. Dependendo da causa que levou à ausência daqueles dados, a incompletude pode introduzir viés de seleção com falta de representatividade, resultados incompletos e menos precisos, bem como erros de interpretação, afetando a validade das inferências concluídas após sua análise[3].

Os dados faltantes podem ser relativos aos participantes do estudo, ao desenho do estudo ou à interação entre ambos. Por exemplo, um questionário com respostas não preenchidas pode ter ocorrido pois um participante se sentiu ofendido pelo teor das perguntas (participante), porque era muito longo para ser preenchido completamente (desenho), ou até por ser muito longo e por isso os participantes mais doentes não conseguiam responder até o final (interação)[2]. No entanto, além de avaliar suas características, é de suma importância esmiuçar os mecanismos possivelmente envolvidos na falta de tais dados. Assim, a análise de dados incompletos pressupõe pesquisar se as suas causas estão relacionadas com o desfecho de interesse ou são produto de aleatoriedade[3].

▪ Mecanismos dos dados faltantes

Os mecanismos referentes às causas dos dados faltantes foram primeiramente descritos por Donald B. Rubin em 1976, que os dividiu em três grupos, diferenciando-os na forma como essa ausência se relaciona com os dados observados e não observados[4]:

1. **Dados faltantes de forma completamente aleatória (*Missing completely at random* – MCAR)**: a causa da ausência dos dados não tem relação alguma com os dados em si, tanto os observados quanto os não observados. Em suma, é produto de aleatoriedade e, por isso, não é sistemático. Ex: perda de uma amostra laboratorial por

mau funcionamento de uma máquina ou um questionário respondido e enviado por correspondência, que acaba extraviado antes de chegar ao destino.

2. **Dados faltantes de forma aleatória (*Missing at random* – MAR)**: apesar do nome, a causa da ausência dos dados não é produto de aleatoriedade, na verdade é sistemática, mas relacionada apenas aos dados observados. Ex: em um estudo retrospectivo avaliando prontuários, os valores de dosagem de troponina podem estar ausentes, já que provavelmente foram dosados apenas nos pacientes com queixa de dor torácica, nos quais as observações da troponina estão preenchidas de forma completa.

3. **Dados faltantes de forma não aleatória (*Missing not at random* – MNAR)**: a causa da ausência dos dados é sistemática e relacionada com os dados em si, tanto os observados quanto os não observados. Ex.: estudo avaliando a relação entre a performance no trabalho e o QI de funcionários de uma empresa ao fim do primeiro ano de trabalho. Neste caso, se as observações daqueles com menores performances estiverem ausentes ao fim do primeiro ano pode ser justamente por terem sido demitidos antes da observação e não necessariamente em virtude de seu QI, apesar de ainda assim poder existir alguma relação entre ambos[5].

Para melhor visualizar os três mecanismos acima descritos, consideremos de forma mais prática um exemplo hipotético: os dez primeiros competidores de um *ranking* nacional de saltos ornamentais foram escolhidos para uma seletiva que consistia em duas tentativas de saltos. Cada salto era pontuado por três jurados, com pontuações máximas indo até 30 pontos (máximo de 10 para cada jurado). Todos esses dados estão dispostos na Tabela 1 abaixo, nomeados sob "dados originais". Suponha agora três situações hipotéticas, cada uma com um mecanismo, nas quais algumas observações do Salto 2 estejam faltantes. Elas foram dispostas ao lado dos dados originais, nomeadas nas colunas "com dados faltantes" sob "MCAR", "MAR" e "MNAR".

Perceba que os dados faltantes do Salto 2 na coluna "MCAR" não aparentam ter relação nenhuma com as variáveis *Ranking* ou Salto 1 (o com-

Tabela 1 Banco de dados hipotético dos mecanismos dos dados faltantes.

Competidor	Dados originais			Com dados faltantes		
	Ranking	Salto 1	Salto 2	MCAR	MAR	MNAR
1	7º	25	26	–	26	26
2	8º	22	19	19	19	19
3	6º	23	26	26	26	26
4	3º	28	30	30	30	–
5	10º	12	15	15	–	15
6	9º	11	16	16	–	16
7	5º	22	25	25	25	25
8	2º	27	21	–	21	21
9	1º	29	30	30	30	–
10	4º	25	28	28	28	28

Adaptado de Mcknight P, Mcknight K, Sidani S, Figueredo A. Missing Data: A Gentle Introduction (Methodology In The Social Sciences). The Guilford Press. 2007.

petidor 8 era o 2º do *Ranking* e teve boa nota no Salto 1 enquanto o competidor 1 estava bem mais abaixo no *Ranking*, mas também teve uma boa nota). Desta forma, estas informações podem estar faltando, por exemplo, porque o placar eletrônico apagou inadvertidamente os dados desses dois competidores.

Já na coluna "MAR", os dados faltantes do Salto 2 são dos competidores 5 e 6, que eram os últimos do *Ranking* e apresentaram as piores notas no Salto 1, sendo possível que não tenham tentado o Salto 2 por acharem já não ter chances na seletiva. Assim, a ausência destes dados não é completamente aleatória, isto é, não é MCAR, ao mesmo tempo que pôde ser presumida pelas variáveis que foram observadas.

Por fim, na coluna "MNAR" os dados faltantes do Salto 2 são exatamente as notas dos competidores 4 e 9, as mais altas. Neste caso, talvez não se pudesse supor a causa da ausência desses dados, já que são relativos aos dados não observados. Ainda assim, seria possível conjecturar que, por terem tido altas notas no Salto 1 e serem dois dos três primeiros do *Ranking*, acharam desnecessário fazer o Salto 2, situação em que os dados observados explicam os dados faltantes (MAR). Isso ilustra a dificuldade prática em diferenciar se os dados faltantes são MAR ou MNAR, ainda que ambos os mecanismos sejam sistemáticos[2].

Métodos de tratamento dos dados faltantes

Os métodos de tratamento dos dados faltantes basicamente se dividem entre a remoção de dados observados quando na presença de dados faltantes ou na imputação dos dados faltantes, isto é, substituir os dados faltantes por estimativas.

1. **Métodos de remoção**: esse tipo de abordagem depende de que os dados faltantes sejam MCAR, uma vez que a remoção de casos pode acentuar os vieses se a causa da ausência dos dados for por MAR ou MNAR, resultando em estimativas incorretas.

    a) **Análise de casos completos (*listwise deletion*)**: excluem-se totalmente os dados dos casos em que há dados faltantes. O que em tese parece ser conveniente e cria um banco de dados "completo", é feito a partir da eliminação de mais dados, podendo reduzir o poder estatístico do estudo, devido à diminuição do tamanho amostral.

    b) **Análise de casos disponíveis (*pairwise deletion*)**: tentando-se mitigar a eliminação desses dados a mais, os casos são eliminados situação por situação a depender dos dados faltantes. No entanto, o uso de subgrupos de dados ligeiramente diferentes a cada análise pode gerar ainda mais distorções em algumas medidas de associação[5].

    De forma prática, observe novamente a Tabela 1. As médias e desvio-padrões calculados referentes ao Salto 2 no banco de dados original e nas três situações com dados faltantes MCAR, MAR e MNAR são diferentes pela análise de casos completos: 23,6 ± 5,5; 23,6 ± 6,6; 25,6 ± 4,0; 22,0 ± 4,9. Observe como essas diferenças se acentuam nas situações de MAR e MNAR.

2. **Métodos de imputação**: Os métodos de imputação de dados se firmam no princípio de representatividade amostral e aleatoriedade da substituição dos dados. Pressupondo-se ter selecionado uma amostra representativa da população, as conclusões oriundas neste estu-

do não deveriam depender desta amostra, de modo que se o estudo fosse repetido com outra amostra representativa da mesma população, as conclusões deveriam ser semelhantes. Ademais, caso um participante do estudo fosse aleatoriamente substituído por outro participante da mesma população, não deveria haver interferência nas conclusões do estudo, que teriam que se manter as mesmas.[6]simple techniques for handling missing data (such as complete case analysis, overall mean imputation, and the missing-indicator method.

Os primeiros e mais antigos métodos de imputação são os de **imputação única**, isto é, substituem cada dado pontual faltante por outro único. Mais propensos a vieses, são eles:

a) **Imputação de média e de medianas simples**: são os mais rudimentares. O dado faltante é substituído pela medida de tendência central da distribuição dos dados observados. Ainda que pareça vantajoso produzir um banco de dados completo, esse tipo de imputação reduz a variabilidade dos dados, atenuando o desvio-padrão e a variância, podendo atenuar também a magnitude de medidas de associação como covariâncias e correlações, levando a vieses, mesmo que o dado faltante seja MCAR.

b) **Imputação de média condicional**: a base da substituição do dado faltante é um modelo de regressão, o que pode levar, ao contrário da imputação de média simples, a exagerar a magnitude de medidas de associação.

c) **Imputação *hot deck***: muito usada em estudos com questionários, substitui o dado faltante por uma escolha aleatória dentre os dados observados de respondentes com características similares àquele respondente cujo dado faltou. Superior em relação às anteriores na manutenção das características da distribuição da variável, ainda assim pode promover distorções em correlações e outras medidas de associação[5,7].

A Figura 1 abaixo mostra os gráficos de dispersão dos três métodos de imputação única citados sendo usados em um estudo longitudinal hipotético em que valores de pressão arterial sistólica de múltiplos indivíduos foram mensurados nas ocasiões X e, posteriormente, Y. Observe as distorções produzidas nas distribuições pelas imputações.

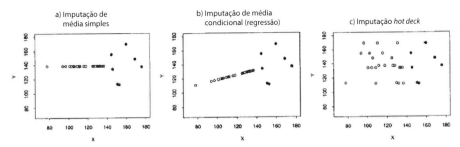

Figura 1 Gráficos de dispersão de valores de pressão arterial sistólica aferidos em duas ocasiões, exemplificando as distribuições de três métodos de imputação única. Círculos pretos são as aferições do banco de dados original e círculos brancos são as aferições imputadas (Adaptado de Schafer JL, Graham JW. Missing data: Our view of the state of the art. Psychol Methods. 2002;7(2))

Já a imputação **múltipla** consiste em três fases: uma fase de imputação (assim como na imputação única por regressão, por exemplo), mas cria múltiplas cópias do banco de dados em que os dados faltantes serão substituídos a partir desse modelo, procedendo a uma fase de análise que leva posteriormente à combinação dessas estimativas. A combinação desses múltiplos bancos de dados possíveis oriundos do original retém a incerteza dos dados faltantes, balanceando a distribuição dos dados e afastando o viés em MAR também[5,7].

Por fim, outro método tido como estado-da-arte para lidar com dados faltantes é o de **estimativa por máxima verossimilhança** (*maximum likelihood estimation*). Este método estatístico visa buscar estimativas que maximizam a possibilidade de se obter os dados observados. O algoritmo *Expectation Maximization*, com esse tipo de método, imputa dados usando a função de verossimilhança e gera estimativas de médias, variâncias e covariâncias em *loop*, até convergir na solução mais semelhante possível à iteração anterior[2].

Os métodos de **modelagem preditiva** utilizam modelos estatísticos para prever e imputar dados faltantes, fundamentando-se em padrões identificados nos dados existentes. Estes métodos incluem a **Regressão Linear**; ideal para variáveis contínuas, onde a variável com dados ausentes é modelada como dependente enquanto as outras variáveis sem dados ausentes servem como variáveis independentes; **Modelos Logísticos**, destinados a variáveis categóricas binárias, que utilizam logística para estimar a probabilidade da variável em questão; e **Modelos Generalizados**, adequados para dados que não se alinham com modelos lineares ou logísticos, adaptando a regressão para diferentes distribuições de erro. Contudo, é essencial ter em mente suas limitações, como a potencial falha em identificar padrões não-lineares e interações entre variáveis. Ainda, tais métodos baseiam-se no pressuposto de que os dados faltantes sejam do tipo MAR e de que o modelo esteja corretamente especificado[8-10].

Há ainda técnicas avançadas para o tratamento de dados faltantes baseadas no **Aprendizado de Máquina** (*Machine Learning*), que podem ser mais flexíveis e capazes de capturar padrões complexos e não-lineares nos dados. Entre essas técnicas, encontramos o ***K-Nearest Neighbors*** (K-NN), que imputa valores faltantes com base nos "k" vizinhos mais próximos, sendo aplicável a variáveis categóricas e contínuas. Além disso, temos as **Árvores de Decisão** e **Florestas Aleatórias** (*Random Forest*) que segmentam dados em subgrupos e podem ser utilizadas para imputar valores faltantes com maior robustez, sendo as Florestas Aleatórias, conjuntos de Árvores de Decisão; as **Redes Neurais**, que são modelos matemáticos que simulam neurônios e são treinadas para prever esses valores; e os **Algoritmos de Agrupamento,** como a **Clusterização**, que imputam dados ausentes com base nos valores de *clusters* identificados no conjunto de dados. Entretanto, estas técnicas apresentam desafios, incluindo o risco de sobreajuste, especialmente em conjuntos de dados menores, exigem maior capacidade computacional e expertise em comparação com métodos tradicionais[11].

Tanto na modelagem preditiva quanto no aprendizado de máquinas, a validação cruzada ou a divisão do conjunto de dados em treinamento e teste podem ajudar a avaliar a precisão e robustez dos valores imputados. Além disso, é crucial entender o mecanismo por trás dos dados ausentes, pois isso pode influenciar a escolha do método mais apropriado.

▪ Estratégias de prevenção de dados faltantes

A prevenção de dados faltantes é um aspecto crucial na condução de pesquisas clínicas, especialmente em áreas sensíveis como a Pediatria e a Neonatologia. Implementar estratégias preventivas garante não só a qualidade e integridade dos dados, mas também a validade das conclusões extraídas dos estudos. É fundamental integrar diferentes estratégias desde o início de um estudo, para que os pesquisadores possam minimizar significativamente o desafio dos dados faltantes, garantindo que suas análises e conclusões sejam baseadas em informações completas e confiáveis[1]. Para prevenir dados faltantes de forma responsável, um pesquisador deve implementar:

1. **Melhorias no Design do Estudo**: a coleta de dados deve ser feita de forma racional e pragmática. O pesquisador deve limitar-se a coletar dados essenciais para os objetivos da pesquisa, simplificando o processo de coleta, diminuindo as chances de dados faltantes e minimizando o ônus para os participantes e pesquisadores. O seguimento do estudo deve ser estruturado, com protocolos estabelecidos e claros, para minimizar a perda de participantes, que é uma das principais causas de dados ausentes em estudos longitudinais. Além disso, dados críticos devem ser coletados de diferentes maneiras ou fontes para garantir sua disponibilidade.

2. **Treinamento e Educação para Pesquisadores e Pessoal do Estudo**: deve ser realizado amplo e extenso treinamento para a equipe envolvida no estudo, com o objetivo de garantir a coleta de dados de forma consistente e precisa. Manuais e guias devem ser fornecidos de forma detalhada sobre procedimentos de coleta de dados e podem servir como referência rápida para a equipe, minimizando erros. A equipe deve ser educada sobre a importância da integridade dos dados e os impactos dos dados ausentes, para motivá-los a serem mais diligentes na coleta.

3. **Uso de Tecnologia**: o uso de plataformas digitais na coleta de dados pode reduzir o risco de erros humanos, como entradas duplicadas ou omissões. Essas plataformas muitas vezes têm mecanismos de verificação que alertam sobre dados inconsistentes ou faltantes, como ferramentas de curadoria e análise da qualidade dos dados em tempo real. Além disso, o uso de aplicativos móveis e vestíveis (*wearables*) podem facilitar a coleta em tempo real e enviar lembretes automatizados em cenários onde os participantes são solicitados a fornecer dados. Realizar *backups* de forma regular e automática também pode evitar a perda de dados.

Desafios particulares do ambiente de terapia intensiva pediátrica

A terapia intensiva pediátrica apresenta um conjunto único de desafios quando se trata da coleta e do gerenciamento de dados em pesquisa. A natureza dinâmica e muitas vezes crítica das condições dos pacientes nesta unidade significa que os parâmetros clínicos podem mudar rapidamente, exigindo monitoramento contínuo e documentação meticulosa, cenário muitas vezes desafiador. Além disso, o alto volume de intervenções e tratamentos administrados em uma UTI Pediátrica pode complicar o rastreamento e registro preciso de todos os dados[12,13].

Outro desafio é a necessidade de coletar informações de múltiplas fontes, como familiares ou cuidadores, que podem não estar sempre disponíveis ou em condições de fornecer informações precisas em momentos críticos. Por fim, a heterogeneidade dos pacientes em termos de idade, tamanho e condições clínicas pode dificultar a padronização de protocolos de coleta de dados, exigindo abordagens individualizadas e adaptativas.

Em termos metodológicos, o recrutamento de pacientes pediátricos para compor estudos clínicos é de difícil execução. Isto porque, pela baixa prevalência de doenças nesta faixa etária e questões éticas, a pesquisa em pediatria normalmente conta com tamanho amostral reduzido e qualquer dado faltante pode comprometer seriamente o poder do estudo e suas validades interna e externa.

Conclusão

Dada a importância dos dados na tomada de decisão clínica em ambientes de terapia intensiva pediátrica, é fundamental reconhecer e abordar proativamente os desafios associados aos dados faltantes. Dados incompletos podem obscurecer resultados, impactando a segurança e a eficácia das intervenções pediátricas. Portanto, é essencial não apenas reconhecer a presença de lacunas nos dados, mas também tomar medidas assertivas para lidar com elas. Pesquisadores devem ser enfaticamente encorajados a adotar métodos robustos e validados no tratamento de dados faltantes.

Através da compreensão e mitigação destes problemas, a qualidade e a validade dos estudos podem ser garantidas, profissionais atuantes em terapia intensiva podem assegurar um cuidado baseado em evidências sólidas e, em última análise, mais seguro para os pacientes pediátricos.

Para se aprofundar no assunto!

1. van Buuren, S. (2018) Flexible imputation of missing data, 2nd ed. London: Chapman & Hall/CRC. Disponível em: https://stefvanbuuren.name/fimd/
2. The treatment of missing data. Howell, D.C. (2008) The analysis of missing data. In Outhwaite, W. & Turner, S. Handbook of Social Science Methodology. London: Sage. Disponível em: https://www.uvm.edu/~statdhtx/StatPages/Missing_Data/missing_data_final.pdf

Referências bibliográficas

1. National Research Council (US) Panel on Handling Missing Data in Clinical Trials. The Prevention and Treatment of Missing Data in Clinical Trials. Washington (DC): National Academies Press (US); 2010.
2. Mcknight P, Mcknight K, Sidani S, Figueredo A. Missing Data: A Gentle Introduction (Methodology In The Social Sciences). The Guilford Press. 2007.
3. Molenberghs G, Fitzmaurice G, Kenward M, Tsiatis B, Verbeke G. Handbook of missing data methodology. Handbook of Missing Data Methodology. 2014.
4. Rubin DB. Inference and missing data. Biometrika. 1976;63(3).
5. Enders CK, London NY. Applied Missing Data Analysis the Guilford Press. Methodology in the social sciences CN – HA29.E497 2010. 2010.
6. Donders ART, van der Heijden GJMG, Stijnen T, Moons KGM. Review: A gentle introduction to imputation of missing values. J Clin Epidemiol. 2006;59(10).
7. Schafer JL, Graham JW. Missing data: Our view of the state of the art. Psychol Methods. 2002;7(2).
8. Little RJA, Rubin DB. Statistical analysis with missing data. Statistical Analysis with Missing Data. 2014.
9. James, G., Witten, D., Hastie, T., Tibshirani R. An Introduction to Statistical Learning – with Applications in R | Gareth James | Springer. Book. 2013.
10. Hastie, Trevor, Tibshirani, Robert, Friedman J. The Elements of Statistical Learning The Elements of Statistical LearningData Mining, Inference, and Prediction, Second Edition. Springer series in statistics. 2009.

11. Kelleher JD, Namee B Mac, D'Arcy A. Fundamentals of Machine Learning for Predictive Data Analytics: Algorithms, Worked Examples, and Case Studies. MIT press. 2015.
12. Engerström L, Nolin T, Mårdh C, Sjöberg F, Karlström G, Fredrikson M, et al. Impact of missing physiologic data on performance of the simplified acute physiology score 3 risk-prediction model. Crit Care Med. 2017;45(12).
13. Kramer O, Even A, Matot I, Steinberg Y, Bitan Y. The impact of data quality defects on clinical decision-making in the intensive care unit. Comput Methods Programs Biomed. 2021;209.

capítulo 25

Análise de Subgrupos

Orlei Ribeiro de Araujo

"Only one thing is worse than doing subgroup analyses – believing the results."

Richard Peto

■ Introdução

Analisar subgrupos significa avaliar os efeitos de um tratamento ou intervenção sobre um desfecho em subgrupos de pacientes definidos por características específicas. O objetivo é definir se os efeitos do tratamento, tipicamente medidos como risco relativo, razão de chances ou diferença aritmética, variam entre os níveis de um fator basal que diferencie os subgrupos.[1] Ao analisar características basais específicas, como dados demográficos e fatores prognósticos, os achados trazem a perspectiva de **individualizar cuidados de saúde**, e essa abordagem é bastante comum em metanálises e estudos randomizados e controlados.[2]

Um exemplo é o estudo de Brown et al., em que se comparou a eficácia de duas medicações, ibrutinibe e zanubrutinibe, no tratamento da leucemia linfocítica crônica refratária. Em um subgrupo de pacientes, que apresentavam alterações genéticas específicas (deleção 17p, mutação TP53 ou ambas), aqueles que receberam zanubrutinibe tiveram um tempo maior livre de progressão de doença do que os que receberam ibrutinibe.[3] A variação dos efeitos de um tratamento ou intervenção entre os subgrupos também é chamada de heterogeneidade dos efeitos: um tratamento pode ser sempre melhor que outro em todos os subgrupos, mas em diferentes graus de eficácia. Nesse caso, a heterogeneidade é quantitativa. Se for melhor em um subgrupo, mas pior em outros, é qualitativa.[1] Esta variação, ou modificação do efeito por um fator (sexo, idade, característica genética, etc.) é expressa em termos estatísticos como uma interação entre o fator modificador e o desfecho.[4]

Os achados da investigação de heterogeneidade em estudos randomizados são importantes para determinar se existe uma subpopulação de pacientes para a qual o tratamento ou intervenção podem trazer benefícios. Se a diferença de efeitos é verdadeira, terá implicações na prática clínica. Muitos dos efeitos proclamados em subgrupos, no entanto, mostram-se falsos, exigindo do pesquisador a observância de critérios que possam ajudar a diferenciação entre efeitos espúrios e verdadeiros.[5] No início dos anos 1990, Yusuf et al. discutiram princípios de análise e interpretação dos efeitos em subgrupos, defendendo a especificação das hipóteses em subgrupos a priori, ou seja na fase de projeto do estudo, e não a posteriori, além da parcimônia na análise, com poucos subgrupos, e o uso de um teste estatístico de interação.[6] Em 1992, Oxman e Guyat sugeriram sete critérios para guiar as inferências sobre a credibilidade da análise de subgrupos. Quando maior a aderência aos critérios, mais plausível a análise.[7] Esses critérios foram revisados por Sun et al. em 2010,5 e quatro outros critérios foram acrescidos à lista, conforme o quadro 1.

■ Os critérios

1. A variável do subgrupo é uma característica medida no início ou após a randomização?

Os subgrupos podem ser definidos de acordo com características definidas no projeto ou após a randomização. Se forem definidos após, a escolha pode ser influenciada pelas intervenções estudadas, ou seja, as diferenças de efeito podem ser explicadas pela intervenção em si mesma, ou por características prognósticas que

Quadro 1 Os critérios originais de Oxman e Guyat, acrescidos dos critérios de Sun et al. (asteriscos).[5,7]

Critérios para a credibilidade das análises de subgrupos

Projeto/desenho do estudo
- A variável do subgrupo é uma característica medida no início ou após a randomização? *
- O efeito é sugerido por comparações dentro de estudos e não entre estudos?
- A hipótese foi especificada *a priori*?
- A direção do efeito do subgrupo foi especificada *a priori*?*
- O efeito do subgrupo foi um entre um pequeno número de efeitos hipotéticos testados?

Análise
- O teste de interação sugere uma baixa probabilidade de que o acaso explique o aparente efeito do subgrupo?
- O efeito significativo do subgrupo é independente? *

Contexto
- O tamanho do efeito no subgrupo é grande o suficiente para ter importância clínica?
- A interação é consistente entre os estudos?
- A interação é consistente entre resultados intimamente relacionados dentro do estudo? *
- Existem evidências indiretas que apoiam a interação hipotética (fundamentação biológica)?

---

surgem após a randomização, e não por características basais. Se a definição dos subgrupos foi a posteriori, a análise será gravemente comprometida e pode ser rejeitada.[5]

2. **O efeito é sugerido por comparações dentro de estudos e não entre estudos?**

Fazer inferências sobre efeitos de tamanhos diferentes entre grupos de estudos diferentes é um risco alto, ao contrário do que ocorre quando se comparam diferenças dentro de um mesmo estudo. Por exemplo, no estudo citado acima, de Brown et al.,[3] foram comparados ibrutinibe e zanubrutinibe, em um mesmo estudo. Se um estudo tivesse avaliado a eficácia de ibrutinibe comparado ao placebo, e outro feito o mesmo com o zanubrutinibe, poderia ser feita uma comparação indireta entre os efeitos dos dois estudos, o que seria pouco plausível, pois os grupos foram randomizados para um estudo e não para outro. Quando a comparação é direta e são observadas diferenças clínicas e estatísticas significativas, a inferência se torna forte.[7]

Em meta-análises, a análise de subgrupos pode ser realizada dentro do estudo apenas se houver acesso aos dados individuais dos participantes randomizados. Geralmente as análises de subgrupos em meta-análises são feitas com comparações entre estudos,[8] podendo levar a inferências errôneas.

3. **A hipótese foi especificada *a priori*?**

   Buscar interações em dados já coletados pode apenas confirmar uma correlação sugerida a partir de padrões existentes nos dados. Como resultado, a credibilidade de qualquer interação aparente que surja da exploração *post-hoc* de um conjunto de dados é questionável.[7] Idealmente, a hipótese sugerida em um estudo deve ser testada em outro estudo.

4. **A direção do efeito do subgrupo foi especificada *a priori*?**

   A comprovação de um efeito cuja direção (ou seja, positivo ou negativo) foi especificada a priori aumenta a credibilidade de um estudo, e o contrário também é verdade. Por exemplo, no estudo de Russel et al., em que se comparou a eficácia da norepinefrina com a vasopressina sobre a mortalidade em 28 dias, em pacientes com choque séptico. A hipótese *a priori* é que a vasopressina seria mais eficaz em pacientes com choque mais grave, mas o que se observou é que o efeito da vasopressina pareceu ser maior em pacientes com choque menos grave. Essa observação foi inesperada, e como um achado, fornece apenas fraca evidência de que a vasopressina é mais eficaz que a norepinefrina no choque séptico menos grave.[9]

5. **O efeito do subgrupo foi um entre um pequeno número de efeitos hipotéticos testados?**

   É uma prática comum realizar análises de subgrupos para cada uma das frequentemente numerosas características basais, ou várias possíveis hipóteses. Por exemplo, o estudo de Jackson et al. sobre a suplementação de vitamina D. Havia quatro desfechos (tipos de fratura) e 15 características de participantes, o que resultou em 60 subgrupos.[10] Quanto mais análises são realizadas, maior é a probabilidade de falsos-positivos e interações espúrias ocorrendo por mero acaso.[11]

6. **O teste de interação sugere uma baixa probabilidade de que o acaso explique o aparente efeito do subgrupo?**

   Qualquer conjunto grande de dados tem, como característica intrínseca, certo número de interações aparentes e sem significado, que surgem por acaso. Também pode ocorrer o contrário: como os subgrupos são menores, pode ocorrer que uma interação verdadeira não seja notada. Testes estatísticos podem ser usados para definir a probabilidade de que as interações observadas são significativas. O teste de Breslow-Day, por exemplo, testa a suposição de que o efeito é homogêneo em todos os estratos,[7] podendo ser usado em meta-análises, assim como o teste Q de Cochran. Um outro modo de verificar interações é construir modelos de regressão: para desfechos binários, regressão logística ou de Cox podem ser usadas para avaliar a interação multiplicativa entre o tratamento e um fator demográfico ou característica basal. Os modelos fornecem as razões (Odds ou Hazards), e o valor de p indica a significância. As razões indicam um desvio do produto dos efeitos do tratamento nos subgrupos; por isso os modelos de regressão avaliam as interações multiplicativas, mas podem existir também interações aditivas, que podem ser expressas como o excesso de risco absoluto devido à interação.[12] Se a intenção é comparar duas estimativas quantitativas, como médias ou proporções, uma abordagem simples é o método proposto por Bland e Altman, usando os erros-padrão para estimar a interação.[13]

7. **O efeito significativo do subgrupo é independente?**

   Ao testar múltiplas hipóteses em um único estudo, a análise pode expor mais de uma interação significativa. Essas internações podem estar correlacionadas, e serem explicadas por um único fator. Um exemplo é a meta-análise analisando o efeito da aspirina em eventos cardiovasculares com análise de subgrupos por sexo. A aspirina reduziu o risco de acidente vascular em mulheres, mas não nos homens. No entanto, os homens eram significativamente mais jovens que as mulheres, o que sugere ser a idade, e não sexo, o fator explicativo para a interação.[14,15]

8. **O tamanho do efeito no subgrupo é grande o suficiente para ter importância clínica?**

    Somente quando as diferenças ou interações têm importância prática, ou seja, a magnitude do efeito no subgrupo é suficiente para ter impacto em decisões clínicas, é que devem ser levadas em consideração. Como norma, quanto maior a diferença entre o efeito no subgrupo e o efeito global, mais plausível é que seja real.[7]

9. **A interação é consistente entre os estudos?**

    Se a diferença de efeito em um subgrupo aparece em mais de um estudo, torna-se mais plausível. Em outras palavras, a replicação de uma interação em estudos independentes e não enviesados fornece forte suporte para a credibilidade da diferença.[7]

10. **A interação é consistente entre resultados intimamente relacionados dentro do estudo?**

    Se um efeito é realmente diferente em um subgrupo, é provável que se manifeste em todos os desfechos relacionados. Por exemplo, na avaliação do efeito de um tratamento de câncer em fumantes e não fumantes, o efeito real sobre a sobrevivência também apareceria em outro desfecho, como o tempo decorrido até a falha do tratamento.[5]

11. **Existem evidências indiretas que apoiam a interação hipotética (fundamentação biológica)?**

    Uma interação é mais plausível se existirem evidências indiretas, como estudos em animais ou situações análogas em biologia humana. Um exemplo seria se estudos animais fornecessem a explicação para a suposta diferença observada no efeito da aspirina entre os sexos para a prevenção do acidente vascular cerebral. Em outras palavras, uma hipótese se torna mais viável se for compatível com o conhecimento disponível sobre os mecanismos biológicos da doença.[7]

Conclusão

Quando apropriadamente planejadas, informadas e interpretadas, as análises de subgrupos podem trazer informações valiosas. A publicação de dados suplementares disponibilizados para outros pesquisadores pode aumentar a credibilidade da análise.[1] Os autores devem registrar os protocolos de estudo que incluam o planejamento de análises, e observar a aderência aos critérios descritos para que os resultados possam ter aplicabilidade clínica.[16] Leitores de artigos científicos devem ter consciência do perigo de inferências espúrias potencialmente geradas por esse tipo de abordagem.

Referências bibliográficas

1. Wang R, Lagakos SW, Ware JH, Hunter DJ, Drazen JM. Statistics in medicine--reporting of subgroup analyses in clinical trials. N Engl J Med. 2007;357(21):2189-94.
2. Hernández AV, Boersma E, Murray GD, Habbema JD, Steyerberg EW. Subgroup analyses in therapeutic cardiovascular clinical trials: are most of them misleading? Am Heart J. 2006;151(2):257-64.
3. Brown JR, Eichhorst B, Hillmen P, et al. Zanubrutinib or Ibrutinib in Relapsed or Refractory Chronic Lymphocytic Leukemia. N Engl J Med. 2023;388(4):319-332. doi: 10.1056/NEJMoa2211582.
4. Altman DG, Bland JM. Interaction revisited: the difference between two estimates. BMJ 2003;326(7382):219.
5. Sun X, Briel M, Walter S D, Guyatt G H. Is a subgroup effect believable? Updating criteria to evaluate the credibility of subgroup analyses BMJ 2010; 340:c117 doi:10.1136/bmj.c117.
6. Yusuf S, Wittes J, Probstfield J, Tyroler HA. Analysis and interpretation of treatment effects in subgroups of patients in randomized clinical trials. JAMA 1991;266:93-8.
7. Oxman AD, Guyatt GH. A consumer's guide to subgroup analyses. Ann Intern Med 1992;116:78-84.
8. Liu, P., Ioannidis, J.P.A., Ross, J.S. et al. Age-treatment subgroup analyses in Cochrane intervention reviews: a meta-epidemiological study. BMC Med 17, 188 (2019).
9. Russell JA, Walley KR, Singer J, Gordon AC, Hebert PC, Cooper DJ, et al. Vasopressin versus norepinephrine infusion in patients with septic shock. N Engl J Med 2008;358:877-87.

10. Jackson RD, LaCroix AZ, Gass M, et al. Calcium plus vitamin D supplementation and the risk of fractures. N Engl J Med 2006; 354:669-83.
11. Lagakos SW. The challenge of subgroup analyses — reporting without distorting. N Engl J Med 2006;354:1667-9.
12. Brankovic, M, Kardys, I, Steyerberg, EW, et al. Understanding of interaction (subgroup) analysis in clinical trials. Eur J Clin Invest. 2019; 49:e13145.
13. Christensen R, Bours MJL, Nielsen SM. Effect Modifiers and Statistical Tests for Interaction in Randomized Trials. J Clin Epidemiol. 2021 Jun;134:174-177.
14. Berger JS, Roncaglioni MC, Avanzini F, Pangrazzi I, Tognoni G, Brown DL. Aspirin for the primary prevention of cardiovascular events in women and men: a sex-specific meta-analysis of randomized controlled trials. JAMA 2006;295:306-13.
15. Ridker PM, Cook NR, Buring JE. Use of aspirin as primary prevention of cardiovascular events. JAMA 2006;296:391.
16. Sun X, Briel M, Busse J W, et al. Credibility of claims of subgroup effects in randomised controlled trials: systematic review BMJ 2012; 344:e1553.

capítulo 26

Metanálise

Orlei Ribeiro de Araujo

■ Introdução

Metanálise é a síntese de resultados de pesquisas: a maioria das metanálises consiste em variações da aplicação de médias ponderadas das estimativas de efeito dos diferentes estudos. Partindo sempre de uma revisão sistemática da literatura e seguindo protocolos formais para garantir a reprodutibilidade e a redução de vieses, tornou-se o método predominante em várias áreas do conhecimento para tomada de decisão. As revisões sistemáticas proporcionam uma visão robusta da eficácia de uma intervenção, e ao serem combinadas com uma metanálise, fornecem a magnitude sumarizada do efeito.[1] Nesse capítulo, vamos resumir e esclarecer as etapas necessárias à realização de uma revisão sistemática com metanálise, usando a forma mais comum e simples: a metanálise univariada, em que são calculadas médias ponderadas da magnitude dos efeitos em vários estudos.

Primeiro passo: escolha da pergunta

Ao definir o tema da revisão, o pesquisador deve ter em mente que as metanálises são um projeto de envergadura ("Big Science"), sendo um trabalho para um grupo, e não para indivíduos. Um estudo prévio aprofundado do assunto é necessário para garantir que a pergunta da pesqui-

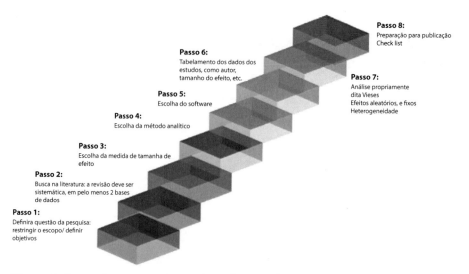

Figura 1 Sugestão para as etapas de realização de uma metanálise. Como fazer – os passos, segundo Hansen et al.[2]

sa é estreita o suficiente para ser gerenciável, ampla o suficiente para ser significativa, que existe literatura suficiente para análise, e que revisões recentes não abordaram o mesmo tema.[3] Nesse último quesito, o registro do projeto em uma base como a PROSPERO (International Prospective Register of Systematic Reviews) pode definir se existe uma revisão similar.

Segundo passo: busca na literatura

As estratégias de busca devem abranger pelo menos duas bases de dados (como as gratuitas Pubmed/Medline (National Library of Medicine), Google Acadêmico, LILACS (biblioteca virtual do Centro Latino-Americano e do Caribe de Informação em Ciências da Saúde, muito útil para artigos em português e espanhol), e SciELO (Scientific Electronic Library Online, que reúne periódicos brasileiros). Exemplos de bases não-gratuitas são a *Scopus* (que inclui o EMBASE) e *Web of Science*. A chamada literatura cinzenta ("grey literature" – por exemplo, resumos de congresso, publicações governamentais) também deve ser investigada, pois pode ser fonte interessante de dados e ajudar a reduzir o viés de publicação. Não se deve incluir apenas os estudos publicados em periódicos renomados, ou apenas publicados na língua inglesa, para evitar vieses de disponibilidade e linguagem.[3]

De um modo geral, o processo de seleção de artigos deve começar com a remoção das referências duplicadas, seguida pela leitura dos resumos (abstracts) para excluir os artigos mais obviamente não relacionados à pergunta, e uma leitura final do texto completo dos artigos restantes. O processo deve ser documentado em cada passo, de preferência graficamente, em um diagrama de fluxo como o padrão PRISMA (The Preferred Reporting Items for Systematic reviews and Meta-Analyses). Uma diretriz mais recente do PRISMA está disponível desde 2021.[4]

Terceiro passo: definição da medida de magnitude do efeito

Em medicina, as metanálises mais frequentemente vão investigar riscos e chances para desfechos dicotômicos (como óbito/sobrevivência), e diferenças médias para variáveis contínuas (por exemplo, dias de internação). Os efeitos observados são:

- Risco: probabilidade de um evento – um risco de 0,1 é o mesmo que 10%, indicando que 10 pessoas em 100 terão o evento;
- Odds – "chance" – razão entre a probabilidade de um evento ocorrer sobre a de não ocorrer. Odds de 1:10, ou 0,1: uma pessoa vai ter o evento para 10 que não terão
- Para as medidas de efeito relativo: razão de risco (risk ratio, risco relativo – RR), razão de chances (odds ratio – OR), e diferença de risco (DR), considere o quadro abaixo, em que dois grupos (intervenção e controle) são avaliados quanto ao sucesso da intervenção. Para as medidas de razão (odds ratio, risk ratio), um valor de 1 (um) representa nenhum efeito.
- Número necessário para tratar (number needed to treat, NNT). Estimativa do número de pacientes que teriam que ser tratados para se obter um resultado favorável. Por exemplo, se uma droga tem um NNT de 5, isso quer dizer que é necessário tratar no mínimo 5 pacientes para que o efeito seja observado. É menos robusto que as Odds ratios e o risco relativo, e a maneira mais simples de fazer o cálculo é pela fórmula:

NNT = 1/AAR, onde AAR é a redução absoluta de risco (risco no grupo controle – risco no grupo intervenção). Se o evento em questão é um efeito adverso, o termo passa a se chamar número necessário para causar dano (number needed to harm).

Quadro 1 Exemplo de tabela de contingência e fórmulas dos cálculos para as medidas de efeito relativo.

	Evento "Sucesso"	Não-evento "Falha"	Total
Intervenção	Si	Fi	Ni
Controle	Sc	Fc	Nc

$$RR = \frac{\text{risco do evento no grupo intervenção}}{\text{risco do evento no grupo controle}} = \frac{Si/Ni}{Sc/Nc}$$

$$OR = \frac{\text{odds do evento no grupo intervenção}}{\text{odds do evento no grupo controle}} = \frac{Si/Fi}{Sc/Fc}$$

$$DR = \text{risco do evento no grupo intervenção} - \text{risco do evento no grupo controle} = \frac{Si}{Ni} - \frac{Sc}{Nc}$$

Medidas de efeito para desfechos contínuos

- Diferença média (ou diferença nas médias – diferença absoluta entre o valor médio nos dois grupos).
- Diferença média padronizada (standardized mean difference – SMD) – quando o desfecho é o mesmo, mas as medidas são diferentes – por exemplo, escalas diferentes. É calculada como SMD = diferença nas médias entre os grupos/Desvio-padrão do desfecho entre os participantes. Para as medidas de diferença, um valor de zero representa nenhum efeito.
- Medida de efeito para análise de sobrevivência: hazard ratio = risco do evento no grupo exposto/risco do evento no grupo não-exposto, para um determinado intervalo de tempo.

Quarto passo: definição do método analítico

Métodos de abordagem e conceitos da metanálise univariada:

- Definição de efeito fixo e aleatório: para efeitos fixos ("fixed effects"), assume-se que o efeito é o mesmo em todos os estudos e que as diferenças observadas entre eles são devidas apenas a erros amostrais. Dito de outra forma, é como se a variabilidade entre os estudos tivesse ocorrido apenas pelo acaso e fosse ignorada a heterogeneidade.
- Os modelos de efeitos aleatórios ("random effects") pressupõem que o efeito de interesse não é o mesmo em todos os estudos. O pesquisador deve optar pela análise de efeitos fixos quando não há heterogeneidade e diversidade importantes entre os estudos. Nesse caso, os estudos com maior população e maior efeito da intervenção terão maior peso na análise. Se há heterogeneidade importante, deve-se optar pelos efeitos aleatórios, pois essa análise distribui os pesos de modo mais uniforme.

Procedimentos estatísticos

- Variância inversa genérica: procedimento mais comum, usado na maior parte das metanálises tanto para dados dicotômicos quanto contínuos. O nome é devido ao fato de que o peso dado a cada estudo é o inverso da variância do efeito estimado, ou seja: 1/(erro-padrão)2. Portanto, estudos maiores, que têm erros-padrão menores, terão peso maior que estudos menores. A escolha dos pesos minimiza a imprecisão do efeito combinado.
- Para dados dicotômicos, existem quatro métodos largamente usados: três para efeitos fixos (Mantel-Haenszel, Peto e variância inversa), e um para efeitos aleatórios (variância inversa de DerSimonian e Laird). O método de Peto é usado apenas para sumarização de razões de chances, enquanto os demais podem lidar com razões e diferenças de risco.[6]

Heterogeneidade: a variabilidade nos efeitos das intervenções avaliadas nos diferentes estudos é chamada de heterogeneidade estatística, e é consequência da diversidade clínica ou metodológica, ou ambas, entre os estudos. A heterogeneidade estatística existe quando os efeitos observados da intervenção são mais diferentes uns dos outros do que se esperaria caso houvesse apenas o erro aleatório. A heterogeneidade estatística significativa decorrente da diversidade metodológica ou das diferenças nas avaliações dos resultados sugere que os estudos não estão todos estimando a mesma coisa. Em particular, a heterogeneidade indica que os estudos sofrem de diferentes graus de viés. Pode ser avaliada estatisticamente pelos testes Qui-quadrado e Tau quadrado: o valor de p significativo, $< 0,05$, é uma evidência de que a heterogeneidade dos efeitos da intervenção não é puro acaso. A estatística I^2 (inconsistência) descreve a proporção da variação total que é devida à heterogeneidade, e tem a seguinte interpretação:

0% a 40%: pode não ser importante;

30% a 60%: pode representar heterogeneidade moderada;

50% a 90%: pode representar heterogeneidade substancial;

75% a 100%: heterogeneidade substancial.

Quinto passo: escolha do software

Existem várias opções comerciais para a realização de metanálises, mas é um custo desnecessário, pois existem opções gratuitas e de código aberto. Recomendamos particularmente o pacote meta para o ambiente R. É óbvio que todos os softwares exigem um treinamento, e o R exige um pouco mais de estudo, mas existem muitos tutoriais, como o de Balduzzi et al.[7] Existem outros pacotes R com as mesmas funcionalidades. O Open Meta-Analyst é um outro software dedicado para metanálise, bastante completo e de código aberto (disponível em http://www.cebm.brown.edu/openmeta/#).

Sexto passo: colocar os dados em tabelas

Vamos refazer didaticamente a metanálise de Avni et al., 2021.[8] Especificamente, vamos analisar o risco relativo de morte em 28-30 dias para o tratamento da Covid 19 com tocilizumabe. Nesse passo, colocamos os resultados dos estudos em uma tabela como a abaixo:

Fazendo a análise

Análise dos vieses: uma metanálise deve sempre incluir uma análise dos vieses para cada estudo incluído. Uma boa sugestão é seguir o manu-

Tabela 1 Dados da metanálise de Avni et al.[8] Os eventos são mortes por todas as causas em 28-30 dias.

Estudo/autor	Desenho	Tocilizumabe Eventos	Tocilizumabe Total	Controles Eventos	Controles Total
Hermine 2020[9]	Aberto	7	63	8	67
Recovery 2021[10]	Aberto	596	2.022	694	2.094
REMAP-CAP 2021[11]	Aberto	98	350	142	397
Rosas 2021[12]	Duplo-cego	49	294	28	144
Salama 2020[13]	Duplo-cego	26	249	11	128
Salvarani 2020[14]	Aberto	2	60	1	63
Stone 2020[15]	Duplo-cego	9	161	4	82
Veiga 2021[16]	Aberto	17	65	6	64

al da organização Cochrane, que coloca a avaliação dos vieses nos seguintes domínios:

1. Viés decorrente do processo de randomização: avaliar se a sequência de alocação foi aleatória e se foi devidamente ocultada;
2. Viés devido a desvios das intervenções pretendidas: se os participantes ou seus cuidadores/responsáveis estavam cientes de sua intervenção designada durante o julgamento; aqui entra o cegamento da intervenção para os participantes.
3. Viés devido à falta de dados de resultados: se os dados para o prognóstico avaliado estão disponíveis para todos os participantes randomizados, ou se as exclusões e dados faltantes estão em justificados;
4. Viés na mensuração do desfecho: se o método de mensuração do desfecho foi inadequado, ou se a medição ou apuração do resultado pode ter diferido entre os grupos de intervenção;
5. Viés na seleção do resultado relatado: se o resultado numérico que está sendo avaliado provavelmente foi selecionado, com base nos resultados, a partir de múltiplas medições de resultados ou múltiplas análises dos dados. Ou se o desfecho foi alterando na fase de recrutamento.

Para cada um dos domínios, o risco de viés deve ser avaliado e tabulado para cada artigo como "baixo risco", "preocupante" ou "alto risco". Devem ser reportados em formato de tabela ou graficamente, como na figura 2.

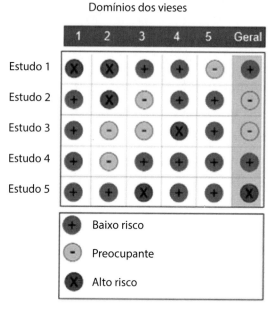

Figura 2 Representação "semafórica" dos vieses atribuídos aos estudos em cada domínio, conforme o julgamento dos revisores.

Além dos domínios relatados, existe ainda um viés que merece consideração, que é o viés de publicação. Na revisão sistemática há maior probabilidade de encontrar estudos com resultados positivos, pois são publicados com maior frequência do que com estudos com resultados negativos, e têm maior probabilidade de serem aceitos em revistas indexadas. Uma maneira de avaliar esse viés graficamente é através do gráfico de funil (funnel plot). Nesse gráfico de dispersão, cada ponto representa um estudo; o eixo Y representa a precisão do estudo (ou seja, o inverso do erro-padrão; estudos maiores são mais precisos), e o eixo X mostra o resultado medido. Na ausência de viés de publicação, os estudos mais precisos são plotados junto da média, e os estudos menores e menos precisos se distribuem uniformemente dos dois lados da linha vertical central (a linha de não-efeito), em um formato de funil. Quanto mais assimétrica a distribuição, maior é a probabilidade de existir viés de publicação.[17] A figura 3 mostra o funnel plot dos estudos listados na tabela 1, para ilustrar a maior crítica a esse método: como é puramente visual, a interpretação é difícil, e não deve ser usado quando o número de estudos é menor que dez, como nesse caso. Existem vários testes estatísticos para quantificar a assimetria, sendo mais utilizados os testes de Begg e de Egger, ambos disponíveis no pacote meta do R. Também não é possível realizar esses testes com menos de dez estudos.

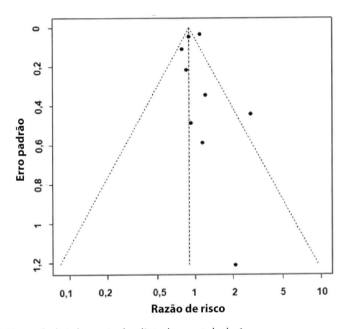

Figura 3 Funnel plot dos estudos listados na tabela 1.

Análise estatística

Na figura 4 mostramos a saída do meta para os dados da tabela 1. Vemos que os pesos são proporcionais ao tamanho das amostras, sendo o peso maior (78,5%) atribuído ao estudo Recovery 2021. Esse estudo, então, acaba dominando a metanálise, e o seu efeito (RR de 0,89, ou seja, redução do risco relativo de morte em 11%), é igual ao efeito sumarizado, com intervalos de confiança muito próximos. Observamos também, nessa figura, os dados sobre a heterogeneidade, com p não significativo, o teste para efeito global significativo ($p < 0,01$), e a estatística $I2$ de 27%, não importante.

Study	Experimental Events	Total	Control Events	Total	Weight	Risk Ratio IV, Random, 95% CI
Hermine 2020	7	63	8	67	0.7%	0.93 [0.36; 2.42]
Recovery 2021	596	2022	694	2094	78.5%	0.89 [0.81; 0.97]
REMAP-CAP 2021	98	350	142	397	14.2%	0.78 [0.63; 0.97]
Rosas 2021	49	294	28	144	3.7%	0.86 [0.56; 1.30]
Salama 2020	26	249	11	128	1.4%	1.22 [0.62; 2.38]
Salvarani 2020	2	60	1	63	0.1%	2.10 [0.20; 22.56]
Stone 2020	9	161	4	82	0.5%	1.15 [0.36; 3.61]
Veiga 2021	17	65	6	64	0.9%	2.79 [1.18; 6.62]
Total (95% CI)		3264		3039	100.0%	0.89 [0.82; 0.96]

Heterogeneity: $Tau^2 = 0$; $Chi^2 = 9.65$, df = 7 (P = 0.21); $I^2 = 27\%$
Test for overall effect: Z = -2.92 (P < 0.01)

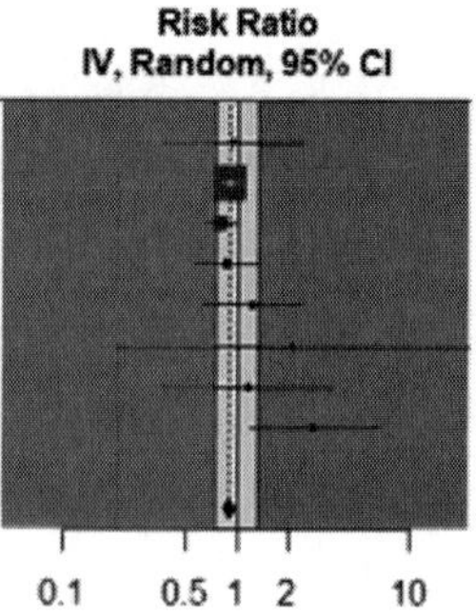

Figura 4 Metanálise dos estudos listados na tabela 1. Aqui o método foi a variância inversa (IV), para efeitos aleatórios.

O gráfico à direita da figura 4 é um forest plot. Cada estudo é simbolizado no forest plot por uma linha e uma caixa: o ponto central dessa caixa é a estimativa do efeito (por exemplo, risco relativo, odds ratio, diferença média), e o tamanho da caixa é proporcional ao peso do estudo. A extensão das linhas corresponde ao intervalo de confiança, ou seja, a probabilidade de que o efeito esteja dentro do intervalo. O losango ("diamante") abaixo das linhas é o efeito sumarizado (pooled effect). A largura do diamante é o intervalo de confiança do efeito sumarizado. A linha vertical do plot é a linha de não-efeito, que corresponde ao valor de 1 (um) para desfechos binários e zero para desfechos contínuos. Quando o intervalo de confiança do diamante passa pela linha de não-efeito, não há diferença estatística na metanálise.

Análise de sensibilidade (sensitivity analysis)

Vimos no exemplo acima a demonstração da metanálise publicada por Avni et al.[8] A conclusão é que o Tocilizumabe reduziu a mortalidade em 11% na Covid 19. Também vimos que essa conclusão é quase toda baseada em um único estudo, com grande número de pacientes, que predomina em peso sobre os outros sete estudos. Ao olharmos a tabela 1, no entanto, vemos que essa metanálise incluiu estudos com desenho aberto (que é o caso do estudo predominante) junto com estudos duplo-cegos. Ora, se os estudos duplo-cegos são a melhor evidência disponível, porque não fazer a metanálise só com eles? A análise de sensibilidade consiste em refazer uma metanálise excluindo estudos sobre os quais pesam vieses ou dúvidas sobre a elegibilidade. Pode mostrar a robustez da metanálise. Vamos refazer a metanálise, dessa vez apenas com os estudos duplo-cegos (figura 5).

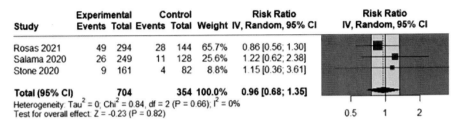

Figura 5 Metanálise dos estudos listados na tabela 1, após remoção dos estudos não-cegos.

Vemos que ao excluir os estudos abertos, a metanálise ainda conta com um número significativo de pacientes (704) e eventos, e mostra que o tocilizumabe, dentro da melhor evidência disponível, não apresenta nenhum efeito sobre o risco de morte pela Covid.

Passo 8: preparação para apresentação dos resultados e publicação

Na última etapa, a revisão sistemática e a metanálise devem ser apresentadas. Conforme o PRISMA Statement, para que uma revisão sistemática seja útil, os autores devem apresentar um relato completo, transparente e acurado sobre os motivos da revisão, o que foi feito e o que foi encontrado.[4] É importante, ao escrever o texto, usar os check-lists disponíveis, como o próprio PRISMA. Ao discutir os resultados, os autores da metanálise devem abordar a complexidade dos resultados, incluindo a heterogeneidade e a relevância dos achados.

■ Referências bibliográficas

1. Gurevitch J, Koricheva J, Nakagawa S, Stewart G. Meta-analysis and the science of research synthesis. Nature. 2018;555(7695):175-182.
2. Hansen C, Steinmetz H, Block J. How to conduct a meta-analysis in eight steps: a practical guide. Management Review Quarterly (2022) 72:1–19.

3. Steel P, Beugelsdijk S, Aguinis H. The anatomy of an award-winning meta-analysis: Recommendations for authors, reviewers, and readers of meta-analytic reviews. J Int Bus Stud. 2021;52(1):23-44.
4. Page M J, McKenzie J E, Bossuyt P M, Boutron I, Hoffmann T C, Mulrow C D et al. The PRISMA 2020 statement: an updated guideline for reporting systematic reviews. BMJ 2021; 372:n71 doi:10.1136/bmj.n71.
5. Santos, EJF, Cunha, M. Interpretação Crítica Dos Resultados Estatísticos De Uma Meta-Análise: Estratégias. Millenium – Journal of Education, Technologies, and Health. 2013;44:85-98.
6. Higgins JPT, Thomas J, Chandler J, Cumpston M, Li T, Page MJ, Welch VA (editors). Cochrane Handbook for Systematic Reviews of Interventions version 6.3 (updated February 2022). Cochrane, 2022.
7. Balduzzi S, Rücker G, Schwarzer G. How to perform a meta-analysis with R: a practical tutorial. Evidence-Based Mental Health. 2019;22: 153-160.
8. Avni T, Leibovici L, Cohen I, Atamna A, Guz D, Paul M, et al. Tocilizumab in the treatment of COVID-19-a meta-analysis. QJM. 2021;114(8):577-586.
9. Hermine O, Mariette X, Tharaux P-L, Resche-Rigon M, Porcher R, Ravaud P, et al. Effect of tocilizumab vs usual care in adults hospitalized with COVID-19 and moderate or severe pneumonia: a randomized clinical trial. JAMA Intern Med 2021;181:32–40.
10. RECOVERY Collaborative Group. Tocilizumab in patients admitted to hospital with COVID-19 (RECOVERY): a randomised, controlled, open-label, platform trial. Lancet. 2021;397(10285):1637-1645.
11. Gordon AC, Mouncey PR, Al-Beidh F, Rowan KM, Nichol AD; REMAP-CAP Investigators. Interleukin-6 receptor antagonists in critically ill patients with Covid-19. N Engl J Med 2021;384:1491–502.
12. Rosas IO, Brau N, Waters M, Go RC, Hunter BD, Bhagani S, et al. Tocilizumab in hospitalized patients with severe Covid-19 pneumonia. N Engl J Med 2021;384:1503–16.
13. Salama C, Han J, Yau L, Reiss WG, Kramer B, Neidhart JD, et al. Tocilizumab in patients hospitalized with Covid-19 pneumonia. N Engl J Med 2021; 384:20–30.
14. Salvarani C, Dolci G, Massari M, Merlo DF, Cavuto S, Savoldi L, et al.; RCT-TCZ-COVID-19 Study Group. Effect of tocilizumab vs standard care on clinical worsening in patients hospitalized with COVID-19 pneumonia: a randomized clinical trial. JAMA Intern Med 2021; 181:24.
15. Stone JH, Frigault MJ, Serling-Boyd NJ, Fernandes AD, Harvey L, Foulkes AS, et al. Efficacy of tocilizumab in patients hospitalized with Covid-19. N Engl J Med 2020; 383:2333–44.

16. Veiga VC, Prats JAGG, Farias DLC, Rosa RG, Dourado LK, Zampieri FG, et al. Effect of tocilizumab on clinical outcomes at 15 days in patients with severe or critical coronavirus disease 2019: randomised controlled trial. BMJ 2021;372:n84.
17. Egger M, Davey Smith G, Schneider M, Minder C. Bias in meta-analysis detected by a simple, graphical test. BMJ. 1997;315(7109):629-34.
18. DeSimone JA, Brannick MT, O'Boyle EH, Ryu JW. Recommendations for reviewing meta-analyses in organizational research. Organ Res Methods.2020;56:455–463.

capítulo 27

Softwares na Pesquisa Clínica

Luis Felipe Batista Hiar
Albert Bousso

> "It is not the strongest of the species that survives, nor the most intelligent, but the one most responsive to change."
>
> **Charles Darwin**

Vivemos atualmente um momento da história em que o volume de geração de dados de saúde avança em uma escala que até recentemente poucos imaginavam. Este crescimento ocorre em diferentes dimensões: volume, variedade e velocidade[1]. Reduzindo este material a sua unidade mais simples de informação, o dado em si, chegamos ao substrato de qualquer projeto de pesquisa clínica, quanti ou qualitativa. Produzidos analógica ou digitalmente, através de sistemas eletrônicos de prontuário, dispositivos portáteis ou de saúde, ferramentas de monitoramento clínico, ferramentas de gestão assistencial/financeira, plataformas governamentais ou no contexto de ensaios clínicos, estes dados passam por diversas etapas de processamento, que estão contidas entra sua geração no mundo real e o uso final, habitualmente, a análise dos resultados. É exatamente entre estes dois extremos que os softwares de pesquisa clínica se constituem como importantes ferramentas no auxílio do pesquisador.

Neste capítulo discutiremos os principais softwares de pesquisa clínica disponíveis no mercado, suas funcionalidades e, ao final, quais parâmetros avaliar na fase de planejamento de um estudo para que a escolha do software tenha o melhor resultado possível.

Utilizamos uma classificação simples com o intuito de sermos o mais didáticos e informativos possível. Porém, é possível classificar softwares de pesquisa clínica de inúmeras maneiras, igualmente válidas.

1. **Sistemas de Coleta/Captura Eletrônica de Dados (*Electronic Data Capture* – EDC)**: Os sistemas EDC são usados para coletar, gerenciar e armazenar dados de pesquisa clínica. Essas plataformas substituem os métodos tradicionais de coleta de dados em papel e otimizam os processos de entrada e verificação de dados. Os sistemas EDC frequentemente incluem recursos como validação/qualidade de dados, trilhas de auditoria, coleta remota,.

    Principais exemplos:
    - REDCap (Research Electronic Data Capture)[2]
    - EPIMED Solutions[3]
    - Castor EDC
    - Clincase

2. **Sistemas de Gerenciamento de Ensaios Clínicos (*Clinical Trial Management Systems* – CTMS)**: Os softwares para gerenciamento de ensaios clínicos tem como finalidade auxiliar os pesquisadores no gerenciamento operacional destes estudos. Dentre as suas funcionalidades há recursos de recrutamento e inscrição de participantes, gerenciamento de centros participanetes, controle de orçamento/financeiro, gerenciamento de documentos e monitoramento da conformidade regulatória.

    Principais exemplos:
    - IBM Clinical Development®
    - Medscale®
    - ResearchManager – CTMS®
    - Florence®

3. **Sistemas de Randomização e Gerenciamento de Fornecimento de Ensaios (*Randomization and Trial Supply Management – RTSM*)**: Os sistemas RTSM, também conhecidos como sistemas de Resposta Interativa (Interactive Response Technology – IRT) auxiliam na randomização dos participantes em diferentes grupos de estudo, alocando-os de maneira adequada conforme planejado no desenho do estudo. Esses sistemas garantem o mascaramento adequado, rastreiam o estoque de medicamentos e dão suporte à tomada de decisão em relação à cadeia de suprimentos necessários durante o ensaio clínico.

    Principais exemplos:
    - Medidata Balance RTSM
    - OpenClinica RTSM
    - BioClinica RTSM
    - Oracle RTSM

4. **Sistemas Eletrônicos de Resultados Reportados pelo Paciente (*Electronic Patient Reported Outcome – ePRO*)**: Este grupo de softwares permite que os participantes relatem suas experiências e resultados usando dispositivos eletrônicos, como smartphones, tablets ou computadores. Ele elimina a necessidade de diários em papel e permite a coleta de dados em tempo real, melhorando qualidade e confiabilidade dos dados, assim como a adesão dos pacientes ao preenchimento. Com estes softwares houve grande ganho de eficiência através da automação de tarefas de contato entre a pesquisa e o participante.

    Principais exemplos:
    - REDCap
    - Google Forms
    - SurveyMonkey
    - Bracket eCOA (electronic Clinical Outcome Assessments)
    - CRF Health TrialMax ePRO

5. **Sistemas de Gerenciamento de Dados Clínicos (*Clinical Data Management Systems – CDMS*)**: O software CDMS facilita a coleta, integração e gerenciamento de dados de pesquisa clínica de várias fontes. Esses sistemas garantem a qualidade, consistência e

segurança dos dados. As plataformas CDMS geralmente incluem recursos como limpeza de dados, gerenciamento de consultas e capacidades de exportação de dados/interoperabilidade com outras plataformas.

Principais exemplos:
- REDCap
- Oracle Clinical Data Management System
- IBM Clinical Development
- Castor CDMS

6. **Registros de Ensaios Clínicos e Ferramentas de Desenvolvimento de Protocolos**: Essas ferramentas de software/aplicativos web auxiliam os pesquisadores no design, documentação e registro de protocolos de ensaios clínicos. Elas frequentemente incluem modelos, diretrizes de desenvolvimento de protocolos e apoiam a conformidade com requisitos regulatórios e padrões de relatórios.

Principais exemplos:
- Plataforma BRASIL
- https://ensaiosclinicos.gov.br/
- ClinicalTrials.gov

7. **Sistemas de Gerenciamento de Segurança e Relato de Eventos Adversos**: Esses sistemas auxiliam os pesquisadores no monitoramento e gerenciamento da segurança e eventos adversos ocorridos durante ensaios clínicos. Eles suportam a coleta, rastreamento e relato de dados de segurança para garantir o bem-estar dos participantes e a conformidade com as regulamentações de segurança em estudos experimentais.

Principais exemplos:
- VigiMed (utilizado pela ANVISA)
- Oracle Argus Safety
- ArisGlobal Safety Easy
- Advera Signal

8. **Ferramentas de Análise Estatística e Relatórios**: O software de análise estatística é usado para analisar e interpretar dados de ensaios clínicos. Essas ferramentas incluem os diferentes testes estatís-

ticos, funcionalidades de modelagem de dados, recursos de visualização de dados e geração de relatórios. É a partir destes softwares que os resultados são produzidos, seja através de tabelas, gráficos ou relatórios.

Principais exemplos:
- SAS (Statistical Analysis System)
- R (linguagem de programação)/R-studio (software open-source)
- SPSS® (Statistical Package for the Social Sciences)
- Stata

É importante observar que as funcionalidades e recursos do software de pesquisa clínica podem se sobrepor. Algumas plataformas são mais abrangentes que outras e possuem diversos módulos dos descritos acima em um único software.

A partir destas classificações e do que cada uma deles tem a oferecer, a equipe deve partir para a seleção do software através rigorosa avaliação. É importante analisar se as funcionalidades do software atendem às necessidades do estudo e à realidade dos centros participantes.

Listamos a seguir pontos relevantes a serem avaliados na hora de analisar e selecionar um software de pesquisa clínica:

- Disponibilidade do software na região de realização do estudo, com as devidas adequações à regulação e à legislação locais.
- Suporte/versão no idioma local.
- Modelo e custos de obtenção da licença.
  Exemplo: Licença por usuário/instituição/volume de uso; Cobrança recorrente ou compra definitiva.
- Custos de manutenção ou necessidade de contratação de serviços adicionais de suporte.
  Exemplo: custos de customização, de atualização de versões, cobrança de funcionalidades adicionais, contratação de serviços de banco de dados em nuvem.
- Custos de desenvolvimento de um projeto: necessidade de contratação de pessoal especializado ou de consumo horas remuneradas de equipes já contratadas.

- Usabilidade/curva de aprendizado na utilização, seja pela equipe de pesquisa, seja pelo indivíduo estudado, quando houver dados auto reportados.
- Interoperabilidade com outros softwares: modelos de dados e arquitetura da interface.
- Performance do software que atenda satisfatoriamente o volume de dados a ser transacionado.
- Recursos de segurança e privacidade relativos a armazenamento, anonimização e interoperabilidade.
- Verificar se há necessidade e como se dá o processo de homologação do software junto aos centros que realizarão a pesquisa ou parte dela.

---

[1] Laney D. 3D data management: controlling data volume, velocity, and variety, Application delivery strategies. Stamford: META Group Inc; 2001.

capítulo 28

Pesquisa Colaborativa

Patricia Fontela
Jacques Lacroix
Kusum Menon

- **Prestar cuidados baseados em evidências a crianças gravemente doentes: ainda há um longo caminho pela frente**

A necessidade de geração de conhecimento específico da pediatria através de pesquisas de alta qualidade é imperativa. Ao longo dos anos, os pacientes pediátricos foram sistematicamente excluídos dos ensaios clínicos por diversas razões. Como resultado, um número significativo de medicamentos administrados a crianças gravemente doentes não está especificamente licenciado para utilização nesta população de pacientes.

Como as equipes de saúde ainda necessitam de prestar tratamento a crianças doentes, a opção é prescrever medicamentos fora dos termos da sua licença (prescrição "off-label") com a expectativa de que sejam tão eficazes como em pacientes adultos. No entanto, a extrapolação direta dos resultados de estudos em adultos para crianças não é apropriada devido às características únicas dos sistemas inflamatório e imunológico pediátrico e às diferenças de desenvolvimento na fisiologia, patologia e metabolismo de medicamentos[1-6]. Tal abordagem poderia levar os pacientes pediátricos a serem expostos a doses ineficazes ou a tratamentos possivelmente inseguros[7]. O mesmo se aplica a outros desfechos importantes usados em pesquisa clínica, como a taxa de mortalidade, pois crianças apresentam taxas de mortalidade mais baixas em comparação com os adultos. Finalmente, a mesma doença pode apresentar-se de forma diferente em pacientes pediátricos e adultos, por exemplo, COVID-19, levando a resultados diferentes.

Os dados gerados por estudos pediátricos específicos são essenciais para melhorar o atendimento clínico oferecido em unidades de terapia intensiva pediátrica (UTIP) em todas as faixas etárias, bem como para informar as políticas de saúde. No entanto, realizar tais estudos é muito desafiador. Duffet et al. analisaram 248 ensaios clínicos randomizados (ECR) em terapia intensiva pediátrica de 31 países que foram publicados até 2013[8]. Eles observaram que tais ECRs são tipicamente pequenos, com uma mediana de 57 pacientes por estudo, e poucos são multicêntricos (19%) ou multinacionais (7%). É importante ressaltar que 11% dos ECRs identificados foram interrompidos devido a dificuldades de recrutamento ou futilidade. Em outro estudo, o mesmo grupo mostrou que estudos piloto publicados em cuidados intensivos pediátricos raramente levam a ECRs maiores[9]. Esta incapacidade atual de realizar e/ou concluir ECRs em terapia intensiva pediátrica coloca em risco a saúde de nossos pacientes.

A pandemia da COVID-19 expôs de maneira pungente as dificuldades de fazer pesquisa em pacientes pediátricos críticos, mas também revelou o caminho que devemos seguir para superar tais desafios. A colaboração entre centros em nível nacional e internacional é essencial para realizar estudos em terapia intensiva pediátrica de alta qualidade e de maneira eficaz e oportuna, garantindo ao mesmo tempo um tamanho de amostra apropriado para resultados definitivos que sejam clinicamente relevantes. As redes nacionais e internacionais de pesquisa em terapia intensiva pediátrica são essenciais para alcançar tais objetivos.

■ Colaboração: um elemento-chave para o avanço da pesquisa em terapia intensiva pediátrica

Colaboração em pesquisa: definição, como e por que

A pesquisa colaborativa é definida como a investigação onde diferentes pesquisadores, instituições, organizações e/ou comunidades trabalham em conjunto para um objetivo comum[10]. Estas são parcerias igualitárias baseadas na honestidade, integridade e transparência e que garantem oportunidades equivalentes a todos os membros da equipe de pesquisa.

Os benefícios da pesquisa colaborativa são muitos. Trabalhar em equipe permite a troca de ideias entre diferentes especialistas, o que leva a uma compreensão mais abrangente do tema em estudo. Além disso, dá aos pesquisadores a oportunidade de estabelecer redes e partilhar recursos, por exemplo, bases de dados existentes e financiamento. As colaborações multicêntricas ajudam a garantir que estudos maiores recrutem o número necessário de participantes. Por fim, a pesquisa colaborativa também está associada ao uso de metodologia mais robusta e maior qualidade de resultados[11].

A colaboração em pesquisa clínica pode assumir diferentes formas:

- **Pesquisa colaborativa intradisciplinar**: quando diferentes pesquisadores da mesma disciplina trabalham juntos em um projeto. Por exemplo, duas equipes de pesquisa em cuidados intensivos pediátricos de instituições diferentes.
- **Pesquisa colaborativa interdisciplinar**: este tipo de colaboração envolve pesquisadores de diferentes disciplinas trabalhando juntos em um estudo. Por exemplo, especialistas em terapia intensiva pediátrica e pesquisadores de saúde pública.
- **Pesquisa colaborativa multicêntrica**: quando pesquisadores de diferentes instituições trabalham juntos em um projeto. A pesquisa multicêntrica pode ser intra ou interdisciplinar.
- **Pesquisa colaborativa internacional**: este tipo de colaboração envolve pesquisadores de diferentes países trabalhando juntos em um estudo. A pesquisa colaborativa internacional pode ser intra ou interdisciplinar.

Independentemente do modelo de colaboração utilizado, é fundamental garantir um ambiente profissional, em que expectativas, funções e responsabilidades estejam claramente definidas. Isso inclui conversas *a priori* sobre temas como autoria e como o financiamento será compartilhado. Via de regra, as diferenças culturais entre os membros da equipe devem ser reconhecidas e respeitadas. Uma comunicação eficaz e clara para evitar mal-entendidos também é essencial para uma colaboração bem-sucedida.

Finalmente, a colaboração em pesquisa pode ser conseguida através de diferentes estratégias. Alguns pesquisadores constroem seu grupo individual de colaboradores por meio de conexões pessoais com diferentes cientistas ao longo de suas carreiras. Mais recentemente, as redes de pesquisa facilitaram a investigação colaborativa, reunindo diferentes pesquisadores interessados na mesma área.

O que são redes de pesquisa e por que são importantes?

As redes de pesquisa são organizações que visam reunir cientistas e instituições comprometidas com o compartilhamento de informações e o trabalho conjunto[12]. São associações voluntárias e lideradas por pesquisadores onde os cientistas partilham as suas ideias, e planejam e conduzem pesquisa colaborativa. As redes permitem que os pesquisadores se beneficiem de conhecimentos interdisciplinares localizados em diferentes instituições e, por vezes, em diferentes países, numa relação que é mutuamente benéfica[13].

Outras vantagens das redes de pesquisa são a aprendizagem partilhada, novas oportunidades de estudos, o estabelecimento de novos projetos de pesquisa, a coordenação de esforços de pesquisa e a transferência de tecnologia[11]. Além disso, a pesquisa colaborativa aumenta as citações de manuscritos de pesquisa, especialmente se uma equipe internacional de autores estiver envolvida[14,15]. O desenvolvimento de redes de pesquisa é particularmente importante para países que têm uma comunidade científica fragmentada, pequenos grupos de pesquisa e financiamento escasso[16]. A massa crítica de expertise presente nas redes dá suporte aos pesquisadores, fortalecendo a metodologia utilizada em diferentes estudos e impactando positivamente a viabilidade de diferentes estudos[17]. A pesquisa colaborativa também ajuda a desenvolver capacidade de investigação sustentável em instituições onde a infraestrutura de pesquisa é menos desenvolvida ou encontra-se em risco. Além disso, estudos realizados em redes permitem o recrutamento multicêntrico de participantes em diferentes contextos[11,16]. Isto garante não apenas que o tamanho de amostra apropriado será alcançado para que os resultados do estudo sejam verdadeiramente informativos, mas também melhora a generalização dos resultados do estudo.

Finalmente, as redes e colaborações de pesquisa também são importantes no acesso a financiamento de pesquisa[13]. Elas facilitam o desenvolvimento de propostas competitivas conjuntas, especialmente a nível nacional e internacional, a otimização da utilização de fundos de pesquisa e o acesso a subvenções que podem não estar disponíveis para indivíduos (por exemplo, Wellcome Trust).

A formação dos novos pesquisadores também está por vezes integrada em redes[13]. Essa formação pode incluir diferentes aspectos, como a orientação de pesquisadores juniores por pesquisadores seniores. Além disso, algumas redes oferecem oportunidades de formação contínua aos seus pesquisadores e coordenadores de pesquisa, tanto a curto prazo (como workshops) como a longo prazo (como programas de formação em pesquisa clínica)[13]. Essa formação é essencial para desenvolver a capacidade de pesquisadores individuais e de equipes de pesquisa, o que, por sua vez, teria um efeito positivo a nível da rede.

Implementar e manter eficazmente uma rede de pesquisa exige tempo e um esforço significativo dos seus membros. Além disso, financiamento adequado, boa gestão e planejamento são cruciais[11]. Embora as redes de pesquisa tenham um papel importante na definição da agenda de pesquisa para diferentes campos, elas devem assegurar que os seus membros disponham de liberdade mental para terem ideias inovadoras[18]. Eles também devem garantir um ambiente seguro para os membros debaterem tais ideias, tendo políticas rígidas em relação à propriedade intelectual.

A evolução de uma rede de pesquisa

As redes de pesquisa têm um ciclo de vida típico à medida que são criadas, amadurecem e atingem seus objetivos[12,17,19]. Durante a sua fase de criação, consistem em um grupo informal de pesquisadores que partilham necessidades, objetivos e interesses comuns. Dada a sua informalidade, as redes muitas vezes não dispõem de meios financeiros suficientes para prestar serviços aos seus membros.

À medida que evoluem, as redes de pesquisa recrutam com sucesso um maior número de membros que podem contribuir e se beneficiar das suas atividades[12]. Frequentemente organizam reuniões para promover a colaboração entre os membros e desenvolvem outras formas de manter os seus membros envolvidos e ligados, tais como um website e/ou um boletim informativo[17,19]. Com o tempo, as redes de pesquisa tendem a criar uma estrutura de associação formal e a desenvolver a capacidade de fornecer diferentes serviços aos seus membros. Esses serviços podem incluir, por exemplo, revisão por pares de propostas de subvenções e manuscritos, cartas de apoio para pedidos de subvenção, workshops, formação em pesquisa e orientação.

As redes de pesquisa maduras necessitam de um financiamento substancial para cobrir os custos de comunicações, incluindo websites e boletins informativos, de reuniões da rede e dos salários do pessoal de coordenação[12]. As fontes de rendimento comuns incluem taxas de adesão e subsídios de agências financiadoras ou do governo. Garantir fontes de rendimento torna-se uma prioridade, uma vez que a existência a longo prazo de uma rede de pesquisa depende da sua sustentabilidade financeira.

Redes de pesquisa em terapia intensiva pediátrica

Atualmente existem diversas redes de pesquisa em terapia intensiva pediaátrica em todo o mundo (Tabela 1)[17-26]. Apesar das suas diferentes estruturas organizacionais e fases de evolução, elas partilham algumas características fundamentais. São todas redes de pesquisa iniciadas por pesquisadores que visam facilitar a troca de informações de pesquisas, incluindo ideias e resultados de estudos, entre os seus membros. Os membros da rede partilham interesses científicos comuns, o que ajuda a definir as prioridades de pesquisa e os projetos a desenvolver. Finalmente, todas as redes realizam reuniões científicas regulares onde os membros podem estabelecer contatos e apresentar novas ideias de pesquisa e atualizações de estudos em curso. Essas reuniões podem ser presenciais, virtuais ou em formato híbrido.

As redes de pesquisa iniciadas por pesquisadores apresentam diversas vantagens[17]. Primeiro, a sua agenda de pesquisas responde aos interesses dos membros da rede. Em segundo lugar, as questões estudadas refletem as necessidades atuais dos profissionais e dos pacientes, e o portfólio de pesquisas tende a evoluir ao longo do tempo à medida que surgem outras questões clínicas relevantes. Por fim, permite o estudo não apenas de questões clínicas relevantes, mas também de questões relacionadas ao próprio processo de pesquisa.

Tabela 1 Visão geral de algumas redes de pesquisa em cuidados intensivos pediátricos em todo o mundo (listadas de acordo com o ano em que foram criadas)

Rede de pesquisa	País	Ano de criação	Website
Canadian Critical Care Pediatric Subgroup – Canadian Critical Care Trials Group (CCCPEDS-CCCTG)	Canadá	CCCTG (representação adulta e pediátrica): 1989 CCCPEDS: 2000	www.ccctg.ca/our-initiatives/canadian-critical-care-pediatric-subgroup
Groupe Francophone de Réanimation et d'Urgences Pédiatriques (GFRUP)	Países francófonos (França, Canadá, Bélgica, Suíça)	1995	https://gfrup.sfpediatrie.com/
Pediatric Acute Lung Injury and Sepsis Investigators (PALISI)	Estados Unidos	2002	www.palisi.org/
ANZICS Pediatric Study Group (ANZICS PSG)	Australia e Nova Zelândia	2003	www.anzics.com.au/psg/
Collaborative Pediatric Critical Care Network (CPCCRN)	Estados Unidos	2004	www.cpccrn.org
Paediatric Critical Care Society Study Group	Reino Unido e Irlanda	2005	https://pccsociety.uk/research/pccs-study-group/
Red Colaborativa Pediátrica de Latinoamérica (LaRED)	Honduras, Costa Rica, Colômbia, Bolívia, Equador, Peru, Chile, Argentina, Brasil, Uruguai	2014	https://www.la-red.net/institucional
Pediatric Acute & Critical Care Medicine Asian Network (PACCMAN)	China, Indonésia, Japão, Coréia, Malásia, Paquistão, Filipinas, Arábia Saudita, Singapura, Tailândia, Vietnã	2015	https://www.scri.edu.sg/crn/pediatric-acute-critical-care-medicine-asian-network/about-paccman/
Brazilian Research Network in Pediatric Intensive Care (BRnet-PIC)	Brasil	2018	https://en.brnetpic.org/

O Canadian Critical Care Trials Group, criado em 1989, foi a primeira rede de pesquisa em terapia intensiva do mundo com representação de intensivistas pediátricos e adultos. Em 2000, o Canadian Critical Care Pediatric Subgroup – Canadian Critical Care Trials Group (CCCPEDS-CCCTG) nasceu do reconhecimento de que crianças gravemente doentes diferem de adultos criticamente enfermos no que diz respeito à fisiologia, processos de doença, metabolismo de medicamentos e resultados[22]. O CCCPEDS-CCCTG utiliza um modelo de pesquisa programática como base de sua abordagem à pesquisa clínica[17]. Tal modelo considera a pesquisa clínica como uma série integrada de investigações, para as quais são utilizadas diversas metodologias complementares, que visam determinar as melhores práticas em terapia intensiva pediátrica, com o objetivo final de implementar o conhecimento gerado pela pesquisa para melhorar os resultados dos pacientes.

O CCCPEDS-CCCTG desenvolveu uma estrutura colaborativa que combina rigor científico com intensa colegialidade. A rede possui um processo de supervisão de pesquisa que inclui geração de ideias de pesquisa, feedback de protocolo e acompanhamento do andamento dos projetos de pesquisa. Além disso, orientação contínua e educação em pesquisa são fornecidas aos membros da rede. Outro aspecto importante desta rede é a sua multidisciplinaridade. Os membros atuais incluem médicos, enfermeiros cientistas, farmacêuticos, pesquisadores PhD, coordenadores de pesquisa, pacientes e familiares de pacientes. Além disso, a rede oferece programas educativos para coordenadores de pesquisa e para médicos residentes em terapia intensiva adulta e pediátrica, com o objetivo de educar a próxima geração de pesquisadores canadenses em terapia intensiva.

Nos últimos 30 anos, várias redes de terapia intensiva pediátrica foram criadas em todo o mundo. Após um surgimento inicial de redes na América do Norte (CCCPEDS, PALISI e CPPCRN), Europa (GFRUP e Pediatric Critical Care Society Study Group) e Austrália/Nova Zelândia (ANZICS PSG), observamos recentemente o desenvolvimento de redes de pesquisas em terapia intensiva pediátrica na América Latina (LaRED e BRnet-PIC) e na Ásia (PACCMAN)[17-26]. Os estudos realizados por essas redes estão ancorados no seu profundo compromisso com a alta qualidade metodológica e a colaboração, para o benefício de toda a nossa comunidade de pesquisadores e dos pacientes.

A abordagem utilizada pelo CCCPEDS-CCCTG serviu de modelo para muitas das redes de pesquisa em terapia intensiva pediátrica acima mencionadas. No entanto, diferentes redes adaptaram o seu *modus operandi* ao seu próprio contexto e necessidades. A criação de grupos de trabalho dentro da rede foi o modelo adotado tanto pelo PALISI quanto pelo ANZICS-PSG para reunir pesquisadores com interesses específicos em diferentes áreas de pesquisa[19,20]. Essas áreas incluem, por exemplo, cuidados neurocríticos, resultados a longo prazo, medicina transfusional, saúde global, nutrição, manejo de vias aéreas e ciência de dados, entre outras. Além disso, redes como o Pediatric Critical Care Society Study Group, LaRED e ANZICS-PSG criaram bases de dados de pacientes que são utilizadas em pesquisa clínica.

A colaboração internacional entre diferentes redes de pesquisa pediátrica tem aumentado progressivamente ao longo dos anos. O desafio de reunir grupos geograficamente dispersos foi em grande parte mitigado pela utilização da tecnologia digital, a qual melhorou não somente a visibilidade das redes de pesquisa, mas também a sua comunicação com grupos de pares. O resultado tem sido o desenvolvimento de novas colaborações e a realização de grandes estudos internacionais que nos permitirão responder a importantes questões de investigação na nossa área.

No entanto, a colaboração internacional é um desafio, pois depende não só da boa vontade dos colaboradores, mas também de outros fatores importantes. Primeiro, os países têm leis diferentes em matéria de propriedade intelectual. Além disso, as expectativas em torno da partilha e gestão de dados, de como proteger a privacidade dos participantes na pesquisa e dos requisitos éticos (por exemplo, utilização do consentimento diferido) também são exclusivas de cada país. Contratos e acordos legais entre instituições internacionais e a obtenção de seguros também podem resultar em um processo de negociação demorado, uma vez que as instituições têm prioridades e filosofias diferentes. Estes fatores constituem barreiras importantes à pesquisa clínica eficiente em terapia intensiva pediátrica e esforços internacionais têm sido feitos para melhorar este processo.

■ O futuro da pesquisa colaborativa em terapia intensiva pediátrica

Precisamos urgentemente de estudos de alta qualidade que nos ajudem a fornecer a melhor assistência aos pacientes pediátricos gravemente enfermos. A pesquisa colaborativa é a única forma realista de gerar dados adequados para este fim. É também uma oportunidade única para elevar os atuais padrões de pesquisa neste domínio e para permitir o desenvolvimento de infraestrutura de pesquisa em diferentes instituições e países, o que, por sua vez, melhorará a generalização dos resultados dos estudos. As redes de pesquisa em terapia intensiva pediátrica desempenham um papel essencial neste processo, tanto a nível nacional como internacional. Juntas, elas podem fazer avançar a agenda de pesquisa em terapia intensiva pediátrica e lutar por um processo de colaboração internacional mais eficiente. É chegada a hora da comunidade de terapia intensiva pediátrica se unir em benefício de nossas crianças.

Referências bibliográficas

1. Simon AK, Hollander GA, McMichael A. Evolution of the immune system in humans from infancy to old age. Proc Biol Sci 2015;282(1821):20143085. (In eng). DOI: 10.1098/rspb.2014.3085.
2. Barsness KA, Bensard DD, Partrick DA, et al. IL-1beta induces an exaggerated pro- and anti-inflammatory response in peritoneal macrophages of children compared with adults. Pediatr Surg Int 2004;20(4):238-42. (In eng). DOI: 10.1007/s00383-003-1118-y.
3. Kim HS, Kim JH, Yim H, Kim D. Changes in the levels of interleukins 6, 8, and 10, tumor necrosis factor alpha, and granulocyte-colony stimulating factor in Korean burn patients: relation to burn size and postburn time. Ann Lab Med 2012;32(5):339-44. (In eng). DOI: 10.3343/alm.2012.32.5.339.
4. Tulic MK, Hodder M, Forsberg A, et al. Differences in innate immune function between allergic and nonallergic children: new insights into immune ontogeny. The Journal of allergy and clinical immunology 2011;127(2):470-478 e1. (In eng). DOI: 10.1016/j.jaci.2010.09.020.
5. Dunne J, Rodriguez WJ, Murphy MD, et al. Extrapolation of adult data and other data in pediatric drug-development programs. Pediatrics 2011;128(5):e1242-e1249. DOI: 10.1542/peds.2010-3487.
6. Janiaud P, Lajoinie A, Cour-Andlauer F, et al. Different treatment benefits were estimated by clinical trials performed in adults compared with those performed in children. J Clin Epidemiol 2015;68(10):1221-31. (In eng). DOI: 10.1016/j.jclinepi.2015.06.021.
7. Hwang TJ, Randolph AG, Bourgeois FT. Inclusion of children in clinical trials of treatments for coronavirus disease 2019 (COVID-19). JAMA Pediatr 2020. DOI: 10.1001/jamapediatrics.2020.1888.

8. Duffett M, Choong K, Hartling L, Menon K, Thabane L, Cook DJ. Randomized controlled trials in pediatric critical care: a scoping review. Crit Care 2013;17(5):R256. DOI: 10.1186/cc13083.
9. Duffett M, Choong K, Hartling L, Menon K, Thabane L, Cook DJ. Pilot Randomized Trials in Pediatric Critical Care: A Systematic Review. Pediatr Crit Care Med 2015;16(7):e239-44. (In eng). DOI: 10.1097/pcc.0000000000000475.
10. Bansal S, Mahendiratta S, Kumar S, Sarma P, Prakash A, Medhi B. Collaborative research in modern era: Need and challenges. Indian J Pharmacol 2019;51(3):137-139. (In eng). DOI: 10.4103/ijp.IJP_394_19.
11. Dockrell HM. Presidential address: the role of research networks in tackling major challenges in international health. International Health 2010;2(3):181-185. DOI: 10.1016/j.inhe.2010.07.004.
12. United Nations. Making North-South research networks work. 1999 (https://unctad.org/system/files/official-document/poiteedsd7.en.pdf).
13. Paina L, Ssengooba F, Waswa D, M'Imunya J M, Bennett S. How does investment in research training affect the development of research networks and collaborations? Health Res Policy Syst 2013;11:18. (In eng). DOI: 10.1186/1478-4505-11-18.
14. Katz JS, Hicks D. How much is a collaboration worth? A calibrated bibliometric model. Scientometrics 1997;40(3):541-554. DOI: 10.1007/BF02459299.
15. Choong K, Duffett M, Cook DJ, Randolph AG. The Impact of Clinical Trials Conducted by Research Networks in Pediatric Critical Care. Pediatr Crit Care Med 2016;17(9):837-44. (In eng). DOI: 10.1097/pcc.0000000000000835.
16. Puljak L, Vari SG. Significance of research networking for enhancing collaboration and research productivity. Croat Med J 2014;55(3):181-3. (In eng). DOI: 10.3325/cmj.2014.55.181.
17. Marshall JC, Cook DJ. Investigator-led clinical research consortia: the Canadian Critical Care Trials Group. Crit Care Med 2009;37(1 Suppl):S165-72. (In eng). DOI: 10.1097/CCM.0b013e3181921079.
18. Peters MJ, Ramnarayan P, Scholefield BR, Tume LN, Tasker RC. The United Kingdom Paediatric Critical Care Society Study Group: The 20-Year Journey Toward Pragmatic, Randomized Clinical Trials. Pediatr Crit Care Med 2022;23(12):1067-1075. (In eng). DOI: 10.1097/pcc.0000000000003099.
19. Randolph AG, Bembea MM, Cheifetz IM, et al. Pediatric Acute Lung Injury and Sepsis Investigators (PALISI): Evolution of an Investigator-Initiated Research Network. Pediatr Crit Care Med 2022;23(12):1056-1066. (In eng). DOI: 10.1097/pcc.0000000000003100.
20. ANZICS. ANZICS: Pediatric Study Group. (https://www.anzics.com.au/psg/).
21. Brazilian Research Network in Pediatric Intensive Care (BRnet-PIC). Brazilian Research Network in Pediatric Intensive Care (BRnet-PIC). (https://www.brnetpic.org/).

22. Canadian Critical Care Trials Group (CCCTG). Canadian Critical Care Pediatric Subgroup (CCCPEDS). (https://www.ccctg.ca/our-initiatives/canadian-critical-care-pediatric-subgroup).
23. Collaborative Pediatric Critical Care Research Network (CPCCRN). Collaborative Pediatric Critical Care Research Network (CPCCRN). (https://www.cpccrn.org/).
24. Groupe Francophone de Réanimation de d'Urgences Pédiatriques (GFRUP). Groupe Francophone de Réanimation de d'Urgences Pédiatriques (GFRUP). (https://gfrup.sfpediatrie.com/).
25. Pediatric Acute & Critical Care Medicine Asian Network (PACCMAN). Pediatric Acute & Critical Care Medicine Asian Network (PACCMAN). (https://www.scri.edu.sg/crn/pediatric-acute-critical-care-medicine-asian-network/about-paccman/).
26. Red Colaborativa Pediátrica de Latinoamérica (LaRED). Red Colaborativa Pediátrica de Latinoamérica (LaRED). (https://www.la-red.net/).

Questões Regulatórias: Sistema CEP/CONEP e Registro do Protocolo

Thaís Pereira Monteiro
Ronilson Gonçalves Rocha

A tramitação de pesquisas envolvendo seres humanos no Brasil, obrigatoriamente, necessita da apreciação das instâncias regulatórias, ou seja, de um Comitê de Ética em Pesquisa (CEP) no âmbito institucional e, por vezes, da Comissão Nacional de Ética em Pesquisa (CONEP), no âmbito nacional, de acordo com a classificação ou enquadramento do estudo.

■ O CEP

O CEP é uma instância colegiada interdisciplinar e independente, de relevância pública e de caráter consultivo, deliberativo e educativo, criado com a finalidade de defender os interesses dos participantes de pesquisa em sua integridade e dignidade, inclusive contribuindo para o desenvolvimento de pesquisas dentro de padrões éticos na instituição ao qual é vinculado. É papel do CEP realizar a análise ética dos estudos envolvendo seres humanos, buscando sempre identificar se estão garantidos e resguardados a integridade e os direitos dos participantes.

O CEP deverá sempre ser composto por, no mínimo, sete membros, dentre eles, pelo menos, um representante de usuários, respeitando-se a proporcionalidade pelo número de membros. Pelo menos 50% dos membros deverão comprovar ter experiência em pesquisa. Terá, sempre, caráter multidisciplinar, não devendo haver mais que a metade dos seus membros pertencente à mesma categoria profissional, participando pessoas dos dois sexos. Poderá, ainda, contar com consultores "*ad hoc*", pertencentes, ou não, à instituição, com a finalidade de fornecer subsídios técnicos.

A CONEP

A CONEP é uma comissão do Conselho Nacional de Saúde (CNS), de caráter autônomo e independente na tomada de decisões, que tem como uma das finalidades a apreciação ética das pesquisas com seres humanos que são encaminhadas pelos CEPs institucionais.

É papel da CONEP analisar os aspectos éticos da pesquisa envolvendo seres humanos, bem como a adequação e atualização das normas pertinentes; estimular a participação popular nas iniciativas de controle social das pesquisas com seres humanos, além da criação de CEPs institucionais; registrar e supervisionar o funcionamento e cancelar o registro dos CEPs; coordenar o processo de acreditação dos CEPs; analisar e monitorar protocolos de pesquisas com conflitos de interesse que dificultem ou inviabilizem a justa análise local; analisar, em caráter de urgência e com tramitação especial, protocolos de pesquisa que sejam de relevante interesse público. Além disso, é atribuição da CONEP analisar e monitorar os protocolos de pesquisa que envolvam necessidade de maior proteção em relação aos seus participantes, em especial os riscos envolvidos.

Quanto à sua composição, esta deve ser multidisciplinar e transdisciplinar, com uma participação equitativa de homens e mulheres, devendo ser composta por 30 membros titulares e cinco membros suplentes.

Áreas temáticas

Para o pesquisador que irá submeter um projeto de pesquisa à apreciação ética, o papel mais relevante da CONEP envolve a análise de protocolos de pesquisas que envolvam temáticas especiais, tais como: 1. Genética humana; 2. Reprodução humana; 3. Equipamentos e dispositivos terapêuticos; 4. Novos procedimentos terapêuticos invasivos; 5. Estudos com populações indígenas; 6. Projetos de pesquisa que envolvam organismos geneticamente modificados (OGMs); 7. Protocolos de constituição de funcionamento de biobancos; 8. Pesquisa com coordenação e/ou patrocínio originados fora do Brasil; 9. Projetos que, a critério do CEP, sejam julgados merecedores de análise pela CONEP.

As áreas temáticas mencionadas acima são consideradas assuntos de alta complexidade, devido às condições rigorosas de execução da pesquisa e/ou às condições dos participantes, muitas vezes considerados como vulneráveis. Essas situações, à luz da análise ética, merecem atenção especial e devem ser avaliadas obrigatoriamente pela CONEP, após apreciação favorável do CEP. Além disso, pesquisas executadas nessas áreas devem atender às legislações específicas, que podem ser consultadas no link "Resoluções e Normativas" na página principal da Plataforma Brasil.

Exemplos disso são pesquisas, na área da pediatria, que envolvem: um teste de um novo medicamento promissor para câncer infantil; uma nova vacina para prevenção de doenças do trato respiratório; células-tronco embrionárias e o estudo de seu uso em leucemia infantil; estudo de desnutrição infantil em população indígena; participação em qualquer ensaio clínico coordenado ou patrocinado por uma parte estrangeira, fora do Brasil

▪ Prazos de análise dos protocolos de pesquisa pelo Sistema CEP-CONEP

Os prazos para apreciação dos projetos de pesquisa pelo Sistema CEP-CONEP são iniciados após a "Checagem Documental" feita pelo CEP, o qual tem o prazo de 30 dias corridos para liberar o parecer das análises. Este prazo deve ser contado a partir da data em que o projeto passou pela validação dos documentos, que leva em torno de 10 dias, sendo gerado o número do Certificado de Apresentação para a Apreciação Ética (CAAE). Caso o projeto necessite passar pela apreciação da CONEP, os prazos para validação dos documentos são de 15 dias e para a apreciação ética, 45 dias.

Preparando sua pesquisa para submissão na Plataforma Brasil

Criada em 2012 e visando modernizar o processo de análise ético-regulatória, a Plataforma Brasil (PB) traz mecanismos digitais para facilitar a tramitação das pesquisas no sistema CEP/CONEP. O sistema possui quatro principais interfaces: pesquisadores, público em geral, CEP e CONEP.

Além disso, a plataforma proporciona o acompanhamento em tempo real do processo de análise ética, nas diferentes instâncias, assim como o envio de relatórios sobre o andamento da pesquisa, novas versões e notificações.

Registrando o pesquisador

Todo pesquisador que deseja enviar um protocolo para análise do sistema CEP/CONEP deverá ser cadastrado no sistema da PB. O cadastro é realizado na página principal da plataforma, através do link "Cadastre-se".

Após a realização do cadastro, que envolve registro de informações pessoais e envio de documentos comprobatórios, como currículo, documento de identidade e foto, cada pesquisador deverá efetuar sua vinculação com as instituições de pesquisa. Notar que cada instituição é vinculada a um CEP, o qual será responsável pela análise da pesquisa submetida. O vínculo com a instituição de pesquisa é feito próprio pesquisador na aba "Alterar Meus Dados" e, caso a instituição de pesquisa não esteja cadastrada previamente, o pesquisador terá que efetuar o cadastro na aba "Cadastros".

Posteriormente, na tela de preenchimento do projeto de pesquisa, é possível delegar a tarefa para um terceiro. Entretanto, vale lembrar que essa funcionalidade não isenta a responsabilidade do pesquisador.

Submetendo sua pesquisa

Organizar a submissão de sua pesquisa antes de iniciar o processo pode ser o segredo do sucesso. A PB é dividida em seis principais passos, os quais exigirão, de forma obrigatória, a descrição de aspectos importantes que devem constar no protocolo de pesquisa. Os campos são limitados quanto ao número de caracteres, ou seja, cada item precisará ser resumido no Formulário de Informações Básicas da PB.

Na última aba, o pesquisador deverá anexar todos os documentos requeridos (nomeados sem caracteres especiais) e devidamente assinados quando necessário, assim resumidos: 1. Projeto de Pesquisa; 2. Termo de Consentimento Livre e Esclarecido (TCLE), Termo de Assentimento (TA) ou Dispensa de TCLE; 3. Declarações de garantia de responsabilidades e esclarecimentos; 4. Orçamento e cronograma; 5. Outros documentos quando necessário; 6. Folha de Rosto.

A Folha de Rosto compreende a última etapa do processo de submissão. Este importante documento é gerado após o preenchimento dos campos obrigatórios. É neste documento que a cooperação de responsabilidade entre o pesquisador, instituição e patrocinador (caso haja), é firmada. Todas as partes envolvidas devem assinar a Folha de Rosto, sendo que, pela Instituição, assina um dirigente máximo.

Além disso, o pesquisador deverá apresentar declarações de garantia de responsabilidade e esclarecimentos. Declarações que garantem aspectos particulares também devem ser apresentadas em decorrência da aplicabilidade de áreas temáticas apresentadas anteriormente.

Há pesquisadores que preferem organizar o processo de submissão em uma *carta de apresentação*. Nesta carta é comum elencar os documentos apresentados, contextualizar a pesquisa e justificar sua aplicabilidade.

Todas as declarações redigidas devem estar assinadas e preferencialmente carimbadas pelos anuentes.

Outros documentos podem ser aplicáveis de acordo com a particularidade de cada projeto:

- Materiais de divulgação aos participantes de pesquisa (*folders* de divulgação do estudo, diários de acompanhamento etc.)
- Apólice de seguro
- Lista de centros participantes (em estudos multicêntricos)
- Contratos de prestação de serviços
- Brochura do investigador (para novos fármacos e dispositivos não registrados no país)
- Termo de autorização de uso de imagem
- Instrumentos de coleta de dados (como roteiros de entrevistas e questionários)

■ Enquadrando sua instituição: proponente, participante e coparticipante

A instituição que está propondo a pesquisa e aquela à qual o pesquisador principal possui vínculo é denominada Instituição Proponente. Se apenas ela participar da condução da pesquisa o estudo é unicêntrico e, neste caso, o fluxo de aprovação pode ser facilitado devido ao menor tempo de tramitação ética.

Caso a pesquisa envolva a participação de outras instituições que desempenharem funções equivalentes às da instituição proponente, teremos Instituições Participantes em um desenho multicêntrico. As Instituições Participantes devem possuir pesquisadores responsáveis distintos, que atuem na supervisão do estudo de maneira independente. Todavia, se as instituições envolvidas desempenharem papéis diferentes, mas complementares e/ou parciais, essas instituições passam a ser denominadas Instituições Coparticipantes. É importante notar que um estudo que apresenta somente instituições coparticipantes não é caracterizado como multicêntrico. Em estudos com coparticipantes, o pesquisador responsável da Instituição Proponente deve ser capaz de garantir, adicionalmente, a coordenação das atividades executadas naqueles locais assim como na Instituição Proponente (principal).

As Instituições Participantes e Coparticipantes devem garantir uma aprovação ética adicional. O fluxo é iniciado após o parecer favorável do CEP da Instituição Proponente e o ambiente digital da PB é responsável pela replicação dos documentos essenciais do estudo e, no caso das Instituições Coparticipantes, o encaminhamento para apreciação dos seus CEPs é automático. Para Instituições Participantes, o pesquisador deve acrescentar documentos particulares ao seu centro de pesquisa (ex.: adiciona-se o TCLE com os dados específicos daquela instituição, projeto e CEP) e deve fazer o encaminhamento no ambiente digital da PB.

Um projeto multicêntrico deve aguardar o parecer ético de cada CEP, que possui independência e autonomia para cada deliberação, de forma a possibilitar também que cada instituição inicie o seu projeto em tempos diferentes, se assim planejado pelo pesquisador responsável.

■ Pendências comuns em submissões: como evitá-las

População do estudo

É necessário detalhar a população a ser estudada, incluindo informações sobre o recrutamento, bem como todos os critérios de inclusão e exclusão, informando a faixa etária da população pediátrica e as características dos controles, se houver.

Procedimentos

Todas as etapas do estudo, a quantidade de visitas aos centros de pesquisa, os dados clínicos que serão coletados, os inventários, testes e questionários que serão aplicados, as coletas de amostras, os exames a serem realizados, bem como outros procedimentos aos quais os participantes serão submetidos precisam estar descritos de forma clara, ordenada e detalhada.

Riscos

Todos os potenciais riscos relacionados à participação no estudo precisam estar descritos, tais como: os riscos de cada exame, os desconfortos com a aplicação de testes e questionários, os riscos da coleta de amostras ou com a administração da intervenção ou do tratamento padrão e/ou placebo. Além disso, é necessário detalhar medidas para reduzir ou mitigar esses riscos, por exemplo, dispor de pessoal especializado e treinado, monitorar eventos adversos, apresentar questionários de segurança, dispor de local e material adequado para os exames e coletas etc.

É importante ressaltar que **não existem** pesquisas com seres humanos que sejam isentas de riscos. Portanto, mesmo os projetos que não tenham contato direto com o participante de pesquisa, como pesquisas de banco de dados, apresentam riscos de quebra de confidencialidade dos dados.

Orçamento

Todos os projetos de pesquisa devem conter um orçamento contendo o detalhamento dos recursos, fontes e destinação. Destaca-se que **não**

existem pesquisas com custo zero, pois pode-se pensar no tempo que o pesquisador irá dedicar ao projeto, nos custos institucionais de infraestrutura (gastos de luz, uso de equipamentos, de material de escritório), entre outros

Cronograma

Todas as etapas da pesquisa precisam estar listadas (ex. recrutamento, inclusão, visitas e procedimentos, análise e divulgação dos resultados) com a correspondente duração em meses. Especificar também o ano das atividades (por exemplo: 2023, 2024). A data de início do projeto deve estar prevista como posterior à apreciação ética ou entende-se que a pesquisa iniciou antes da avaliação ética.

Redação do TCLE

Aplicado aos responsáveis dos menores de idade, o TCLE desse ser redigido em forma de convite com linguagem simples, contendo termos de fácil compreensão (por exemplo, um "stent" pode ser descrito como tubo de metal pequeno similar a uma mola).

Ressarcimento e indenização

Itens obrigatórios no TCLE, que, por vezes, não são incluídos no texto. O TCLE deve incluir explicitamente que o participante e/ou seu responsável legal não terá custos com o estudo, havendo ainda a previsão de ressarcimento de despesas (como transporte e alimentação). Além disso, deve constar que o participante tem o direito de requerer indenização.

Detalhamento dos procedimentos e dos riscos

Descrever e detalhar em linguagem acessível no TCLE os procedimentos do estudo visitas e os exames, o tipo de amostra e a quantidade (por exemplo: "17 mL de plasma" equivalem a cerca de 2 colheres de sopa de sangue) e o tipo de dado coletado (por exemplo: "dados clínicos" são informações sobre o histórico de doenças, tratamentos, etc). Incluir todos os riscos potenciais desses procedimentos adotadas para minimizá-los.

Termo de Assentimento (TA)

Um TA deve ser elaborado para que os participantes menores de idade sejam devidamente esclarecidos e possam assentir a participação. A ausência de um TA é pendência em estudos que incluem crianças a partir dos 8-9 anos de idade, idade pós-alfabetização.

Linguagem

A redação do TA deve conter frases curtas com descrição resumida da pesquisa. O pesquisador pode considerar apresentar o texto na forma de perguntas e respostas ("Por que estão fazendo essa pesquisa?""O que vou precisar fazer?""Algo ruim pode acontecer?") ou ainda utilizar desenhos e histórias. Prestar atenção para não incluir termos estranhos a crianças pequenas (ex. cérebro, amostras, etc.) ou que possam causar medo ou gerar ansiedade.

TA único

Em estudos que incluem crianças pequenas até adolescentes um único TA não é adequado. O pesquisador deve redigir um TA para cada faixa etária (por exemplo, 8-12 anos, 13-17 anos) da população do estudo.

■ Referências bibliográficas

Comissão Nacional de Ética em Pesquisa. Banco de pendências Sugestões de Padronização. Brasília (DF); 2022 p. 1–40.

Ministério da Saúde (BR), Conselho Nacional de Saúde, Comissão Nacional de Ética em Pesquisa. Resolução n 466 de 12 de dezembro de 2012: diretrizes e normas regulamentadoras de pesquisa envolvendo seres humanos. Brasília (DF); 2012 p. 1–12.

Ministério da Saúde, Conselho Nacional de Saúde. Norma Operacional nº 001/2013. BrasíliaDF; 2013.

Plataforma Brasil. Manual de Usuário Pesquisador Versão 3.2. BrasíliaDF; 2021.

capítulo 30

Como Escrever um Manuscrito para Publicação

Arnaldo Prata Barbosa
Maria Clara de Magalhães Barbosa

A publicação científica é o meio pelo qual pesquisadores, professores e especialistas comunicam os resultados de suas pesquisas, os avanços no entendimento de certo assunto e as diretrizes para a abordagem de condições e desafios enfrentados pela humanidade no mundo real. Também tem sido utilizada como indicador da produção intelectual de cientistas, de programas de pós-graduação, de instituições científicas e por agências de fomento para a decisão de concessão de auxílios. É voltada para um público específico – a comunidade científica – e a sua divulgação para a sociedade em geral requer habilidades de comunicação que consigam traduzir para o público leigo, através de resenhas e filtros, o conteúdo científico. Por ser voltada primariamente para um público específico, tem regras, estruturação e linguagem próprias, que precisam ser seguidas por todos que pretendem escrever um manuscrito para publicação.

▪ Manuscrito × Artigo. Qual a diferença?

O termo "manuscrito" advém de uma época em que o texto era escrito à mão e enviado para o editor, que, ao decidir pela publicação, tornava-o um "artigo". Até hoje, esta terminologia encontra-se em uso, apesar de não mais representar a realidade, pois ninguém mais escreve à mão. Entretanto, as revistas científicas continuam denominando de "manuscritos", os textos submetidos para publicação e de "artigos", os textos já publicados.

▪ Que tipo de manuscrito é aceito para publicação?

Existem diversos tipos e formatos de artigos científicos. O Quadro 1 apresenta os tipos mais frequentemente publicados. Todas as revistas possuem em sua página na Internet uma seção destinada aos "Autores" ou à "Submissão de manuscritos", onde podem ser encontrados os tipos de artigos aceitos pela revista e as regras específicas para a confecção e submissão de cada um deles.

Quadro 1 Tipos de artigos mais frequentemente publicados.

Pesquisa original (*original research*)
Estudo clínico (*clinical trial*)
Ensaio clínico controlado e randomizado (*randomized controlled trial*)
Relatos de caso (*case reports*)
Revisão (*review, mini-review*)
Revisão sistemática (*systematic review*)
Comunicação breve (*short report, brief report, short communication, commentary*)
Carta ao editor (*letter to the editor, correspondence*)
Diretriz (*guideline, policy and practice review*)
Protocolo de estudo (*study protocol*)
Editorial (*editorial*)

▪ Como redigir o manuscrito?

Formato e estilo

Cada tipo de manuscrito tem um formato específico, que precisa ser rigorosamente seguido e cujas regras estão disponíveis na página da revista na Internet, na seção dirigida aos autores. Cada revista tem normas próprias, cuja aderência é verificada por pessoal administrativo, de modo que um manuscrito pode ser recusado e devolvido aos autores por inadequação às normas, antes mesmo de ser visto por seus pares. Por isso, nunca é demais enfatizar a necessidade de seguir os modelos recomendados pelas revistas.

Quanto ao estilo, a escrita científica é curta e objetiva, algumas vezes repetitiva, visando maior clareza. Devem-se evitar longos parágrafos, redundâncias, palavras pouco utilizadas ou rebuscadas, que longe de representar erudição, podem confundir o leitor e tornar a leitura cansativa ou pouco objetiva. É comum dizer-se que escrever um texto científico não é escrever um romance. São estilos totalmente diferentes. Existem bons livros, artigos e cursos que ajudam a ganhar experiência com a redação científica. Ainda em relação ao estilo, o Resumo deve estar na terceira pessoa do plural (ex: "Os autores entrevistaram 25 pacientes...") e o texto principal na primeira pessoa do plural (ex: "Nós entrevistamos 25 pacientes..."). Por outro lado, tanto no Resumo como no texto principal deve-se dar preferência à voz ativa (ex: "os investigadores treinaram a equipe de coleta...") e não à voz passiva (ex: "a equipe de coleta foi treinada pelos investigadores..."). Entretanto, as normas da revista devem ser sempre consultadas em relação ao uso da voz ativa ou passiva.

Língua inglesa

As revistas de melhor impacto geralmente só aceitam manuscritos redigidos em inglês e este pode ser um grande limitante para aqueles que não dominam bem o idioma. Um manuscrito mal traduzido para o inglês é fonte comum de recusa, por não causar boa impressão a editores e revisores. Por isso, antes de submeter, recomenda-se a revisão por alguém que tenha o inglês como língua nativa, ou, alternativamente, pode-se utilizar ferramentas eletrônicas hoje disponíveis que revisem não apenas a grafia, mas também a gramática, concordância e jargão científico específico. Uma busca na Internet com o termo *scientific editing services* oferece muitas opções, algumas delas gratuitas. A Inteligência Artificial também pode ajudar, caso o orçamento seja reduzido. As principais editoras das revistas de melhor impacto também oferecem este serviço, mas de forma paga. Enfim, nunca é demais enfatizar que um bom texto em inglês, sem erros de gramática e estilo, é um importante passo para o manuscrito ser bem recebido.

Outro ponto importante, e muitas vezes relegado a segundo plano, é uma boa carta ao editor – as revistas chamam de *cover letter*. Devem-se evitar textos padronizados, muitas vezes copiados de outras submissões, vazios de conteúdo e sem qualquer empatia. Recomenda-se que uma boa *cover letter* apresente ao editor a razão pela qual os autores acreditam que o manuscrito deve ser aceito pela revista, qual pergunta ou tema central é abordado e porque é relevante, quais os pontos fortes, principais achados e conclusões. Tudo isso, de modo objetivo, em dois ou três parágrafos.

Título, resumo, resumo gráfico, resumo para a mídia, palavras-chave e destaques

O **título** deve ser sucinto, porém informativo, indicando o que está sendo estudado, a população e o desenho do estudo (por exemplo: *Effect of Kangaroo Position on microcirculation of preterm newborns: a controlled randomized clinical trial*). O **resum**o merece atenção especial, porque é muitas vezes o que o editor e os leitores leem primeiro, para decidir se vão seguir adiante com a submissão ou com a leitura. Embora algumas revistas adotem o formato de texto corrido, a maioria segue um padrão estruturado, ou seja, dividido em seções, compreendendo uma pequena introdução ou cenário do estudo, que deve ser finalizada com os objetivos, seguindo-se Métodos, Resultados ou achados principais e Conclusões. Tudo isso, dependendo da revista, em 200 a 350 palavras. Algumas revistas solicitam ainda um **resumo gráfico** (*graphical abstract*), que é uma figura que resuma graficamente os principais achados do estudo e um **resumo para a mídia**, que pode ser um *twitable abstract*, uma mensagem curta para ser disseminada nas redes sociais científicas ou ainda um resumo em linguagem leiga (*plain abstract*), também para divulgação para a sociedade (*press release*).

Após o resumo, indicam-se as **palavras-chave**, que serão utilizadas pelos mecanismos indexadores e de busca. É recomendável que as palavras-chave sigam o padrão dos Descritores em Ciências da Saúde (DeCS) – acessado em https://decs.bvs.br, que por sua vez, seguem os *MeSH Ter-*

ms (*Medical Subject Headings*), da *National Library of Medice* (*National Institutes of Health*, Bethesdad, MD, EUA). No DeCs, a pesquisa dos termos a serem utilizados como palavras-chave já trazem automaticamente a tradução para o inglês (*MeSH Terms*), espanhol e francês. Entretanto, algumas palavras-chaves não constam do DeCS/MeSH e podem também ser acrescentadas, caso os autores julguem oportuno.

Algumas revistas solicitam ainda que os autores apresentem na forma de **destaques**, os principais pontos do artigo. Os formatos são variados, desde "o que se sabe sobre este assunto" e "o que este artigo acrescenta", até uma lista de pontos fortes do artigo na forma de itens.

Seções, agradecimentos, referências bibliográficas, declarações e material suplementar

As seções dependem muito do tipo de artigo, mas de um modo geral incluem Introdução, Métodos, Resultados, Discussão e Conclusões. A **Introdução** deve ser curta, em geral abordando três tópicos, em três ou quatro parágrafos. No primeiro tópico, descreve-se a importância do tema, o cenário que levou a escrever o manuscrito, o que se sabe sobre o assunto, com as devidas referências. No segundo, o que ainda não se sabe, os pontos ainda obscuros, as hipóteses que vêm sendo estudadas. Finalmente, no terceiro, deve-se descrever os objetivos do estudo.

Na seção de **Métodos**, devem ser descritos, de maneira pormenorizada, o desenho do estudo, o local, os critérios de inclusão e exclusão da população do estudo, as variáveis estudadas, a coleta de dados, os métodos de mensuração e os demais procedimentos para a realização do estudo e análise estatística, que deve especificar como será feita a descrição dos resultados (estatística descritiva) e a análise dos dados (estatística inferencial). Nesta seção descrevem-se ainda as questões éticas, especialmente relacionadas ao Termo de Consentimento Livre e Esclarecido (TCLE) e à aprovação por comitês de ética em pesquisa.

Em **Resultados**, são apresentados os achados do estudo, que devem estar alinhados com os objetivos e os métodos descritos nas seções anteriores. Deve-se incluir uma parte descritiva, com as características da população do estudo, e uma parte analítica, com os resultados da estatística inferencial, quando pertinente. Para a descrição dos resultados, podem-

-se utilizar os recursos de tabelas e figuras, que, em geral, são limitados a quatro ou seis em conjunto. A complementação dos resultados pode ser feita na forma de texto, no qual não devem constar dados já apresentados nas tabelas e figuras. Nessa seção, os resultados não devem ser comentados, apenas descritos, não cabendo referências bibliográficas (apenas excepcionalmente). A interpretação e os comentários sobre os resultados devem ser feitos na seção de discussão.

Na **Discussão**, o primeiro parágrafo deve descrever sumariamente os principais achados da pesquisa e um resumo das conclusões. A seguir, a cada parágrafo, são discutidos os resultados do estudo à luz da literatura existente e apresentadas as interpretações e opiniões dos autores, tudo com base nos resultados obtidos e em referências. O último parágrafo desta seção deve ser dedicado à descrição das limitações e virtudes do estudo, ressaltando-se os pontos fracos e as dificuldades encontradas, mas também os pontos fortes decorrentes de sua realização.

Finalmente, nas **Conclusões** é apresentada a mensagem final do artigo, que pode ser extraída dos resultados e seus desdobramentos, apontando para a melhor compreensão do tema, perspectivas e novas pesquisas.

O manuscrito se completa com os **Agradecimentos** (quando pertinentes), as **Referências Bibliográficas** (seguindo o padrão recomendado pela revista) e outras **Declarações** às vezes solicitadas (Conflito de Interesses, Disponibilidade do Banco de Dados, etc). A maioria das revistas também permite a anexação de **Material suplementar**, que pode ser utilizado para anexar detalhes da metodologia, planilhas complementares dos resultados e análises estatísticas e outras informações úteis à compreensão do estudo.

■ Qualidade técnica e diretrizes

Não basta um artigo bem redigido, dentro das normas, de leitura fluida e sem erros gramaticais. É preciso que o conteúdo técnico seja relevante, livre de vieses e erros metodológicos e tenha uma boa análise estatística quando pertinente (boa validade interna), elementos cuja abordagem foge ao escopo deste capítulo. Entretanto, não poderíamos deixar de recomendar que os autores sigam atentamente as recomendações específicas de cada tipo metodológico de estudo a ser publicado, exigência da maioria das revistas de boa qualidade. Estas diretrizes podem ser consultadas no portal EQUATOR Network (www.equator-networking.org), uma iniciativa internacional destinada a aumentar (**E**nhancing) a qualidade (the **Qu**ality) e transparência (**T**ransparency) das pesquisas em saúde (**O**f health **R**esearch), de modo a aumentar seu valor e confiabilidade. Idealmente, sua consulta é obrigatória já na fase de projeto, antes de se iniciar a pesquisa, visando adequá-la desde o início à futura exigência de publicação. O Quadro 2 apresenta as principais diretrizes recomendadas de acordo com o tipo de estudo.

Quadro 2 Principais diretrizes, de acordo com o tipo de estudo.

Estudos observacionais	STROBE
Ensaios clínicos controlados e randomizados	CONSORT
Revisões sistemáticas	PRISMA, AMSTAR2, CHARMS
Estudos de diagnóstico/prognóstico	STARD
Modelos preditivos	TRIPOD
Instrumentos de mensuração	COSMIN
Relatos de caso	CARE
Diretrizes de práticas clínicas	AGREE
Protocolos de estudos	SPIRIT
Melhoria de qualidade	SQUIRE
Tradução e adaptação transcultural	ISPOR
Pesquisa qualitativa	SRQR

Fonte: Equator Network (https://www.equator-network.org/reporting-guidelines/)

■ Registro prévio do protocolo

Dependendo do tipo de estudo, especialmente os ensaios clínicos (*clinical trials*), algumas revistas exigem o número de registro do protocolo em uma plataforma reconhecida pela Organização Mundial de Saúde (International Clinical Trials Registry Platform – ICTRP), que pode ser acessada em: https://www.who.int/clinical-trials-registry-platform/network/primary-registries), da qual faz parte o Registro Brasileiro de Ensaios Clínicos (ReBec – https://ensaiosclinicos.gov.br/). Outras opções são as plataformas referenciadas pelo (ICMJE – https://www.icmje.org/about-icmje/faqs/clinical-trials-registration/), entre elas encontra-se o ClinicalTrials.gov (https://www.clinicaltrials.gov/), da *National Library of Medicine*, dos EUA. É importante estar atento ao fato de que algumas revistas de maior impacto exigem que o número de registro do protocolo tenha sido anterior ao início do estudo.

■ Autoria, colaborações e autoria em grupo

Este é um dos temas menos compreendidos no processo de preparo e submissão de um manuscrito. A maioria dos colaboradores de um artigo gostaria de ser também autores e exercem pressão sobre o investigador principal para participar da linha de autoria (*byline*, no termo em inglês), que é a lista de autores que vem logo abaixo do título. Entretanto, a maioria das revistas adota os critérios do Comitê Internacional de Editores de Revistas Médicas (ICMJE – *International Committee of Medical Journal Editors* – https://www.icmje.org/recommendations/browse/roles-and-responsibilities/defining-the-role-of-authors-and-contributors.html), que estabelecem quatro condições simultâneas para se definir autoria em um artigo científico:[1] contribuições substanciais para a concepção ou delineamento do estudo; ou a aquisição, análise ou interpretação dos dados do trabalho;[2] elaboração de versões preliminares do artigo ou revisão crítica de importante conteúdo intelectual;[3] aprovação final da versão a ser publicada;[4] concordância em ser responsável por todos os aspectos do trabalho, no sentido de garantir que as questões relacionadas à exatidão ou à integridade de qualquer parte da obra sejam devidamente investigadas e resolvidas.

Para aqueles que colaboraram com a pesquisa, mas não reúnem as quatro condições para autoria, uma saída é relacioná-los como colaboradores, listando-os na seção de Agradecimentos. Nas revistas indexadas no MEDLINE, eles serão catalogados nesta categoria e os seus nomes serão achados pelo mecanismo de busca do Pubmed associados ao artigo, como *collaborator* ("investigator"), usando-se a etiqueta [ir] ou [fir], ex: nome [ir] ou nome [fir] (https://www.nlm.nih.gov/bsd/policy/authorship.html).

Existem regras também para autoria em grupo, que ocorre quando o estudo envolve muitos colaboradores associados em um determinado grupo de estudo específico ou uma rede de pesquisa. Neste caso, o nome do grupo de estudo ou da rede de pesquisa deve ser referenciado na linha de autoria (*byline*) como último autor, mencionando-se "em nome do Grupo de Estudo X" (*on behalf of × Study Group*) ou "em nome da Rede de Pesquisa Y" (*on behalf of Y Research Network*) e a lista de colaboradores do grupo de estudo ou da rede de pesquisa devem ser listados na seção de Agradecimentos.

Para que revista devo encaminhar o meu manuscrito?

Esta é uma pergunta muito importante e deve merecer grande atenção por parte dos autores. Claro que o melhor é sempre buscar a publicação em uma revista de grande fator de impacto e dirigida para o segmento científico que se quer atingir. Mas esta é, frequentemente, uma meta difícil de se alcançar. Quanto maior o impacto da revista, maior o número de manuscritos que ela recebe, elevando muito o nível da competição, de modo que os editores têm que escolher somente 5 a 10% dos textos que recebem. Neste processo, tudo é levado em consideração. Além do tipo de manuscrito, a política editorial da revista deve ser levada em consideração. Esta política também está descrita na página da revista na Internet e deve ser obrigatoriamente consultada. Um manuscrito de boa qualidade pode ser recusado simplesmente porque o tema não é foco de publicação daquele periódico. Finalmente, um outro aspecto importante ao selecionar uma revista para submissão do manuscrito é definir se ela aceita manuscritos para publicação gratuita, paga ou ambas as opções. Optar por uma publicação paga dá maior visibilidade ao artigo, pois garante um acesso gratuito (*open access*) a todos os leitores, mas o custo pode variar de USD 300,00 a 3.500,00.

O Quadro 3 apresenta algumas ferramentas que podem auxiliar autores a escolherem a melhor revista para submissão de seu manuscrito. Devem ser usadas apenas como guia, não podendo ser desconsiderado o sentimento dos próprios autores em relação às suas melhores chances de publicação e aos melhores veículos para atingir os leitores mais relacionados à matéria. Às vezes, é melhor publicar em uma revista de menor impacto, mas que é lida por um número muito maior de especialistas ou interessados no assunto em tela, portanto, com maiores chances de citação e, especialmente, maior utilidade pública.

Quadro 3 Algumas ferramentas que podem auxiliar na escolha da melhor revista para publicação.

Jane (Journal/Author Name Estimator)   https://jane.biosemantics.org/
Journal Guide (American Journal Experts)   https://www.journalguide.com/
Journal Finder (Elsevier)   https://journalfinder.elsevier.com/
Journal Finder (MDPI)   https://www.mdpi.com/about/journalselector
Global Journal Database (Researcher life)   https://researcher.life/journal

O Quadro 4 apresenta uma lista com as revistas pediátricas de maior fator de impacto e respectiva classificação Qualis. Entretanto, é importante destacar que um manuscrito pode ser também encaminhado para revistas de outras áreas, não exclusivamente pediátricas, dependendo do tema estudado.

O Fator de Impacto é uma medida bibliométrica criada por Eugene Garfield, fundador do *Institute for Scientific Information (ISI)*, que avalia periódicos científicos através do número de citações de seus artigos. O *Journal Impact Factor (JIF)* de cada revista é publicado anualmente no *Journal Citation Reports (JCR)*, produzido pela *Clarivate Analytics* (Clarivate Plc, Londres, Reino Unido), empresa detentora da base *Web of Science*. O cálculo do JIF é feito do seguinte modo:

$$\text{Fator de Impacto (JIF) [do ano "x"]} = \frac{\text{(Citações recebidas no ano "x" em artigos publicados nos dois anos anteriores)}}{\text{(Número de artigos publicados nos dois anos anteriores)}}$$

O *JIF* também pode ser calculado levando-se em consideração no denominador os últimos cinco anos. Neste caso, é chamado de *5 Year Impact Factor*. É importante destacar que existem outras métricas de citação, além do fator de impacto (*JIF*), como o *CiteScore, Scimago Journal Rank (SJR), Altmetric Attention Score, Cited Half-life, Eigenfactor,* etc., que usam outras bases de periódicos e outras fórmulas de cálculo.

Por outro lado, o sistema Qualis Periódicos é um indicador brasileiro

Quadro 4 Revistas pediátricas de maior fator de impacto e posição no Qualis Periódicos.

Revista	JIF	2022-2023
Qualis 2022		
The Lancet Child and Adolescent Health	37.746	A1
JAMA Pediatrics	26.796	A1
Pediatrics	9.703	A1
The Journal of Pediatrics	6.314	A1
Pediatric Allergy and Immunology	5.464	A1
European Child and Adolescent Psychiatry	5.349	A1
Indian Journal of Pediatrics	5.319	A2
Archives of Diseases in Childhood	4.918	A1
Development Medicine and Child Neurology	4.864	A1
Child Abuse & Neglect	4.863	A1
Pediatric Neurology	4.210	A2
Pediatric Pulmonology	4.090	A2
Pediatric Critical Care Medicine	3.971	A1
Pediatric Research	3.953	A1
European Journal of Pediatrics	3.860	A2
Pediatric Blood & Cancer	3.838	A2
The Pediatric Infectious Disease Journal	3.806	A2
Pediatric Nephrology	3.651	A2
Frontiers in Pediatrics	3.569	A2
Pediatric Rheumatology	3.413	A2
Pediatric Diabetes	3.409	A1
Journal of Pediatric Gastroenterology and Nutrition	3.288	A1
Italian Journal of Pediatrics	3.288	A3
Journal of The Pediatric Infectious Diseases Society	3.200	A2
Pediatric Radiology	3.005	A2

(Continua)

Quadro 4 Revistas pediátricas de maior fator de impacto e posição no Qualis Periódicos. (*Continuação*).

Revista	JIF	2022-2023
Qualis 2022		
Jornal de Pediatria (Rio de J)	2.990	A3
Current Opinion in Pediatrics	2.893	A2
Childhood Obesity	2.867	A2
BMC Pediatrics	2.567	A1
Journal of Pediatric Surgery	2.549	A2
Journal of Child Neurology	2.363	A3
Maternal and Child Health Journal	2.319	A1
Journal of Child Health Care	1.896	A1
Pediatric Cardiology	1.838	A3

mantido pela CAPES (Coordenação de Aperfeiçoamento de Pessoal de Nível Superior) que avalia a qualidade da produção científica dos programas de pós-graduação brasileiros de acordo com um ranqueamento das revistas por percentis nas bases SCOPUS (CiteScore) e ISI Web of Science (JIF), selecionando para classificação o maior percentil entre as duas bases. Caso a revista não conste nestas bases, pode ser pesquisado o índice h (h5 ou h10) do Google Scholar, que é transformado em percentil. Entretanto, para a área da Pediatria (Medicina II, da CAPES), periódicos sem CiteScore ou JIF foram classificados como Qualis C na última avaliação quadrienal (2017-2020). De acordo com o percentil, as revistas são, então, classificadas em estratos, A (A1, A2, A3 e A4), B (B1, B2, B3 e B4) e C. A consulta ao Qualis Periódicos pode ser feita através do endereço: https://sucupira.capes.gov.br/sucupira/

■ Referências bibliográficas

CAPES-Diretoria de Avaliação. Documento técnico do Qualis Periódicos [Internet]. Disponível em: https://www.gov.br/capes/pt-br/centrais-de-conteudo/documentos/avaliacao/avaliacao-quadrienal-2017/Documentotcnico-QualisPeridicosfinal.pdf

Chipperfield L, Citrome L, Clark J, David FS, Enck R, Evangelista M, et al. Authors' Submission Toolkit: a practical guide to getting your research published. Curr Med Res Opin. 2010 Aug;26(8):1967-82. doi: 10.1185/03007995.2010.499344.

Christiansen S, Iverson C, Flanagin A, et al. AMA Manual of Style: A Guide for Authors and Editors. 11th ed. Oxford University Press; 2020.

International Committee of Medical Journal Editors. Recommendations for the Conduct, Reporting, Editing, and Publication of Scholarly Work in Medical Journals

Updated May 2023 [Internet]. Disponível em: https://www.icmje.org/icmje-recommendations.pdf

Pulido M. Como publicar en revistas de impacto en pediatría: papel de las revistas open access [How to publish in pediatrics journals with impact factor: Role of open access journals]. An Pediatr (Engl Ed). 2021 Apr;94(4):262.e1-262.e9. Spanish. doi: 10.1016/j.anpedi.2021.01.002.

Rodrigues MB, Chong-Silva D, Chong Neto HJ. Guia prático para produção e submissão de artigos científicos. Sociedade Brasileira de Pediatria [Internet]. Disponível em: https://www.sbp.com.br/fileadmin/user_upload/22937d-GuiaPratico_p_Producao_e_submissao_de_ArtCientificos.pdf

Santos MC, Galvão MA. Como preparar um artigo científico. Manual de Orientação. Sociedade Brasileira de Pediatria [Internet]. Disponível em: https://www.sbp.com.br/fileadmin/user_upload/_SBP_-_no1_-_20855c-MO_-_Como_preparar_artigo_cientifico.pdf

Taylor & Francis Group. Author Services. Choosing the right journal for your research. A comprehensive guide for researchers [Internet]. Disponível em: https://authorservices.taylorandfrancis.com/wp-content/uploads/2021/03/Choosing_a_journal_ebook.pdf

Autoria e Ética

José Colleti Junior

"The right thing to do is often hard but seldom surprising"
Adam Gopnik (2012)

Em princípio, a publicação de artigos científicos em periódicos é uma atividade séria e altamente ética. Entretanto, como em toda atividade que envolve seres humanos, poder e desdobramentos financeiros, desvios éticos são eventualmente cometidos no mundo acadêmico e devem ser energicamente combatidos.

■ Um pouco de história

As preocupações éticas em relação à autoria estão presentes desde a antiguidade. Isócrates, um filósofo grego e contemporâneo de Platão, baseou seu ensino de retórica em pensamentos concretos ao invés de metafísica, dogma e misticismo. Ele protestou contra a falta de originalidade e o plágio. No entanto, seus conflitos de interesse pessoais podem ter sido um fator importante em suas opiniões, visto que ele protegeu fortemente a sua reputação e a de sua escola para manter a lucratividade.[1]

Na Idade Média, publicar era difícil, frequentemente realizado em mosteiros e amplamente ignorado. Roger Bacon, o monge franciscano do século 13, começou a questionar o raciocínio dedutivo de Aristóteles, mas originalmente não teve permissão para publicar sua obra. No entanto, seu brilhantismo foi reconhecido e, eventualmente, ele foi convidado a apresentar um tratado ao Papa. Por esse esforço, ele foi banido, preso e em grande parte esquecido até quatro séculos depois.[2]

O desenvolvimento do método científico com sua mudança da dedução e da filosofia aristotélica para o raciocínio indutivo baseado na observação e experimentação levou a um maior interesse na publicação. Os benefícios percebidos foram que a publicação da história natural permitiria o progresso da ciência. Publicar também pode ser perigoso, como Galileu, Copérnico e outros descobriram ao refutar o dogma ou as ideias aristotélicas, apesar das evidências em favor de sua causa.

Francis Bacon, uma figura chave no desenvolvimento da filosofia do que é conhecido como método científico, reconheceu a importância de publicar todas as observações naturais. Suas ideias e a cooperação entre os pesquisadores da época o levaram a estabelecer a Royal Society.

Apesar do desenvolvimento dessas ideias, os avanços científicos ainda eram em grande parte feitos por indivíduos que trabalhavam sozinhos e às vezes relutavam em publicar. As famosas dissertações de Leonardo Da Vinci sobre ciência e invenções eram em grande parte desconhecidas e ficaram perdidas por séculos. Newton não publicou suas ideias revolucionárias nos "*Principia*" até 15 anos após sua descoberta e somente após os desafios de Leibniz e Halley.

■ *Publish or perish*

Atualmente, os autores buscam com ansiedade a publicação e seus principais objetivos são o avanço da ciência e da humanidade. O autor é aclamado e considera a publicação de seu trabalho gratificante. A publicação é a afirmação final da realização acadêmica. O avanço acadêmico, "publique ou pereça", bem como o prestígio, são outras forças motrizes importantes. Finalmente, há muitos benefícios financeiros (diretos e indiretos) na publicação, como promoção e financiamento de pesquisas. Muitas dessas forças podem levar a lapsos éticos. Atribuir autoria pode ser uma tarefa difícil e pode resultar em disputas e fraudes.

Comitê Internacional de Editores de Revistas Médicas

O Comitê Internacional de Editores de Revistas Médicas (ICMJE) publica os requisitos uniformes para manuscritos submetidos a revistas biomédicas.[3] Os requisitos estipulam que o crédito como autor de um artigo deve ser baseado em contribuições substanciais que são sintetizados em quatro critérios.

1. Contribuições substanciais para a concepção ou desenho da obra; ou a aquisição, análise ou interpretação de dados para o trabalho;
2. Elaborar o trabalho ou revisá-lo criticamente para conteúdo intelectual importante;
3. Aprovação final da versão a ser publicada; e
4. Concordância em ser responsável por todos os aspectos do trabalho, garantindo que as questões relacionadas à precisão ou integridade de qualquer parte do trabalho sejam investigadas e resolvidas de forma apropriada.

Desvios éticos

Abusos éticos comuns de autoria e publicação se enquadram em várias categorias distintas.[4] O primeiro são os critérios de autoria. Podem ser incluídos autores que não atendam aos critérios de autoria e, inversamente, colaboradores que atendam aos critérios de autoria são ocasionalmente excluídos. Os autores seniores (chefe do departamento/laboratório) podem se colocar como o autor principal, à frente do autor que mais contribuiu para o estudo.[5]

A autoria fantasma é um segundo problema, especialmente visto em ensaios clínicos ou com novas tecnologias, onde representantes da indústria escrevem e enviam manuscritos em nomes de médicos. Este princípio também se aplica a apresentações científicas e envio de resumos. Além disso, os investigadores têm o dever ético de minimizar o preconceito do estudo com base em noções percebidas, interesses financeiros ou para manter sua reputação.[6]

Terceiro, os investigadores devem declarar completamente os conflitos de interesse. Eles têm o dever ético de minimizar o viés do estudo com base em noções pré-concebidas, interesses financeiros ou resultados que mantêm sua reputação.

Quarto, duplicação (mesmo material publicado em periódicos diferentes) e publicação redundante em "fatiamento de salame" (um estudo é dividido em muitos apesar de ter a mesma hipótese, dados e conclusões), são ocorrências comuns.

Finalmente, a violação dos direitos de propriedade intelectual (plágio) está acontecendo tanto inadvertidamente quanto com conhecimento. Casos de fraude e engano foram documentados até mesmo nas revistas mais conceituadas. Esses casos levaram muitos periódicos a publicar padrões de conduta ética como artigos ou editoriais. Em casos extremos, os editores de periódicos entraram em contato com universidades e chefes de departamento para investigações adicionais ou para ações disciplinares. Atualmente, várias ferramentas para checagem de plagiarismo estão disponíveis para coibir tal conduta.

▪ Autoria e ética

A autoria é um privilégio e não um direito. O objetivo da publicação é o avanço do conhecimento. A autoria responsável e ética exige que o trabalho seja confiável, verdadeiro e justo. Veracidade significa que alegações falsas não estão presentes, incluindo a reivindicação de autoria. As falsas alegações devem ser distinguidas de erros ou imprecisões, que ocorrem em até 20% dos manuscritos. Confiável significa que os autores tentaram eliminar o preconceito na análise das informações verdadeiras apresentadas aos leitores.

Equidade é a divulgação pública das afiliações daqueles que participaram do estudo e de sua preparação. Isso incluiria todo o pessoal importante e excluiria aqueles que tenham uma função mínima ou apenas geral. É importante que todos os autores concordem com a veracidade, confiabilidade e justiça do manuscrito antes de submetê-lo para publicação. Além disso, os autores devem ser éticos, responsáveis e independentes.

Na maioria dos casos, a pesquisa tem cinco atividades distintas: 1) concepção do estudo, 2) planejamento, 3) implementação, 4) análise de dados e 5) redação. Concepção é a formação de uma ideia ou hipótese por uma única pessoa ou grupo. O planejamento inclui pesquisas de literatura, desenvolvimento do plano de pesquisa e obtenção de financiamento.

A implementação é o desempenho da investigação e coleta de informações. Análise é a transformação de dados brutos em resultados, geralmente usando metodologia estatística. Por fim, a redação e a edição resultam na produção do documento final. Esses critérios devem ser usados como um modelo para avaliar o papel de cada investigador no projeto e se ele atende aos critérios de autoria.

Todos os autores têm várias obrigações éticas importantes. Eles são fiadores que assumem a responsabilidade pela obra. Isso inclui não apenas a veracidade do estudo, mas também a imparcialidade da autoria. Antes da submissão do manuscrito, decisões sobre autoria e ordem dos autores devem ser tomadas. Os editores não podem e não devem arbitrar as decisões relativas à autoria.

▪ Conflitos de interesse

Embora muito do foco atualmente seja em potenciais conflitos de interesses financeiros, é importante lembrar que outras "pressões" podem resultar em viés no relato dos resultados pelos autores. Um exemplo é a pressão para publicar para conseguir e manter promoções acadêmicas. Outro exemplo é o desejo simples e compreensível de ter o trabalho árduo de alguém na realização de um estudo traduzido em um resumo, apresentação e papel significativos.

É essencial não subestimar os conflitos não financeiros. A mera divulgação de potenciais conflitos de interesse não impede o enviesamento de resultados e conclusões. Assim, no final das contas, a integridade do autor em analisar e apresentar objetivamente seus dados é fundamental para proteger o público.

▪ Editores e revisão por pares

Os autores devem ter certeza de que essas questões éticas se aplicam também aos revisores e editores de periódicos. O manuscrito deve permanecer confidencial e todos os conflitos ou conflitos potenciais dos revisores devem ser identificados. Os revisores devem se desqualificar quando necessário. Da mesma forma, editores com interesses financeiros devem publicar regularmente seus conflitos e desqualificar-se quando apropriado.

Fator de impacto

O fator de impacto do periódico é amplamente utilizado erroneamente como um substituto para pesquisa de qualidade do periódico e como uma medida da importância de projetos de pesquisa específicos ou os méritos de pesquisadores individuais, incluindo sua adequação para contratação, promoção, prêmios ou financiamento de pesquisa. O ICMJE recomenda que os periódicos reduzam a ênfase no fator de impacto como uma medida única, mas, em vez disso, forneçam uma gama de métricas de artigos e periódicos relevantes para seus leitores e autores.

Periódicos predatórios e pseudo-revistas

Um número crescente de publicações está se anunciando como "revistas médicas acadêmicas", mas não funcionam como tal. Essas revistas ("predatórias" ou "pseudo-revistas") aceitam e publicam quase todas as submissões e cobram taxas de processamento (ou publicação) do artigo, muitas vezes informando os autores sobre isso após a aceitação de um artigo para publicação. Freqüentemente, afirmam realizar revisão por pares, mas não usam e podem usar propositadamente nomes semelhantes a periódicos bem estabelecidos. Eles podem declarar que são membros do ICMJE, mas não são (ver www.icmje.org para os membros atuais do ICMJE) e que seguem as recomendações de organizações como o ICMJE, COPE e WAME.[3,7,8] Os pesquisadores devem estar cientes da existência de tais entidades e evitar submeter pesquisas a elas para publicação. Os autores têm a responsabilidade de avaliar a integridade, história, práticas e reputação das revistas para as quais submetem os manuscritos. Orientações de várias organizações estão disponíveis para ajudar a identificar as características de periódicos revisados por pares respeitáveis (www.wame.org/identifying-predatory-or-pseudo-journals). Também pode ser útil buscar a assistência de mentores científicos, colegas seniores e outros com muitos anos de experiência em publicações acadêmicas.

Os autores devem evitar publicar e citar artigos em revistas predatórias ou pseudo-revistas, inclusive para não "sujar" o próprio currículo.

Para se aprofundar no assunto!

Vídeos
1. Ethics in Research. Brown University: https://youtu.be/mtLPd2u4DiA
2. Research Ethics. Yale University: https://youtu.be/jD-YCDE_5yw
3. A Public Documentary on the History of Research Ethics: https://youtu.be/9zfrpFwIwug

Publicações

1. What is ethics in research and why is it important? https://www.niehs.nih.gov/research/resources/bioethics/whatis/index.cfm
2. Ensuring ethical standards and procedures for research with human beings. https://www.who.int/activities/ensuring-ethical-standards-and-procedures-for-research-with-human-beings
3. Guiding Principles for Ethical Research. https://www.nih.gov/health-information/nih-clinical-research-trials-you/guiding-principles-ethical-research

Referências bibliográficas

1. Behme T. Isocrates on the Ethics of Authorship. Rhetor Rev. 2004;23(3):197–215.
2. Gluck SE. Roots of Scientific Thought: A Cultural Perspective. P. P. Wiener, A. Noland. Philos Sci. 1958 Jul 1;25(3):226–8.
3. ICMJE | Recommendations | Defining the Role of Authors and Contributors [Internet]. [cited 2021 Nov 18]. Available from: http://www.icmje.org/recommendations/browse/roles-and-responsibilities/defining-the-role-of-authors-and-contributors.html
4. Anderson PA, Boden SD. Ethical Considerations of Authorship. SAS J. 2008 Sep 1;2(3):155–8.
5. Bennett DM, Taylor DM. Unethical practices in authorship of scientific papers. Emerg Med. 2003;15(3):263–70.
6. Shah RV, Albert TJ, Bruegel-Sanchez V, Vaccaro AR, Hilibrand AS, Grauer JN. Industry Support and Correlation to Study Outcome for Papers Published in Spine. Spine. 2005 May 1;30(9):1099–104.
7. COPE: Committee on Publication Ethics [Internet]. COPE: Committee on Publication Ethics. [cited 2021 Nov 18]. Available from: https://publicationethics.org/
8. WAME – A global association of editors of peer-reviewed medical journals [Internet]. [cited 2021 Nov 18]. Available from: https://www.wame.org/

Aspectos Práticos da Revisão por Pares, Rejeição de Manuscritos e como Responder aos Revisores

Cristian Tedesco Tonial
Cesar Gomes Victora

"Não tá morto quem peleia"
Autor desconhecido.
Expressão popular do Sul do Brasil que indica persistência.

Raras vezes um artigo é aceito sem exigir revisão. A grande maioria dos artigos encaminhados para a revisão por pares é rejeitada ou aceita com necessidade de modificações. Assim, os autores devem entender este processo e serem capazes de lidar com os manuscritos devolvidos, respondendo aos revisores de uma forma direta e objetiva.[1]

Muitas vezes, os autores reagem negativamente às respostas dos revisores, e isso é normal! O importante é que esses sentimentos negativos não desencorajem novas submissões ou impeçam que uma boa pesquisa seja publicada. O primeiro passo ao receber uma revisão com críticas em relação a um estudo é ler e refletir com calma sobre as ponderações dos revisores.

O objetivo deste capítulo é revisar aspectos práticos da revisão por pares, explicando as etapas de todo processo e fornecendo orientações de como responder adequadamente a editores e revisores de periódicos.

Entendendo o processo editorial

A maioria dos periódicos possui um processo padronizado de revisão por pares. O entendimento deste simples processo é essencial ao autores.[2] Apresentamos na Figura 1 de forma esquemática um processo editorial padrão seguido pela maioria dos periódicos.

Após ser completa a submissão, a revista envia um email comunicando que o processo foi finalizado e o artigo está em análise pelo editor. O editor ou outro membro do corpo editorial recebe o artigo recém submetido e faz a primeira revisão para determinar se o mesmo é passível de publicação na revista.[3,4] O tempo para esta primeira avaliação é variável, mas a média é 2 a 3 semanas.

Pontos avaliados nesta primeira etapa são: relevância do tema; rigor científico e integridade do conteúdo do manuscrito; contribuição do manuscrito para a área do conhecimento da revista e apresentação geral (linguagem apropriada e estilo). Se essa primeira avaliação for positiva, o editor então escolhe vários revisores com base em um banco de revisores da própria revista, que são divididos por assuntos, ou buscando os autores dos artigos que serviram de referência no artigo a ser revisado. Geralmente quanto mais interessante for o artigo, mais revisores aceitarão revisá-lo.

A maioria das revistas requer pelo menos 2 revisores externos para cada artigo, mas isso normalmente exige convidar um número bem maior de potenciais revisores.[5] Os revisores são voluntários que avaliam o artigo como um serviço a sua profissão. Infelizmente, a revisão por pares está em crise. Poucos pesquisadores de alto nível têm disponibilidade para realizá-la. A sobrecarga de trabalho destes profissionais e o número grande de solicitações de revisões explicam sua relutância, além de ser um trabalho voluntário e não remunerado. Ao serem convidados para fornecer um parecer, muitos pesquisadores encaminham o artigo para colegas mais jovens com maior disponibilidade de tempo, como alunos de pós-graduação ou pós doutorado. Sempre que isso ocorrer, é importante comunicar aos editores quem efetivamente forneceu a revisão, para que estas pessoas recebam o crédito e possam incluir em seu currículo sua condição de revisor.

As críticas fornecidas pelos revisores externos nem sempre são gentis ou construtivas.[3] Estes são especialistas nas suas áreas e – na maioria das revistas – são "cegados" para os autores do artigo e local onde o trabalho foi realizado. Desconhecendo os autores do trabalho, eles podem fornecer uma revisão mais crítica sem qualquer outro tipo de influência (pessoal ou profissional).[6] Em relação ao conhecimento dos revisores pelos autores do trabalho, a maioria mantem esta informação em sigilo, embora algumas revistas trabalhem com sistema de revisão aberta. Neste caso, os revisores são conhecidos. Alguns revisores não gostam de serem identificados pelo potencial de "gerar inimigos".

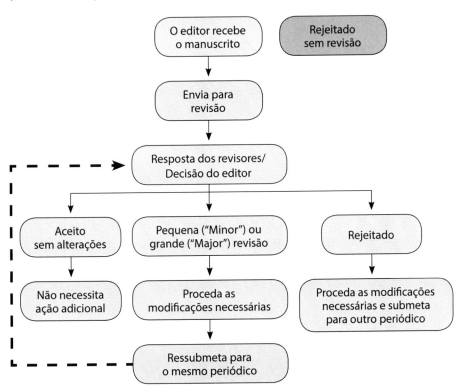

Figura 1 Processo editorial. Adaptado de Happel 2011.[6]

Respondendo a decisão do editor

O objetivo da revisão é promover um *feedback* construtivo para auxiliar os autores a revisar o manuscrito ou prover uma explicação do porquê ele não foi aceito. É perfeitamente natural se sentir desapontado, ou mesmo irritado, se você receber uma avaliação negativa do editor. O primeiro passo é ter calma! Deixe o artigo na "gaveta" por alguns dias até que esse sentimento tenha passado. Mesmo pesquisadores experientes podem ter artigos rejeitados diversas vezes. O importante é ler os comentários cuidadosamente evitando sentimentos de defensividade ou incompetência.[6] Entenda que toda revisão, por mais dura que pareça, provavelmente trará contribuições significativas para a qualidade do manuscrito.

O mínimo exigido para uma correspondência de resposta a revisores é: 1) carta de apresentação (ou *cover letter*); 2) documento com as respostas aos revisores (item por item); 3) manuscrito revisado com as alterações em fonte de outra cor ou realçadas e 4) uma versão limpa do manuscrito revisado.[7] A carta de apresentação deve conter uma mensagem ao editor, explicando porque o artigo deve ser publicado, os pontos fortes do seu estudo e como isso pode impactar positivamente os leitores da revista.[8] Além disso, ela informa que o artigo não está sendo enviado a outro periódico e, dependendo do caso, já assinala a transferência de "copyright" para a editora da revista. Abaixo na Tabela 1 um exemplo de Carta de Apresentação na língua inglesa.

Abaixo apresentaremos orientações para cada tipo de decisão enviada pelo editor:

1. *"Accepted without changes"* (aceito sem alterações)

Esta é a melhor notícia que você pode receber. Às vezes, o editor solicita mínimas modificações editoriais que são facilmente respondidas e não necessitarão nova revisão por pares. Agradeça as colocações dos revisores, prepare o material solicitado, se houver necessidade, e já pense na próxima publicação.

2. *"Minor revision"* (pequenas revisões)

Pequenas revisões são solicitações pontuais recomendadas pelos revisores. Estas não devem ser negligenciadas e uma resposta completa deve

Tabela 1 Exemplo de Carta de Apresentação ou *Cover Letter*.

PhD _____ (Seu nome)
Institution _____
Adress _____
City, State, Country _____
Phone number: _____
Email: _____
Data: _____
Dear Editor:
I am pleased to submit an original research article entitled "Comparison of three predictive mortality scores: PRISM IV, PIM2 and PIM 3 in the Pediatric Intensive Care Unit." for consideration for publication in _____ (Journal name).
In this manuscript we have shown that PRISM IV has a good predictive capacity for mortality in the PICU. This was the first study to compare this score with PIM 2 and PIM 3 in a middle-income country. By publishing in your journal, we hope to reach a large number of readers who will benefit from our results.
There are no prior publications or submissions with any overlapping information, including studies and patients. We have no conflicts of interest to disclose.
The authors are responsible for the research.
The authors have participated in its concept and design, analysis and interpretation of the data, writing and correction of the manuscript, as well as approving the final text that has been sent to _____ (Journal name).
The authors specify their work and academic qualifications in title page.
The authors have disclosed their funding or potential conflicts of interest on the title page.
Thank you for your consideration!
Sincerely,
PhD _____ (Seu nome)
Institution _____

ser fornecida para cada sugestão. Na maioria das vezes, o próprio editor verifica o caráter das modificações e não envia o manuscrito novamente para revisão externa. Nestes casos o artigo dificilmente será rejeitado, mesmo quando retorna para avaliação com os revisores. Exemplos de pequenas revisões são: correções de gramática; explicações sobre a análise estatística; formato de figuras e tabelas ou adequações nas normas da revista que não foram previamente realizadas. Procure responder rapidamente este tipo de solicitação, pois isso demonstra interesse pela publicação e capricho.

3. *"Major revision"* (grandes revisões)

Neste caso, seu artigo recebeu críticas mais profundas que merecerão maior atenção e consequentemente exigirão trabalho. Às vezes o prazo usual de 2 meses concedido para retorno pode ser pouco, e um email ao editor solicitando ampliação deste tempo pode ser enviado. Como regra, o editor viu mérito no seu trabalho, e se você conseguir corresponder às críticas e sugestões dos revisores, o artigo será enviado novamente a estes revisores externos.[6] Caso você não consiga atender as solicitações dos revisores, eles podem solicitar nova revisão ou rejeitar o artigo. Como exemplo de grandes revisões poderíamos citar a necessidade de fazer uma nova análise estatística sobre os dados do estudo ou reinterpretar alguns resultados sobre outro ponto de vista, que mudaria boa parte da discussão do estudo.

Leia cuidadosamente os comentários do editor e dos revisores. Copie e cole os comentários em um novo documento e vá respondendo separadamente cada um, explicando seu ponto de vista. Deixe claro o que foi modificado (qual página ou linha, tabela ou figura). No manuscrito, assinale de alguma forma (mudando a cor da fonte ou realçando o texto) o que foi alterado. Existem 4 tipos de comentários que podem estar presentes neste tipo de revisão:

1. Aqueles com os quais você concorda: seja direto e mude exatamente conforme a sugestão dos revisores.

2. Comentários dos quais você discorda fortemente: caso você tenha convicção sobre a sua posição, não modifique o artigo por causa dos comentários dos revisores. Agradeça o ponto de vista contrário, explique com argumentação fundamentada os motivos pelos quais você deseja manter o seu ponto.[3] Sempre forneça uma resposta bastante completa e racional nestes tópicos. O editor e os revisores podem ser especialistas da área, mas eles não são infalíveis. Além disso, você conhece melhor a sua pesquisa do que qualquer outra pessoa.

3. Comentarios com os quais você não concorda necessariamente, mas que poderiam ser incorporados sem alteração na integridade, essência ou na estrutura do estudo: sempre que possível modifique de acordo com os comentários dos revisores.

4. Comentários que mostram que os revisores discordam entre si: este é um cenário delicado. Escolha o comentário que esteja de acordo com o seu ponto de vista. Respeite a posição do revisor contrário. Agradeça e, de forma educada, explique seus motivos de não segui-lo. Um exemplo: se há discordância sobre a retirada de uma tabela do estudo. Sugira que ela seja retirada do artigo principal e inserida nos materiais suplementares (arquivos adicionais do artigo). Assim, ambos os revisores ficarão satisfeitos.

4. *"Rejected"* (rejeitado)

Ao receber este retorno do editor você precisa manter a calma. Sentimentos como irritação ou raiva são comuns neste momento. Deixe esses sentimentos passarem e avalie com racionalidade a situação do seu manuscrito. O fato de seu artigo ter sido rejeitado não implica necessariamente que ele seja ruim. Muitas vezes o editor julga que o tema da sua pesquisa não é apropriada para a revista em questão, que não é inédito o suficiente ou que não atingiu o nível de qualidade exigido pelo periódico.[6] Exemplo: algumas revistas dificilmente aceitam ensaios clínicos randomizados unicêntricos, optando pelos multicêntricos. Além disso, provavelmente não existe apenas uma revista na sua área. Algumas revistas rejeitam 80 a 90% dos manuscritos pelo excesso de material que elas recebem. É preciso ter persistência. Abaixo na Tabela 2 as principais causas de rejeição de artigos científicos.

Tabela 2 Motivos comuns para rejeição de manuscritos. Adaptado de Peh 2009.[1]

Conteúdo fora do escopo da revista ou inadequado.
Submissão incompleta.
Metodologia deficiente, com falhas graves na produção de resultados.
Projeto experimental falho.
Falhas importantes na interpretação dos resultados.
Escrita extremamente pobre.
Trabalho duplicado ou plagiado.

Uma análise profunda da sua pesquisa deve ser feita nesses casos. O seu artigo pode ter sido negado por falta de qualidade. Exemplos de falta de qualidade são: falta de clareza e argumentação nos seus pontos de vista; falhas metodológicas graves no desenho do estudo; falta de detalhamento ou inconsistência dos dados expostos ou pobreza na escrita científica. Nesses casos, você pode concluir que seu artigo não era bom e que você deve desistir desta publicação, investindo a partir de então, em outro projeto.

Caso você acredite que seu artigo seja publicável, modifique todos os pontos que você concorde da avaliação dos revisores, mesmo que seja enviado para outra revista. Pode acontecer que na próxima submissão, os revisores sejam parecidos ou até os mesmos da revista anterior. Caso você não consiga fazer a análise do artigo com imparcialidade, solicite a um mentor ou colega mais experiente que a faça. Exija uma opinião sincera de como está a sua pesquisa. Sem dúvida depois disso seu artigo ganhará em qualidade.[5] Lembre-se que mesmo os artigos revolucionários de Einstein e Watson e Crick foram inicialmente recusados.

A decisão de qual revista submeter o artigo inicialmente recusado é individual, mas não caia no erro de escolher *a priori* uma revista de menor fator de impacto. Você até pode enviar para uma revista menos exigente, mas não desperdice a chance de uma boa publicação após a primeira rejeição. O artigo ganhando em qualidade, a chance de ser aceito em uma revista de um nível semelhante aumenta após cada revisão. Lembre-se também que temos a tendência de escrever artigos mais extensos do que deveriam ser. Um artigo grande é mais difícil de ser aceito que um artigo pequeno. Outro ponto importante é que um grande número de referências não é sinal de qualidade. Abaixo na Tabela 3 alguns sugestões de critérios para escolher uma revista para submissão e na Tabela 4 elencamos 10 dicas de ouro para responder aos revisores de qualquer revista.

Tabela 3 Dicas para selecionar uma revista para submissão.

- **Escolha revistas que já tenham publicações sobre assuntos similares**: nestes casos os editores devem ser interessados no tópico da sua pesquisa.
- **Escolha revistas de boa qualidade**: verifique o fator de impacto pela qualificação Qualis. Tenha em mente que normalmente o alcance da sua pesquisa é proporcional à qualidade da revista publicada.
- **Verifique o idioma da revista**: escolha se você quer publicar em português, inglês ou em ambas línguas. A maioria das boas revistas brasileiras atualmente exigem a publicação em língua inglesa.

- **Atente para a chance de publicação**: revistas como "New England Journal of Medicine" ou "The Lancet" têm uma baixíssima chance de aceitação e isso deve ser avaliado. No caso de rejeição, as revistas podem sugerir outro periódico do mesmo grupo com maior chance de publicação.
- **Tenha em mente o tempo médio de resposta da revista**: priorize revistas mais ágeis. Mesmo no caso de uma recusa, isso favorece ajustes no artigo e novas submissões.
- **Revise as normas da revista atentamente**: submeta somente se você consegue cumprir as normas da revista (idioma, tamanho do artigo, referências, sessões do artigo, formato das figuras, etc). Falhas neste processo tendem a irritar os editores.
- **Considere revistas com *pré-print***: algumas revistas fornecem um serviço de pré-publicação, onde o artigo é publicado enquanto é avaliado pela revista. A vantagem deste processo é que o artigo já fica disponível para visualização, mesmo sem o aceite da revista. No caso de um outro artigo similar ser enviado para publicação, o caráter inédito do seu trabalho está garantido.

Tabela 4 10 dicas de ouro para responder aos revisores de qualquer revista.

1. **Conheça as normas da revista em questão**: estude detalhadamente as normas da revista que você irá submeter seu artigo. Elas diferem muito entre si e não costumam tolerar falhas quanto ao envio inadequado no formato ou composição do artigo. A adequada submissão costuma economizar tempo, pois cada avaliação de documentação pode levar semanas, dependendo da demanda e da agilidade da revista.

2. **Discuta as críticas com os coautores, com seus pares e com o seu mentor**: avaliar outros pontos de vista são extremamente úteis no processo de submissão, principalmente se essa pessoa não está tão envolvida com o artigo como você. Mentores experientes podem dispor da calma e serenidade necessárias para orientar as respostas aos revisores.

3. **Deixe os sentimentos ruins passarem**: não se preocupe se sentimentos como desapontamento ou raiva tomaram conta de você após duras críticas dos revisores. Deixe o artigo na "gaveta" por alguns dias até esses sentimentos passarem. Foque sua energia nas respostas para a revista ou em ajustar o artigo para uma próxima submissão.

4. **Inicie um rascunho criando uma tabela**: faça uma tabela com as ponderações dos revisorses do lado esquerdo e as suas respostas, para cada item, do lado direito. Isso serve para criar um rascunho do que será a sua resposta final e não esquecer de responder tudo o que a revista solicitou. Assinale os pontos críticos da sua pesquisa e os que você não concorda com as mudanças solicitadas pelos revisores. Estes necessitarão mais atenção e cuidado nas respostas.

5. **Seja educado**: responda às críticas com polidez, mesmo que a revisão do seu manuscrito tenha pontos "duros" demais ou até descabidos. Não diga que o revisor está "errado". Ao invés disso, explique seu ponto de vista com argumentação fundamentada. Caso o revisor não tenha entendido um aspecto da sua pesquisa, desculpe-se por não ter sido claro o suficiente. Pense que, se o revisor, especialista da área, não entendeu algo da sua pesquisa, provavelmente muitos leitores também não entenderão.

(Continua)

Tabela 4 10 dicas de ouro para responder aos revisores de qualquer revista. *(Continuação).*

6.	**Inicie cada resposta com expressões do tipo "Concordamos" ou "Obrigado pela observação":** inicie cada item a ser respondido de forma direta e com uma expressão clara de concordância. Caso haja discordância sobre o ponto em questão, agradeça a observação do revisor e fundamente a sua resposta com argumentos consistentes. Explique o motivo da manutenção do seu ponto de vista. Mas lembre-se, sempre que as sugestões não influenciarem na essência da sua pesquisa, acate as sugestões dos revisores mesmo que você pense que não sejam essenciais.
7.	**Divida a tarefa de responder às críticas:** caso o artigo tenha sido feito em grupo, divida as funções entre os coautores para responder as críticas dos revisores. Isso agiliza o processo e envolve todo o grupo com o processo de submissão.
8.	**Numere as linhas do manuscrito:** ao fazer isso, você sinaliza com mais precisão onde ocorreram as mudanças, deixando a resposta mais objetiva e facilitando o trabalho para os revisores.
9.	**Foque nas mudanças do artigo:** como regra, a resposta ao revisor é extremamente importante nos pontos onde você discordou e não modificou o artigo conforme a sugestão enviada. Neste caso, envie uma explicação detalhada que exponha o seu ponto de vista e suas justificativas. Nos casos onde foram aceitas as sugestões, agradeça e somente sinalize a mudança.
10.	**Capriche na versão final e na carta de apresentação (*cover letter*):** após uma revisão minuciosa do conteúdo das suas respostas, dedique um bom tempo melhorando a forma do seu texto. Erros gramaticais podem ocorrer, mas erros grosseiros não são bem vistos pelos rervisores. Cuidado ao traduzir textos para o inglês em programas de tradução ou de inteligência artificial. Apesar da tecnologia ter evoluído muitos nos últimos anos, é necessário um bom domínio sobre a língua inglesa para adequar a tradução ao sentido do seu texto. Caso isso não seja possível, contrate um tradutor profissional com experiência em redação científica. A carta de apresentação deve ser clara e objetiva, realçando ao editor os pontos fortes do estudo e os benefícios da publicação para o público leitor da revista.

Para exemplificar como seria um documento de resposta a revisores, demonstramos alguns exemplos de revisões e respostas na Tabela 5 abaixo.

Tabela 5 Exemplos de respostas a revisores. Adaptado de Parrat 2019.[7]

Revisor #1	Resposta/Revisão
1. A falta de lembretes aos participantes é uma das limitações mais importantes deste estudo. Como você gerenciou esse problema?	Sim, este é um ponto interessante. Como este foi um questionário anônimo realizado online, não houve possibilidade que incluíssemos detalhes de contato dos participantes. Isso tornou impossível enviar um "lembrete" aos potenciais participantes. Mencionamos isso agora na sessão Limitações (Linhas 427-429).

Revisor #1	Resposta/Revisão
2. Como você combinou os resultados das 4 variáveis para criar o desfecho principal?	Obrigado pela observação de perceber que não estava tão claro quanto poderia ser. Portanto, o parágrafo de Métodos/Resultado principal foi revisado para proporcionar maior clareza em relação aos resultados (Linhas 167-183).

Revisor #2	Resposta/Revisão
1. Os objetivos do estudo não estão claramente descritos. Duas questões de pesquisa são mencionadas ao final da introdução (página 4), mas nenhum objetivo é explicitamente descrito no manuscrito (exceto no resumo).	Nós concordamos que isso não estava claro o suficiente. As questões foram revisadas para serem apresentadas como objetivos, alinhando-se assim com o resumo e agora com a conclusão (Linhas 81 a 85).
2. Em relação ao recrutamento e amostragem (página 5), não está claro como os questionários foram distribuídos. Sugiro fornecer mais informações sobre esse tópico.	Obrigado pela observação. Os indivíduos foram recrutados por interesse, cadastrados em um site online. Os questionários distribuídos de forma randomizada entre esses indivíduos. Agora descrevemos com mais detalhes nas sessões Recrutamento e Amostragem (Linhas 143 a 150).
3. Sugiro mover as recomendações (da seção de conclusão) para a discussão. A conclusão deve ser mais curta e abordar os objetivos do estudo.	As recomendações foram movidas para a seção de Discussão sob um subtítulo de "Implicações para a prática" (Linhas 405 a 413). A conclusão foi revisada para abordar os objetivos do estudo (Linhas 451 a 455).

Concluindo, a ressubmissão de um artigo revisado é um processo importantíssimo que pode levar ao sucesso ou fracasso de uma boa pesquisa. Ela nunca deve ser negligenciada, pelo contrário, todo esforço deve ser empreendido para que este processo seja executado próximo à perfeição. Revisores são profissionais voluntários que atuam em benefício da boa ciência. Responder bem aos revisores demanda tempo, experiência em pesquisa e muita prática.

Para aprofundar no assunto!

Vídeo

1. Método Lógico para Redação Científica: bases e aplicação. Playlist com 42 aulas. https://www.youtube.com/watch?v = mg_xpd-xk9c&list = PLMmWegTl-vzV7ScJqOiXI-p0QamOE8hBy&index = 1

Publicações

1. Volpato, Gilson Luiz. Método Lógico para Redação Científica. Botucatu: Best Writing, 2017.
2. Volpato, Gilson Luiz. Bases Teóricas para a Redação Científica: por que seu artigo foi negado?. São Paulo: Cultura Acadêmica, 2013.

Referências bibliográficas

1. Peh WCG, Ng KH. Dealing with returned manuscripts. Singapore Med J. novembro de 2009;50(11):1050–2; quiz 1053.
2. Price B. Writing a journal article: guidance for novice authors. Nurs Stand R Coll Nurs G B 1987. 6 de maio de 2014;28(35):40–7.
3. Valente S. After the critique: revise and resubmit your manuscript. Nurse Author Ed. 2005;15(3):1–3.
4. Volpato G. Capítulo XX – Debate com Editores e Revisores. Em: Dicas para Redação Científica. 4º ed Botucatu – SP: Best Writing; 2016. p. 288.
5. Price B. Improving your journal article using feedback from peer review. Nurs Stand R Coll Nurs G B 1987. 30 de setembro de 2014;294:43–50.
6. Happell B. Responding to reviewers' comments as part of writing for publication. Nurse Res. 2011;184:23–7.
7. Parratt J, Allen J. How to respond to reviewers and revise your article for publication. Women Birth J Aust Coll Midwives. dezembro de 2019;326:477–8.
8. Volpato G. Capítulo XIX – Redação da Cover Letter. Em: Dicas para Redação Científica. 4ª ed Botucatu – SP: Best Writing; 2016. p. 288.

capítulo 33

Pesquisa Clínica através de Academic Research Organizations (ARO) e *Contract Research Organizations* (CRO)

Camila Motta Venchiarutti Moniz
Mayara Fraga Santos
Ingrid Pereira Rodrigues Barbosa

Neste capítulo abordaremos as principais definições e relações existentes entre investigador principal, patrocinador e organizações contratadas durante a implantação e execução prática de uma pesquisa clínica.

Definições

Patrocinador do estudo

Trata-se de um indivíduo, empresa, instituição ou organização responsável pelo financiamento da pesquisa. As responsabilidades do patrocinador incluem a seleção de investigadores, a seleção de centros qualificados, a supervisão dos ensaios clínicos, a garantia de qualidade, o gerenciamento de dados, a análise estatística, as publicações e os relatórios finais do estudo. Além disso, o patrocinador é responsável por organizar as informações relativas ao Dossiê de Desenvolvimento Clínico de Medicamento (DDCM) ou Dossiê de Desenvolvimento Clínico de Produto de Terapia Avançada Investigacional (DDCTA), quando aplicável, em ensaios clínicos que visam obter subsídios para registro de comercialização de um medicamento novo ou alterações/ampliações em bula de um medicamento já registrado na ANVISA. A denominação "Investigador-Patrocinador" pode aparecer em estudos locais, desenvolvidos pelo próprio investigador, e refere-se à liderança de um estudo desenvolvido com recursos próprios do pesquisador.

O patrocinador pode ser diretamente responsável pela implementação, monitoria, execução e gerenciamento do projeto ou pode optar pela contratação de um serviço terceirizado para realizar estas ações. Fica à critério do patrocinador do estudo definir se utilizará ou não o apoio de uma organização representativa e quais atividades serão atribuídas a ela. Desta forma, não existe um padrão e a atuação das organizações representativas é definida por estudo, levando-se em conta as necessidades do patrocinador e as particularidades de cada protocolo.

As *"Contract Research Organizations" (CROs) e "Academic Research Organizations" (AROs)* são exemplos de organizações que atuam neste segmento, fornecendo suporte científico e/ou operacional ao patrocinador do estudo.

CRO

O termo CRO vem da abreviatura do termo do inglês *"Contract Research Organizations"*, em português *"Organização Representativa de Pesquisa Clínica"* (ORPC) e refere-se a uma empresa que presta serviços de suporte para desenvolvimento, implementação e execução de pesquisas. As CROs, em geral, não estão formalmente vinculadas a uma instituição acadêmica de pesquisa. As CROs podem ter atuação/representação local ou global. Os principais clientes de uma CRO são indústrias farmacêuticas, biotecnológicas e fabricantes de dispositivos médicos.

ARO

O termo ARO vem da abreviatura do inglês *"Academic Research Organizations"* em português *"Organizações de Pesquisa Acadêmicas"* e refere-se a uma organização que presta serviços de suporte para desenvolvimento, implementação e execução de pesquisas. A ARO está relacionada a uma instituição acadêmica de pesquisa e pode fornecer suporte para estudos de iniciativa do investigador, desenvolvidos por pesquisadores locais.

Pesquisador responsável (investigador principal)

O investigador principal (PI) é o responsável pela coordenação do estudo e pela integridade e bem-estar dos participantes de pesquisa. O PI deve garantir o treinamento de sua equipe e a adequada execução de tarefas do projeto de pesquisa, conforme previsto em protocolo, podendo delegar membros capacitados de sua equipe para realizar procedimentos e outras ações de suporte durante a condução do estudo.

▪ Análise de viabilidade de uma pesquisa

Esta é uma das etapas essenciais para a implantação de um estudo a ser executada pelo patrocinador ou pela ARO/CRO com o objetivo de determinar a viabilidade de um ensaio clínico no país ou região de interesse. Esta análise inclui a avaliação quanto à disponibilidade e acesso da população de interesse do estudo e também quanto à capacidade operacional dos potenciais centros participantes em termos de infraestrutura física e de recursos humanos.

Muitas vezes, antes de uma visita in loco, o patrocinador ou a ARO/CRO podem coletar informações específicas por meio de um questionário de viabilidade, conhecido como *"feasibility"*. Esta etapa ajuda a identificar antecipadamente quaisquer dificuldades que possam impactar na condução do estudo ou, até mesmo, poderá identificar que o potencial de recrutamento do centro ou capacidade operacional do centro é inferior ao esperado e, assim, desqualificá-lo. Essa etapa é crucial e estratégica e suporta a tomada de decisão para alocação de recursos de um patrocinador.

Em geral, o estudo de viabilidade é direcionado para o investigador principal e este possui uma data de limite para retorno, estipulada pelo patrocinador ou CRO/ARO. O atraso no retorno pode sugerir ao patrocinador que não há interesse no estudo ou que o investigador principal não tem tempo disponível para executar atividades de pesquisa. Desta forma, recomenda-se que o estudo de viabilidade seja respondido dentro do prazo estabelecido.

Seleção de centros e visitas de qualificação

Após análise do questionário de viabilidade/feasibility, o patrocinador seleciona os centros com maior potencial de atender às necessidades do estudo em termos de operação e população. Uma visita de qualificação, também chamada de *"Site Qualification Visit"* (SQV), pode ser agendada, tratando-se de um encontro entre o patrocinador, o investigador principal e a equipe do centro. O objetivo de uma visita de qualificação é a checagem presencial ou remota das instalações, dos equipamentos e de outros recursos necessários para execução do protocolo. Caso o centro de pesquisa e investigador sejam considerados aptos a realizar o estudo, estes receberão uma comunicação formal do patrocinador ou da ARO/CRO, oficializando a seleção para participação no protocolo.

Contrato e orçamento

Após a seleção do centro, um orçamento global para execução do estudo clínico é fornecido pelo patrocinador e, diante deste panorama, o patrocinador ou ARO/CRO iniciam as negociações de prestação de serviço com os centros participantes. Devem ser considerados neste orçamento todos os custos relativos às despesas assistenciais resultantes da condução da pesquisa, garantindo a isenção de ônus financeiro ao participante de pesquisa, à instituição, seja pública ou privada, e ao convênio médico do participante de pesquisa.

Já na fase de execução orçamentária, os gastos planejados são implementados e acompanhados usualmente pelo patrocinador ou por uma ARO/CRO. Além disso, um contrato, instrumento de validade jurídica, é indicado para formalizar as responsabilidades e obrigações acordadas entre as partes envolvidas na condução de uma pesquisa.

Assuntos regulatórios

É imprescindível que toda pesquisa envolvendo seres humanos obtenha as devidas aprovações nos órgãos competentes, antes de serem iniciadas. Nesta linha, compreende-se por Assuntos Regulatórios todas as etapas inerentes ao fluxo de submissão no sistema CEP/CONEP e Anvisa. Participam desta etapa as AROs/CROs no papel de elaborar, organizar a documentação e apresentá-las para os centros participantes, além de acompanhar os diferentes níveis de aprovação ética. Na Anvisa, a ARO/CRO também pode ser responsável pelo peticionamento do dossiê, se assim designada para esta função pelo patrocinador. A documentação pertinente ao sistema CEP/CONEP, contendo protocolo, orçamento, TCLE e as devidas autorizações institucionais devem ser preparadas pelo patrocinador e submetidas em conjunto com o centro de pesquisa.

Condução

A equipe de condução é fundamental em um estudo, pois representa o elo entre o participante da pesquisa, o investigador principal, o patrocinador e a CRO/ARO. Esta equipe pode ter atuação multidisciplinar, geralmente composta por enfermeiros e farmacêuticos, o supervisionados pelo PI e pelo centro de pesquisa. As atividades podem incluir seleção, suporte e monitorização dos participantes, suporte ao PI, manejo e administração de medicamentos, preenchimento de dados e formulários, agendamentos de procedimentos do estudo e a organização de coletas e envios de amostras biológicas.

Recrutamento

O planejamento do recrutamento de um estudo é fundamental para a adequada execução do mesmo. Na etapa de *"feasibility"* os investigadores estimam o número de pacientes incluídos por mês. Assim, o orçamento e a logística do estudo são baseados nestas informações.

Diversas estratégias podem ser aplicadas para otimizar a inclusão de participantes, como a divulgação do estudo em grupos de pacientes, grupos médicos e uso de mídia social. É importante que todo material e plano de divulgação sejam previamente aprovados pelo Comitê de Ética em Pesquisa.

Instituições com grande número de estudos têm investido na criação de núcleos de captação para atender a demanda de participantes interessados. O núcleo de captação realiza o acolhimento do indivíduo interessado, realiza checagem de elegibilidade e faz direcionamento para avaliação para inclusão no estudo.

O não cumprimento da meta prevista para recrutamento eleva o custo inicialmente previsto do estudo, considerando que apólices de seguro precisarão ser renovadas, insumos podem apresentar perda de validade e a equipe operacional do estudo precisará ser mantida por mais tempo.

Fichas clínicas

Em uma pesquisa, os dados clínicos dos participantes de pesquisa devem ser imputados em fichas clínicas também chamadas de *"Case Report Form"* (CRF). O patrocinador deve providenciar um ambiente seguro e protegido para que o centro de pesquisa envie as informações necessárias para avaliação de segurança, eficácia e outros desfechos pertinentes. As informações enviadas devem ser sempre anonimizadas, em conformidade com a Lei Geral de Proteção de Dados.

Monitoria de dados

O patrocinador é responsável por garantir a segurança e confiabilidade dos dados e resultados obtidos em uma pesquisa clínica. Desta forma, é recomendável que os ensaios clínicos sejam monitorados de forma independente, por meio da verificação de autenticidade e acurácia dos dados imputados pelos centros participantes do estudo. As CROs/AROs podem ser contratadas pelo patrocinador para realizar monitoria independente de dados.

Segurança

O patrocinador deve adotar um conjunto de medidas necessárias para garantir a conformidade e segurança do estudo. O manejo das informações de segurança e a farmacovigilância visam acompanhar, em tempo real, as ocorrências desfavoráveis ocorridas ao longo do estudo, sejam eventos graves ou não graves, relacionados ou não relacionados ao produto investigacional.

Há também certos desenhos de pesquisa que requerem obrigatoriamente um DSMB, da abreviatura do inglês "*Data and Safety Monitoring Board* (DSMB)" e em português "Comitês de Monitoramento de Dados e de Segurança". Esses estudos são geralmente aqueles que visam avaliar segurança e eficácia de um novo produto e que envolvem desfechos como mortalidade ou redução da morbidade severa, além de situações de emergência, populações vulneráveis, entre outros.

O DSMB é responsável por analisar os dados e se reserva o direito de interromper um estudo precocemente, caso os riscos, ao longo do estudo, superem os potenciais benefícios ou caso os objetivos primários sejam alcançados ou se tornem inatingíveis.

O Ministério da Saúde dispõe de um extenso manual com orientações para Elaboração e Manutenção dos Comitês de Monitoramento de Dados e de Segurança.

Relatórios parciais, término do estudo e divulgação de resultados

Durante a evolução do estudo, os investigadores, centros de pesquisa e patrocinador são responsáveis pelo envio periódico de informações ao sistema CEP/CONEP, incluindo análises interinas, violações de protocolo, desvios de protocolo e eventos adversos. Após o término do estudo, os resultados podem ser apresentados à ANVISA para requisição de registro e aprovação para comercialização. Os resultados devem ser disponibilizados para comunidade científica por meio de publicação em revistas indexadas, com processo de revisão por pares. As CROs/AROs podem auxiliar no processo de monitoria, compilação dos dados, análise e produção de texto.

As CROs/AROs são importantes aliados para viabilidade e condução de um estudo clínico, considerando que a maioria dos investigadores e patrocinadores não possui capacidade e/ou expertise própria para executar todas as atividades e logísticas requeridas em ensaios clínicos de alta complexidade.

Referências

1. Brasil. Ministério da Saúde. Agência Nacional de Vigilância Sanitária. Resolução da Diretoria Colegiada da ANVISA (RDC) 9, de 20 de fevereiro de 2015. Dispõe sobre o Regulamento para a realização de ensaios clínicos com medicamentos no Brasil. Diário Oficial da União [Internet]. Brasília, nº 41, 3 mar 2015 [acesso 01 ago 2022]. Disponível em: https://bit.ly/3iMpl2H
2. Brasil. Ministério da Saúde. Diretrizes operacionais para o estabelecimento e o funcionamento de comitês de monitoramento de dados e de segurança [Internet]. 2008 [acesso 01 ago 2022]. Disponível em: https://bit.ly/3h9p2OK
3. Beach JE. Clinical trials integrity: a CRO perspective. Account Res. 2001;8: 245-60.
4. Goldenberg NA, Spyropoulos AC, Halperin JL, Kessler CM, Schulman S, Turpie AG, et al. Improving academic leadership and oversight in large industry-sponsored clinical trials: the ARO-CRO model. Blood. 2011;117:2089-92.
5. Valdes S, McGuire P. Contract research organizations (CROs) may be the next trend in clinical trials liability. J Biolaw Bus. 2004;7:11-5.

Websites de Interesse para Pesquisa Clínica

1. RESOLUÇÃO Nº 466, DE 12 DE DEZEMBRO DE 2012 que aprovar diretrizes e normas regulamentadoras de pesquisas envolvendo seres humanos:
https://conselho.saude.gov.br/resolucoes/2012/Reso466.pdf

2. DECLARAÇÃO DE HELSINKI, que estabelece princípios éticos para fornecer orientações aos médicos e outros participantes em pesquisas clínicas envolvendo seres humanos:
https://www.wma.net/wp-content/uploads/2016/11/491535001395167888_DoHBrazilianPortugueseVersionRev.pdf

3. A Rede EQUATOR (Enhancing the QUAlity and Transparency Of health Research) é uma iniciativa internacional para melhorar a confiança e o valor da literatura científica em saúde, promovendo relatórios transparentes e precisos e uma utilização mais ampla de diretrizes robustas de relatórios. Para acessar as diretrizes de condução de estudos:
https://www.equator-network.org/

4. O International Committee of Medical Journal Editors (ICMJE) é um pequeno grupo de editores de revistas médicas gerais e representantes de organizações relacionadas selecionadas que trabalham juntos para melhorar a qualidade da ciência médica e seus relatórios. Para diretrizes sobre autoria, acesse:
https://www.icmje.org/

5. Boas Práticas Clínicas. Para acessar o documento da Organização Pan-americana da Saúde:
https://bvsms.saude.gov.br/bvs/publicacoes/boas_praticas_clinicas_opas.pdf